高职高专课改创新教材

输血检验技术

主编 褚静英 陆玉霞
编委 （以姓氏笔画为序）
　　 王雪明　吴卫元　陆玉霞　陈　瑶
　　 徐文慧　徐廷云　褚静英

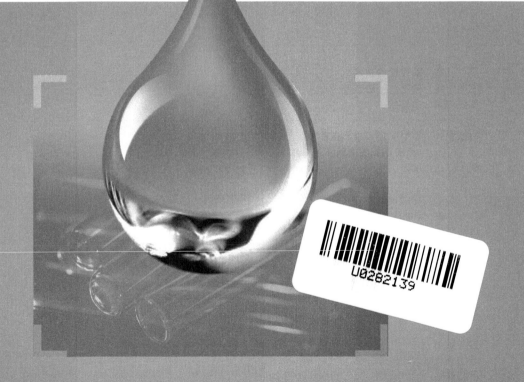

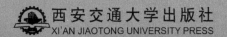

西安交通大学出版社
XI'AN JIAOTONG UNIVERSITY PRESS

图书在版编目(CIP)数据

输血检验技术/褚静英,陆玉霞主编. —西安:西安
交通大学出版社,2013.12(2021.1重印)
ISBN 978-7-5605-5793-9

Ⅰ.①输… Ⅱ.①褚…②陆… Ⅲ.①输血-血液
检查 Ⅳ.①R446.11

中国版本图书馆 CIP 数据核字(2013)第 260602 号

书　　名	输血检验技术
主　　编	褚静英　陆玉霞
责任编辑	宋伟丽
出版发行	西安交通大学出版社
	(西安市兴庆南路1号　邮政编码710048)
网　　址	http://www.xjtupress.com
电　　话	(029)82668357　82667874(发行中心)
	(029)82668315(总编办)
传　　真	(029)82668280
印　　刷	西安日报社印务中心
开　　本	787mm×1092mm　1/16　印张　11.875　字数　287千字
版次印次	2014年1月第1版　2021年1月第6次印刷
书　　号	ISBN 978-7-5605-5793-9
定　　价	28.00元

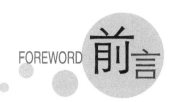

FOREWORD 前言

　　《输血检验技术》是医学检验技术专业的一门专业核心课程,是学生在掌握了《微生物与免疫学基础》、《免疫学检验》课程的基本知识、基本理论和基本方法的基础上,学习血型鉴定及交叉配血的基本理论和基本操作技能,学会对人类血型进行鉴定分析,为输血提供安全保证。

　　该课程是依据医学检验技术专业就业岗位中的"输血科或血库"这一工作项目设置的。其总体设计思路是,打破以知识传授为主要特征的传统学科课程模式,转变为以工作任务为中心组织课程内容,并让学生在完成具体项目的过程中学会完成相应工作任务,构建相关理论知识,发展职业能力。本书适用于高职高专医学检验技术专业及相关专业学生使用。

　　本教材编写以医学检验技术专业学生的就业为导向,根据行业专家对医学检验技术专业所涵盖的岗位群进行的任务和职业能力分析,同时遵循高等职业院校学生的认知规律,紧密结合相应职称考试中相关考核要求,确定本教材的工作模块和内容。按照输血检验技术中的血型血清学检查项目不同分为四个项目(ABO 血型鉴定、Rh 血型鉴定、交叉配血试验、新生儿溶血病检查)。每个项目中均包含若干个工作任务,每个工作任务中贯穿了职业能力的所有内容:有血—标本接收—血型血清学检查—结果审核—标本保存、核查—输血反应调查、处理,其中交叉配血试验中还包含了预定血液(包括自身储血的分析、审核和复检)—血液储存—血制品发放。本教材基本围绕着课程内容进行编写,同时也有一些拓展内容供学生自学。

　　尽管编者在编写过程中认真努力,但由于时间有限和编者自身水平的限制,难免有不足之处,敬请各位读者在使用过程中,批评指正,以便今后进一步修订和完善。

编委会

2013 年 9 月

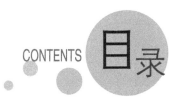
CONTENTS 目录

项目一
鉴定ABO血型

任务 1

测定 ABO 血型正反定型

【任务案例】

例：患者×××的 ABO 血型为：A 型。

【任务分析】

ABO 血型是根据红细胞表面所含有的不同抗原、血清中含有不同抗体而划分的。相对应的抗原、抗体相遇就可以发生凝集反应。血型鉴定包括正定型和反定型。正定型即用已知抗 A、抗 B 血清来测定红细胞上有无相应的 A 抗原和（或）B 抗原；反定型即用已知 A 抗原和 B 抗原红细胞来测定血清中有无相应的抗 A 和（或）抗 B 抗体。

【任务要求】

会标本采集、接收和处理；会制备压积红细胞；会熟练使用离心机、显微镜；会配制被检者红细胞盐水悬液、标准红细胞盐水悬液；会进行 ABO 正定型（玻片法）；会进行 ABO 正反定型（试管法）；会分析 ABO 正反定型不合的原因；会正确保存标本；会审核报告。

【任务处理】

一、盐水介质法

1.标本

受检者 5％红细胞悬液、受检者血清。

2.试剂

（1）抗 A（或称 B 型）、抗 B（或称 A 型）及抗 A＋B（或称 O 型）分型血清 也称标准血清、诊断血清。

分型血清质量标准：①特异性好：含其他无关抗体，无非特异性凝集，只与相应抗原反应。②效价高：抗 B 及 O 型（抗 A＋B）血清均不低于 1：64。抗 A 要求 1：128 以上。③亲和力好：15s 内出现凝集，3min 凝集块不小于 1mm^2。④冷凝集素低：每种分型诊断血清均取自 3 个以上健康成人，应不含冷凝集素或其效价在 1：4 以下。⑤无任何污染。

（2）5％A、B、O 型标准红细胞盐水悬液

①用于鉴定血型的红细胞，使用前用等渗盐水洗涤 1～3 次，以去除附着在红细胞表面的血型物质、血浆蛋白等成分。抗凝血 1 份，加 8～10 倍量的等渗盐水颠倒混匀后，以 RCF400g

（1600r/min）的条件离心 3～5min，弃去上清液即得压积红细胞。作血型鉴定用，一般红细胞洗一次即可，在抗人球蛋白试验中，被致敏的红细胞需要至少洗 3 次。因所需红细胞悬液浓度不同，故在压积红细胞配制不同浓度的红细胞悬液时，可按下列公式计算：

$$红细胞悬液的总容积 = \frac{压积红细胞容积}{所需悬液浓度}$$

或按表 1-1：

表 1-1　红细胞悬液的配制

悬液浓度(%)	压积红细胞(滴)	盐水(滴)
2	1	2ml(40 滴)
5	1	0.8ml(16 滴)
10	1	0.4ml(8 滴)
20	1	0.2ml(4 滴)

在普查血型时，可用毛细血管采血法采血 2 滴，放入 2ml 等渗盐水中混匀即可。

②为了防止红细胞悬液敏感性不一致，可随机采取 3 个或 3 个以上的健康成人血液，按 A、B、O 型分别混合后，按上法制备。

③如条件许可，可分别制备亚型如 A_1、A_2 及其他亚型的红细胞悬液，以供 ABO 亚型鉴定时做对照试验。

④应严格注意无菌技术，将红细胞进行保存，采取血液以 ACD 保存液按 4∶1 抗凝，置 4℃冰箱可保存 3 周。临用时取出一部分经盐水洗涤后配制所需的浓度。如以红细胞保存液保存，在 4℃冰箱可保存 4～5 周。

3. 方法

（1）试管法

①取洁净小试管（8mm×75mm）3 支，分别标明抗 A、抗 B、抗 A＋B，用滴管分别加入抗 A、抗 B、抗 A＋B 分型血清各 1 滴于试管底部，再以滴管分别加入受检者 5％红细胞盐水悬液 1 滴，混匀。

②另取洁净小试管（8mm×75mm）3 支，分别标明 A、B、O 红细胞，用滴管分别加入受检者血清 1 滴于试管底部，再分别以滴管加入 A、B、O 型 5％标准红细胞盐水悬液 1 滴，混匀。

③立即以 1000r/min 离心 1min。

④取出各试管轻轻摇动，使沉于试管底的红细胞浮起，先肉眼观察有无凝集。如肉眼未见凝集，应将反应物倾在洁净玻片上，以低倍镜观察是否有凝集现象。如反定型，则先看上清液有无溶血。

凝集判断标准：完全凝集的管，上层液体清亮、无色，底部有红细胞凝块，管底红细胞呈花边状，轻弹试管凝块不散开；完全不凝的管，上层液体清亮、无色，血细胞均匀地沉到管底，边缘整齐，轻弹试管，红细胞像一缕烟似的立即上升，随即成为均匀的悬液。

凝集强度判断标准：观察结果时既要看有无凝集，更要注意凝集强度，有助于 A 亚型、类 B 抗原的发现。

4＋（＋＋＋＋）：肉眼可见一个大凝集块，背景透明，无游离细胞。镜下凝集成一大块，几乎没有游离的红细胞。

3＋（＋＋＋）：肉眼可见数个凝集块，背景透明，无游离细胞。镜下凝块较小，有少量的游离红细胞。

2＋（＋＋）：肉眼可见许多小凝集块，背景基本透明，有游离细胞。镜下凝块更小，游离红细胞更多。

1＋（＋）：肉眼可见颗粒状细小凝块，背景不透明，游离细胞较多，上清液呈红色。镜下呈细小的凝块，游离的红细胞更多。

±（W＋）：微小凝集块，肉眼很难看清，背景混浊，要用显微镜观察。镜下可见数个红细胞凝集在一起，周围有很多游离红细胞。

mf：即混合凝集视场（mixeol field），镜下可见数个红细胞凝集，大多数红细胞分散分布。

O（－）：镜下均为游离的红细胞。

⑤按表 1－2 判断 ABO 血型。

表 1－2　ABO 血型正反定型结果判定

分型血清＋受检者红细胞			受检者血型判断	受检者血清＋标准红细胞		
抗-A	抗-B	抗 A＋B		A 细胞	B 细胞	O 细胞
＋	－	＋	A	－	＋	－
－	＋	＋	B	＋	－	－
－	－	－	O	＋	＋	－
＋	＋	＋	AB	－	－	－

注：＋为凝集；－为不凝集

⑥报告方式

正定型：×型

反定型：×型

结论：×型

（2）玻片法

①取洁净玻片（或白瓷板）一张，用蜡笔或记号笔划出三等分方格或圆圈，分别标明抗 A、抗 B 和抗 A＋B，分别用滴管滴加抗 A、抗 B 和抗 A＋B 分型血清 1 滴于已标明的方格或圆圈内，再分别加入受检者 5％红细胞盐水悬液 1 滴，各用一个干净牙签将其混匀。

②不断轻轻转动玻片或瓷板约 15min，使血清与细胞充分混匀，在室温下肉眼观察有无凝集（溶血）反应。必要时镜检。

判断结果的方法同试管法。

二、微柱凝胶法

微柱凝胶试验（microtubes gel test，MGT）是红细胞膜抗原与相应抗体在凝胶介质中发生的凝集反应，是一种免疫学检测新技术。自 1986 年 Lappierre 发明以来，经过不断改进和临床的大量应用，目前已很完善，在一些先进国家，已成为常规的红细胞血型血清学检测新技术。

1.原理

在微柱凝胶介质中，凝胶的间隙只能使单个红细胞通过。当红细胞抗原与相应抗体结合，经低速离心,凝集的红细胞悬浮在凝胶中,而未和抗体结合的单个红细胞则沉于凝胶底部(管底尖部)。

2.类型

微柱胶分中性胶、特异性胶和抗球蛋白胶,分别用于不同的血型血清学试验。中性凝胶中不含抗体,可用于检测 IgM 类抗体和红细胞抗原的反应,如 ABO 血型正反定型等;特异性凝胶中含特异性血型抗体,可用于血型抗原检测;抗球蛋白凝胶中含有抗球蛋白抗体,可用于检测 IgG 类不完全抗体与相应红细胞抗原的反应,如交叉配血、不规则抗体的检测和鉴定,以及应用人抗 D 血清检查 D 抗原等。

进口微柱凝胶试验试剂是在透明塑料卡上有 6 个凝胶管,凝胶管可以是中性胶、特异性胶或抗球蛋白胶,试验时需使用专门的进口离心机和电子计算机,每套价格为几十万元人民币。

国产的微柱凝胶试验试剂由单一凝胶管组成。试剂加入标本后,可放入一般试管中,37℃孵育 15min,然后经 800～1000r/min 离心 3min,肉眼观察结果。国产试剂质量已完全达到了进口试剂水平,而且不需进口离心机,只要国产低速水平转子离心机即可。推广应用凝胶技术,有利于统一标准,高质量、高效率、更安全地进行血型血清学常规工作。

传统的抗球蛋白试验虽然是最可靠的血型不完全抗体检测方法,但由于试验步骤复杂,需要时间长等特点,一直未能常规地应用于血型检测工作中。凝胶试验完全克服了传统的抗球蛋白试验的缺点。

三、注意事项

(1)严格查对姓名、标本、血型。

(2)分型血清质量性能符合要求,用毕后应放置冰箱保存,以免细菌污染。

(3)标准红细胞以 3 个健康者同型新鲜红细胞混合,用生理盐水洗涤 3 次,以除去存在于血清中的抗体及可溶性抗原。

(4)所有试管、滴管及玻片都应清洁干燥,防止溶血,并且要明确清楚地标记。各吸管不得混用,避免互相污染。

(5)操作方法应按规定,一般应先加血清,然后再加红细胞悬液,以便容易核实是否漏加血清。

(6)使用玻片法时,一定要注意防止悬液干涸,否则在玻片边缘干涸的红细胞易被误认为凝集。肉眼观察后必要时再用显微镜观察。

(7)离心时间不宜过长或过短,速度不宜过快或过慢,以防假阳性或假阴性结果。

(8)判断结果后应仔细核对、记录,避免笔误。使用试管法时,离心后应先观察上清液有无溶血,然后再摇动管底红细胞进行观察。

(9)反定型一般不宜用玻片法,因为若献血者或患者血清抗体效价低时,不经离心处理,不足以使红细胞发生凝集。

(10)显微镜观察时应注意红细胞呈特异性凝集、继发性凝固以及缗钱状排列的区别。

(11)当使用商品化试剂时,应严格地按照厂商提供的程序操作,以取得正确结果。

(12)所有的技术都应严格地遵循标准操作程序,包括生产程序及实验室方法。

(13)当判读反应时,要按顺序一个一个试管判定结果,不要手拿多个试管同时进行判读结果。应立即记录结果,不要凭记忆补做记录。

(14)IgM 抗-A 和抗-B 与相应红细胞的反应温度以 4℃ 为最强,但为了防止冷凝集现象的干扰,一般仍在室温(20～24℃)内进行试验,37℃ 可使反应减弱。

(15)仔细查对结果观察、结果登记、结果报告,应有第二者复查血型。要求正、反定型结果相符才能发报告。

四、正定型、反定型不合的原因分析

ABO 血型鉴定的准确性是十分重要的,鉴定错误可以引起严重的后果。造成鉴定结果错误或正反向定型不符的原因很多,可以有技术问题或 ABO 血型本身的问题,大致归纳如下:

(一)责任心原因

标本张冠李戴、未加试剂、试剂失效、书写错误等。

(二)技术原因

1.假阴性

分型血清效价太低、亲和力不强:如抗-A 血清效价不高,可将 A 亚型误定为 O 型,AB 型误定为 B 型。细胞与血清比例不合适、离心速度时间不够、悬液浓度、溶血现象、操作者不能正确识别等。

2.假阳性

离心时间过长、速度过快、试剂受细菌污染、试管不干净、操作者不能正确识别等。

(三)标本的原因

1.被检红细胞的原因

(1)弱 A 或弱 B 抗原:受检者红细胞上抗原位点过少(如亚型)、抗原性减弱(见于白血病或恶性肿瘤)。

(2)获得性"类 B"或 cisAB 等。

(3)用近期输过血的患者血液做标准红细胞,其红细胞是多种红细胞的混合物。

2.血清的问题

(1)婴儿抗体水平低,老年人血清中抗体水平大幅度下降。

(2)受检者血清中缺乏应有的抗-A 及(或)抗-B 抗体,如丙种球蛋白缺乏症、患有免疫缺陷病的患者,免疫球蛋白下降,使抗体缺乏。

(3)受检者血清中蛋白紊乱(高球蛋白血症),或实验时温度过高,常引起红细胞呈缗钱状排列。

(4)血清中有意外抗体,如自身抗-I,常引起干扰。

(5)患者输入高分子血浆代用品或静脉注射造影剂或药物,可以引起类似凝集的细胞聚集。

五、正反定型结果不一致的解决方法

如发现 ABO 正反定型结果不一致,先要重复做试验 1 次。严格执行操作规程,使用质量合格的试剂以及细心观察和解释试验结果,就可解决明显的问题,对一些疑难问题必须进一步研究,初步的检查步骤包括:

（1）另从受检者采取1份新鲜血液标本，这样可以纠正因污染或搞错样本造成的不符合。

（2）将红细胞洗涤数次，配成5％盐水细胞悬液，用抗-A、抗-B、抗-A$_1$，抗-A＋B及抗H做试验可以得到其他有用的信息。

（3）对受检红细胞作直接抗球蛋白试验，如结果呈阳性，表示红细胞已被抗体致敏。

（4）用A$_1$、A$_2$、B、O红细胞及自身红细胞检查受检血清。如果怀疑是抗-I，用O型或ABO相合的脐血红细胞检查。

（5）如果试验结果未见凝集，应将细胞及血清试验至少在室温和4℃放置30min，用显微镜检查核实。

（6）如疑为A抗原或B抗原减弱，则可将受检红细胞与抗-A或抗-B血清作吸收及放散试验，以及受检者唾液作A、B、H血型物质测定。后者只对80％HAB分泌型的人有用。

（7）如试验结果红细胞呈缗钱状排列，加等渗盐水1滴，混合，往往可使缗钱现象消失。应注意，不应先加盐水1滴于受检者血清中而后和红细胞做试验，以免使血清中抗体被稀释。

（8）如受检者为A型血而疑为有类B抗原时，可用下列方法进行鉴别：

①观察细胞与抗-A及抗-B的凝集强度，与抗-A的反应要比与抗-B的反应强。这种区别用玻片法做试验更为明显。

②用受检者红细胞与自身血清做试验，血清中的抗-B不凝集自身红细胞上的类B抗原。

③检查唾液中是否有A、B物质，如果是分泌型，可检出A物质而无B物质。

④核对患者的诊断，类B抗原的形成与结肠癌、直肠癌、革兰阴性杆菌感染有关。

（9）如发现多凝集现象，应考虑由遗传产生的Cad抗原活性；被细菌酶激活的T或TK受体；或产生机制不太明了的Tn受体所引起。多凝集红细胞具有以下特点：

①能被人和许多家兔的血清凝集。

②能与大多数成年人的血清凝集，不管有无相应的同种抗体。

③不被脐带血清凝集。

④通常不与自身的血清凝集。

【知识导航】

一、输血发展史

血液由细胞和非细胞成分组成。细胞成分包括红细胞、白细胞、血小板；非细胞成分即为血浆。血液具有运输各种物质、调节酸碱平衡，参与免疫及防御功能，并能维持细胞内、外间平衡和起缓冲的作用，因而输血能改善血液动力学，提高携氧量，维持氧化过程；补充血浆蛋白，维持渗透压；保持血容量；增加营养，改善机体生理机能；纠正凝血机制，达到止血目的；可增加机体抵抗疾病的能力（因其含有多种抗体）等。

目前临床输血，无论在平时或战时都是治疗的重要手段之一，近20年来，进展迅速。1981～1985年世界年采血量约为7500万单位，我国1989年初步统计采血量约达600吨。大量患者由于输血得到了救治。

在生物学和医学创立和发展前，人类只是在打猎等生产活动和战争中获得有关血液的知识。人们发现当射中一个动物时，往往血液从伤口流出，而大量出血常导致动物迅速死亡。同受伤的战士的情况类似。因此，人们认识到血液对于人的生命是非常重要的。自古就有人想用血液作为治疗方法,古代埃及人提倡用血液来沐浴,旨在返老还童或恢复健康。罗马斗剑士在斗场上饮血,希望从中获得勇气与力量。15 世纪后期,血液用于治疗精神病、癫痫、抑郁症、怪癖等,但未用于治疗失血和贫血。有一个时期认为精神错乱、抑郁、癫狂等都是因为血液中"有毒",而用放血治疗,由理发师在患者前臂静脉上用针刺,将血放出来。

直至 17 世纪,英国医学家 Harvey 发现了血液在体内环流与运行途径(1616 年),1628 年第一次发表了血液循环的论文,这才开始了往血流内注射药物的实验。

(一)血液输注入血流

著名建筑家、天文学家和解剖学家 Wren 于 1656 年制作了现代注射器的雏形:用银制成小管,将动物膀胱作为注射器。他将鸦片、催吐剂及其他药物注射至活狗的血流中,从此就有人开始尝试将很多东西,包括血液输注入血流中。意大利医生 Foui 在 1654 年首先宣称"发明"了输血,1680 年出版的书中记述了有关他用漏斗、金属管进行输血的实验。

(二)人体输动物血成功

第一次在人体输血成功是 1667 年,在英国和法国两地试用。当时英国牛津年轻的生理学家和医生 Lower 在 Wren 的实践基础上,于 1665 年首先将狗的颈动脉与另一狗的颈静脉相连接,输血成功,受血狗立即恢复健康。这一实验增强了他将动物血输给人的信念,并于 1667 年夏,他成功地将羊血输入人体。

与此同时,法国哲学家、数学家和医生 Denis 经过狗的输血实验后,在 1667 年 6 月 15 日为 1 名 15 岁男孩输血,此男孩因长期发烧而昏睡,曾经 20 次放血治疗,仍不见好转,输羊血 9 啊(盎司,英两,旧制)。以后 Denis 又对 1 例健康志愿者输羊血 20 啊,受血者只感觉臂部发热,后有酱油色尿,第 3 例是一位奄奄一息、濒于死亡,要求输血的瑞典贵族,当时虽有人反对,但 Denis 为了治病救人,于 1667 年 12 月 9 日还是给患者输了 5~6 啊小牛股动脉血。输后患者情况好转,数日后又输了一次,输后发生了严重反应,并有黑色尿。为此,反对者上告法庭,法庭判决自 1668 年 4 月 17 日起,未经巴黎医学部批准,不准再输血,10 年后,法国议会还下令禁止在人体作输血试验;英国也下令禁止输血,如此持续了 150 年。目前公认的是英国 Lower 首先进行了动物输血,法国 Denis 是第一个在人体上输血成功者。

(三)人血输给人

以后的 150 年中,世界各地陆续有输血的个案报告。当时输血的适应证是治疗精神错乱、癫狂及长期治不好的病,且一直输用动物血。

至 1774 年 Priestley 及 1777 年 Lavoisier 在呼吸实验氧的作用研究时认识到血液可以从肺将氧带到组织中,这一科学发现才确认输血是一个合理的治疗手段。1817~1818 年英国生理学家及产科医生 Blundell 在狗身上作实验时,发现因出血濒死的狗,若输入另一狗的血可救治。在此基础上,他设计了一套输血器材(1 把椅子、1 个漏斗、注射器和管子),将人的血液输给严重大出血的产妇,共有 10 例,其中除 2 例已濒死和已死亡者未能救活外,另 8 例中 5 例救治成功。他是第一位用人血输给人的成功者,这使欧洲及美国为之震惊,接着他又设计出输血用具,从而开创了直接输血法,这一方法一直沿用了约 100 年。

随着消毒法的采用,输血方法的改进,抗凝剂的应用以及血液保存的解决,使输血时引起感染、血液凝固的问题得到了解决,也克服了随时抽随时输的问题,使输血发挥了最大的作用。

二、人类血型的发现

1900 年，维也纳大学病理解剖研究所助教 Landsteiner 首先发现了人类红细胞的血型，这划时代的发现，为以后血液的安全、有效输用作出了巨大贡献。为此他获得了 1930 年诺贝尔奖。此后他又发现了 MN、P、Rh 等血型，赢得了"血型之父"的誉称。

1900 年，Landsteiner 在研究 22 个人的血清与红细胞时，发现有些人的血清会与某些人的红细胞发生凝集。这一同种凝集现象的发现，成为人类血型分类的基础。开始时他将血型分为 A、B、O 三型，1902 年 Landsteiner 的学生 Decastello 和 Sturli 在维也纳观察了 155 例样本，证实了 Landsteiner 的发现，同时发现了血型分四型，A、B、O 及 AB 型，即人类第一个血型系统——ABO 血型系统，开创了免疫血液学（immunohematology）的研究和应用。

1927 年，Landsteiner 和 Levine 进一步将不同人的红细胞注射至兔，再用其他红细胞吸附兔免疫血清，发现了与 ABO 不同的抗体，称之为 M、N 因子及 P 因子，经进一步研究，其基因类型为 MM、MN、NN3 型，相应表型为 M、MN、N。

1939 年 Levine 和 Stetson、1940 年 Landsteiner 和 Wiener 发现了 Rh 血型系统，并指出该血型系统在新生儿溶血病中的作用，这是血型史上又一重大的贡献。

1945 年，Coombs 等介绍抗球蛋白试验用于能使红细胞致敏但不发生凝集的红细胞抗体的检测，是血型学的一个里程碑。

随后陆续发现了 Lutheran、Kell、Duffy、Kidd、Diego 系统等，国际输血协会（ISBT）1995 年将红细胞血型抗原分为 23 个血型系统，还有尚未形成系统的血型集合（collection）和高低频率各一例，迄今为止，已有接近 30 个血型系统。

白细胞血型抗原的发现要比红细胞血型晚半个世纪，但其进展非常迅速。1958 年发现了人类白细胞抗原（human leucocyte antigen，HLA），现至少已检出 A、B、C、D、DR、DQ、DP 等几个遗传位点，有 120 多种 HLA 等位基因。这种遗传学上的特点，目前已广泛应用于器官移植、输血、亲子鉴定、疾病诊断等。此外，粒细胞特异性抗原、血小板血型等也陆续被发现。

【知识链接】

一、人类血型

最早，血型（blood group）是指存在于红细胞上的特异性同种抗原，后来发现红细胞上具有的同种抗原远较想象的复杂，而且除红细胞外，白细胞、血小板上也都有同种抗原，这就使血型的概念有所扩大。目前，可以理解为血型是人体的一种遗传性状，是人体各种细胞（红细胞、白细胞、血小板、各种组织细胞）和各种体液成分的抗原抗体差异。当给缺乏某种抗原的个体输入此种抗原时，可以刺激机体产生相应的抗体。只有极少数抗原为各类细胞所共有，如 ABO 和 HLA 抗原几乎存在于身体各种细胞，而大部分抗原则仅存在于红细胞、粒细胞、淋巴细胞或血小板中的某一种成分上。

（一）红细胞血型

自 20 世纪一开始，人类 ABO 血型被发现以来，更多的红细胞血型被不断发现，对每个新发现的红细胞血型的命名及记述，没有统一的规律。有些血型抗原是以大写英文字母表示，如

ABO 血型的 A、B 抗原;有些是以大写和小写字母表示如 Lewis 系统的 Le^a、Le^b;有的血型系统内是两种表示方法的混合,如 MNSs 系统的 M、N、S、s、Mia 等;也有字母加数字或几种方法混合表示一个系统内抗原,如 Duffy 系统的 Fy^a、Fy^b 和 Fy3、Fy5 等;对某一系统内同一个抗原,不同的实验室也可能采用不同的记述方式,如 D 和 Rh 表示同一抗原,这是因为很长时间内对 Rh 血型遗传理论、抗原的基因认识不清楚,导致有两种假说。总之,红细胞血型传统的分类、命名及记述均是比较混杂的。1996 年国际输血协会红细胞膜抗原命名专业组发布了修改后的 ISBT 红细胞血型抗原分类,即分为血型系统、血型集合和血型系列,确定了最新记述和命名红细胞血型的规范方法:红细胞血型系统、集合、系列符号,抗原、表型、基因和基因型的数字和大写字母 ISBT 红细胞血型命名和表述方式。

1. 红细胞血型 ISBT 分类

目前应用血清学方法已检出人红细胞血型抗原 500 余个,国际输血学会红细胞命名专业组至今已确认了 200 多个,并将其分为血型系统(systems)、集合(collections)和系列(series)。在 1996 年 ISBT 报告中,将红细胞血型抗原分为 23 个血型系统,200 多个抗原。迄今为止已接近 30 个血型系统,而且随着技术的发展目前还在不断地增加。每个血型系统是由单一基因位点,或 2 个或多个紧密邻接的而其间又极少重组的同源基因所编码的一个或多个抗原组成。血型集合是指在血清学、生物化学或遗传学上有相关性,但又达不到血型系统命名标准,与血型系统无关的血型抗原;目前有 5 个集合,11 个抗原。系列,指目前不能归于血型系统和集合的血型抗原,分为低频率抗原(在人群中频率小于 1%)的 700 系列,有 33 个抗原;高频率抗原称 901 系列,即在人群中发生频率在 90% 以上(99%),但不清楚其等位基因,也不能归类于血型系统和集合、有 12 个抗原。血型系统和血型集合中的抗原可以是低频率或高频率抗原,不属于 700 和 901 系列。血型系统、血型集合和血型系列分别见表 1-3,1-4,1-5,1-6。

2. 红细胞血型 ISBT 命名和记述

ISBT 应用适于电子计算机语言的六位数字方式和适于一般读写印刷的字母数字方式来规范和统一红细胞血型的系统(集合、系列)符号以及抗原、表型、基因和基因型的记述方式。六位数字(6-digit number)适于电子计算机语言头 3 位数字表示某一血型系统(集合、系列),后 3 位数字表示该血型抗原的特异性,如 ABO 血型系统的 A 抗原用 001001 表示,Rh 血型系统的 D 抗原用 004001 表示。5 个红细胞血型集合数字符号用 6 位数字表示,头 3 位数字分别为 205,207,208,209 和 210,特异性抗原也分别用后 3 个数字表示,如 207001 表示 Ii 血型集合的 I 抗原。血型系列中高频率系列符号统一用 901 表示;低频率系列符号统一用 700 表示;高和低频率系列中特异性抗原也用后 3 位数字表示,如 901001 表示高频率 Vel 抗原,700015 表示低频率的 Rd 抗原。

红细胞血型的 ISBT 字母/数字记述方式:血型系统符号用 2~4 个大写字母表示;血型抗原用字母加数字表示,如 Rh 血型系统 D 抗原用 RH001 表示,Kell 血型系统的 K 抗原用 KEL001 表示,k 抗原用 KEL002 表示;表型的记述方式是系统符号加冒号,再加上系统内各抗原编号,各抗原编号用逗号隔开,抗原阴性(缺失的)则在该抗原编号前加号(一),如 Lu(a-b+)用 LU:-1,2 表示,传统的写法 DCce 或 R1r1 或 D+C+E-c+e+ 改作 ISBT 规范写法 RH:1,2,-3,4,5;表示红细胞血型基因和基因型的大写字母和数字符号均用斜体字,基因是由系统符号,空格或一星号,该抗原数字来表示,如 KEL3;基因型是由系统符号,空格或一星号,等位基因或单倍体型(allelesor haplotypes)数字符号,如 KEL2,3,/2,4;无效等位基因或无效基因(amorph ornull gene)用 O 表示,如 KEL2,3/O。红细胞血型集合的抗原、表型、基因和基因型同血型系统的写法一致。高频率和低频率系列符号分别用 901 和 700 表示。高频率和低频率符号还没有统一用大写字母表示。红细胞血型抗原、表型、基因和基因型的传统的和 ISBT 记述方法举例见表 1-7。

表 1-3 红细胞血型系统(部分)

编号	系统名称	系统符号	基因名称	染色体定位	抗原数	发现年代
001	ABO	ABO	*ABO*	9q34.1-q34.2	4	1901
002	MNS	MNS	*GYPA* *GYPR* *GYPE*	4q28-q31	40	1926
003#	P	PI	*PI*	22q11.2-yter	1	1926
004	Rh	RH	*RHD* *RHCE*	1p36.2 P34	45	1939
005	Lutheran	LU	*LU*	19q12-q13	18	1945
006	Kell	KEL	*KEL*	1q33	22	1946
007	Lewis	LE	*FUTS*	19p13.3	3	1946
008	Duffy	FY	*FY*	1q22-q23	6	1950
009#	Kidd	JK	*JK**	18qtt-q12	3	1951
010	Diego	DI	*AEI*	17q12-q21	7	1955
011	Yt	YT	*ACHE*	7q22	2	1956
012	Xg	XG	*XG*	Xp22.32	1	1962
013#	Scianna	SC	*SC*	1p36.2-p22.1	3	1962
014	Dombrock	DO	*DO*	12p*	5	1965
015	Colton	CO	*AQPI*	7p14	3	1967
016	Landsteiner-Wiener	LW	*LW*	19p13.2-con	3	1940
017	Chido/Roders	CH/RG	*C4A.C4B*	6p21.3	9	1967
018	Hh	H	*FUTI*	19q13	1	1952
019	Kx	XK	*XK*	Xp21.1	1	1976
020	Gerbich	GE	*GYPC*	2q14-q21	7	1960
021	Gromer	CROM	*DAF*	1q32	10	1965
022	Knops	KN	*CR1*	1q32	5	1970
023	Indian	IN	*CD44*	13p13	2	1974
024	OK	OK	*Ok*	19pter-p13.2	1	1979
025	RAPH	RAPH	*MER3*	11p11.5	1	1989

表 1-4 红细胞血型集合

集合			抗原			相关性		
编码	命名	符号	数字命名	符号	频率（%）	血清学	生物化学	遗传学
205	Cost	COST	205001	Cs^a	95			√
			205002	Cs^b	34			√
207	H	I	207001	I	>99	√	√	
			207002	I	*	√	√	
208	Er	ER	208001	Er^a	>99			√
			208002	Er^b	<1			√
209		GLOBO	209001	P	>99	√	√	
			209002	P^k	*	√	√	
			209003	LKE	98	√		
210			21001	Le^c	1		√	√
			21002	Le^d	6		√	√

表 1-5 低频率抗原

编码	命名	符号	编码	命名	符号
700002	Bally	By	70003 $	Hughes	Hg^n
700003	Chrilstiausen	Chr^n	700037	NEW	NFLD
700004	Swann	Sw^a		FOLNDLAND	
700005	BHes	Bi	700039	Milnc	
700006	Box	Bx^a	700040	Rasmussen	RASM
700010	Blxhop	Bp	700041		SW1
700013	Wulfxherg	Wu	700043	Oldeide	OI
700014	Nunhart	Jn	700044		JEV
700015	Radin	Rd	700045	Kalagirl	Kg
700017	Torklldllsen	To^n	700046	Bowyer	BOW
700018	Pelers	P1	700047	Jones	JONES
700019	Reid	Re	700049		HJK
700021	Jensen	Je	700050		NOFM
700022	Moem	Me	700051		ELO
700026	Froese	Fr	700052	SARAH	SARA
700028	Livesay	Li	700053		LOCK
700002	Van Vugt	Vg	700054		RETT

表 1-6 高频率抗原

编码	命名	符号	频率(%)
901001		Vel	>99
901002	Langereis	Lan	>99
901003	August	At^a	>99
901005		Jr^a	>99
901006		Ok^a	>99
901007		JMH	>99
901008		Emm	>99
901009		AuWj	>99
901011	Anton	MER2	92
901012	Raph	Sd^a	91
901013	Sid		>99
901014	Duclos	PEL	>99

表 1-7 血型记述

	传统 (Traditional)	国际输血学会 (ISBT)
抗原 Antigen	Fy^a	008001 or FY001
表型 Phenotype	Fy(a+b−)	FY:1,−2
基因 Gene	FY^a	$FY/$
	FY	F_{yo}
基因型 Genetype	Fy^aFy^a	FY1/1
	Fy^aFy	FY1/0

二、ABO 血型系统

在迄今发现的血型中,发现最早的是 ABO 血型,其了解的最为透彻,应用得最广泛。它被认为是输血和组织血源的首要步骤和重要依据。根据 Landsteiner 理论,红细胞有 A、B 两种抗原,根据这两种抗原及抗体在红细胞上存在的情况,分为 A 型、B 型、O 型、AB 型四种(表 1-8)。

表 1-8 ABO 血型分类

红细胞上抗原	血清中抗体	血型
A	抗 B	A
B	抗 A	B
—	抗 A、抗 B	O
A、B	—	AB

ABO 血型系统有独特的性质(有别于其他血型系统):①血清中有反应强的抗体,而红细

胞上无相应抗原;②许多组织细胞上有规律地存在着 A、B、H 抗原,以及分泌型的分泌液中存在着 A、B、H 物质。这两种独有的性质,使 ABO 血型系统成为输血和器官移植中最重要的血型系统。

(一)ABO 系统的抗原

1.ABO 抗原的遗传

ABO 血型系统至少由三组基因所控制,即 ABO、Hh、Sese 基因。基因 Hh 和 Sese 紧密相连在第 19 对染色体上。现已知 ABO 遗传标记位于第 9 号染色体长臂 3 区 4 带(9q³⁴)上。关于 ABO 基因,现在一般倾向于"三复等位基因"学说,这学说于 1924 年由 Bernstein 提出,他认为在决定 ABO 血型遗传的基因座上,有 A、B、O 三个等位基因,A、B 基因为显性基因,O 为隐性基因,子代从父母双方各获得一种基因,则可组成 6 个基因型,因为 O 为隐性基因,所以只有四种表型,见表 1-9。

表 1-9　ABO 血型的基因型与表型

基因型	表型
OO	O
AO	A
AA	A
BO	B
BB	B
AB	AB

从父母的血型,可推测子代的血型,从而有助于亲子鉴定,见表 1-10。

表 1-10　父母 ABO 表型和子代血型

父母表型	子代可能的血型
O×O	O
O×A	O,A
O×B	O,B
O×AB	A,B
A×A	A,O
A×B	A,B,O,AB
A×AB	A,AB,B
B×B	B,O
B×AB	B,A,AB
AB×AB	A,B,AB

2.ABO 血型抗原的生物合成

人红细胞血型抗原决定簇可分多肽和糖分子两类。大多数血型抗原的决定簇为多肽,如 MNS、Rh、Kell、Kidd 等,其抗原化学组成为蛋白(糖蛋白和脂蛋白),只分布于红细胞膜或其他血细胞膜上。决定簇是糖分子的血型抗原有 ABH、Lewis、Ii、T/Tn 等,它们结构都存在相关性,不仅只是分布于血细胞膜上,而且也存在于其他组织和体液中,都是糖蛋白和神经鞘脂类。人出生时,抗原决定簇是多肽的红细胞膜血型抗原已发育成熟,而决定簇为糖分子的血型抗原则在出生后逐渐发育成熟。

现已知 ABO 血型抗原中最重要的有 A、B、H 三种,多数 ABO 血型抗原由多肽和多糖组成,前者决定着 ABH 抗原的抗原性,后者决定着 ABH 抗原特异性。血型抗原的基础前身物质由 4 个 3 种不同的糖类分子组成,依其连接顺序分别为:N-乙酰半乳糖胺、D-半乳糖、N-乙酰葡萄糖胺、D-半乳糖。由 H 基因控制的 L-岩藻糖转移酶,可将 L-岩藻糖连接到基础前身物质末端 D-半乳糖上,形成 H 物质,它能与抗 H 反应并刺激产生抗 H;由 A 基因控制的另一种转移酶即 N-乙酰半乳糖胺基转移酶,能使 N-乙酰半乳糖胺连接在 H 物质的半乳糖上,形成 A 物质;B 基因控制的半乳糖基转移酶把 D-半乳糖连接到 H 物质的半乳糖上形成 B 物质。A 或 B 基因能使红细胞较多的 H 物质转变成为 A 或 B 物质,而 O 基因是无效基因,因此 O 型红细胞上存在有多量未转化的 H 物质。见图 1-1。

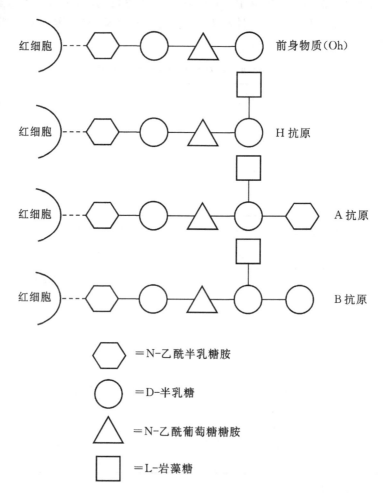

图 1-1　H、A、B 抗原的糖结构

在没有 H 基因时(定名为 hh),则仅有 H 抗原物质的前身物质,因 h 基因不合成岩藻糖转移酶,所以 hh 纯合子没有 H 抗原。由于无 H 抗原,当然也就不能形成抗原 A 与抗原 B 了,其结果是形成 Oh 型(孟买型)。见图 1-2。

由于 ABO 和 Lewis 抗原具有一个相同的前身物,Lewis 基因(Le,le)与 ABH 抗原的产生有关。在 H 基因不存在时,Le^{b}抗原物质不会形成。

　　基因 A 比 B 更易引导形成高浓度的糖基转移酶,而使红细胞上 H 物质更易转变到抗原 A 位点。O 基因是无效基因,不能引导转移酶的产生,因此不能在 H 物质上连接糖基,其结果是 O 型红细胞的 H 抗原浓度最高。但不管是 A 型或 B 型红细胞上,都还有一定数量未转变的 H 抗原。H 抗原活力强度的顺序为 O>A$_2$>A$_2$B>B>A$_1$>A$_1$B。

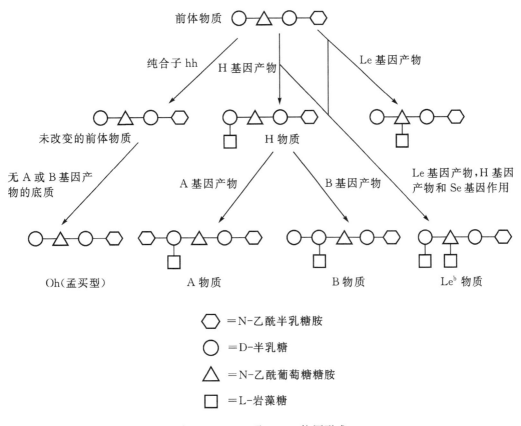

图 1-2　ABH 及 Lewis 抗原形成

3.ABO 抗原的发育

　　5～6 周胎儿红细胞已可测出 ABH 抗原,但整个妊娠期间其浓度增长不快,即使到出生时还未发育完全。一般在生后 18 个月时才能充分表现出抗原性,此点在测定血型时应加以注意。一般说,新生儿 A、B 抗原位点较成人少,估计约相当于成人的 25%～50%,H 抗原反应性也不如成人强。以后逐渐加强,到 20 岁左右不再增高。抗原性终身不变,但到老年有所降低。

(二)ABO 系统抗体

　　血型抗体有"天然抗体"和免疫抗体之分。"天然抗体"是指人类在没有可察觉的抗原刺激下而产生的抗体。其产生的机制不完全清楚,其产生服从免疫耐受性原理,正常情况下不产生自身血型抗原的抗体,可能与环境中广泛存在的菌类、花粉、尘埃等物质有关,这些物质与某些抗原有共同的成分,通过隐性刺激产生血型抗体。ABO 血型系统产生抗 A 和抗 B 是有规律的,即 A 型人产生抗 B,B 型人产生抗 A,AB 型人不产生抗 A 也不产生抗 B,而 O 型人产生抗 A 和抗 B,这是符合 Landsteiner 规则的,称为规则抗体(regular antibody),是 ABO 血型及定型的依据。ABO 血型以外的其他系统产生的抗体都没有这个规律,为不规则抗体(irregular antibody),又称意外抗体(uneqpecteol antibody)。免疫性抗体是指有可查知的抗原刺激而产生的抗体,如输血、妊娠和注射。

1. 抗 A、抗 B 抗体

和一切抗体一样,血型抗体也是免疫球蛋白(IgM、IgG、IgA),天然抗体主要是 IgM,免疫性抗体多是 IgG 抗体,一般认为在免疫产生抗体的过程中,最初出现的往往是 IgM 类抗体,后出现 IgG 抗体。

IgM 抗体曾经称为完全抗体(complete antibody),也称盐水抗体,能与含有相应抗原的红细胞相结合,在盐水介质中出现肉眼可见的凝集反应。实验中红细胞是用生理盐水配制,血清需要稀释时也是用生理盐水稀释。

IgG 抗体曾经称为不完全抗体(incomplete antibody),在盐水介质中不能凝集有相应抗原的红细胞,但能使红细胞致敏,即抗原和抗体结合,无肉眼可见的凝集现象。两种血型抗体的主要区别见表 1-11。

表 1-11　IgM 与 IgG 的特性及区别

特　性	IgM	IgG
分子量	大,950000	小,150000
分子长度	最短边>350nm	最长边<250nm
抗体形成	常"天然产生"	由妊娠、输血、注射产生
抗体存在	主要存在于 A 型和 B 型个体血清中	常存在于 O 型血清中,极少存在于非免疫性的 A 及 B 型个体血清中
与红细胞反应最适温度	4～25℃	37℃
血型物质的作用	易被中和	不易被中和
通过胎盘	不能	能
56℃3 小时处理	活性减弱	不受影响
2-ME 和 DTT 处理	灭活	不受影响
与红细胞反应介质	盐水中与相应红细胞发生凝集	在酶介质或抗球蛋白血清中与相应红细胞发生凝集

ABO 抗体滴度变化很大,一般说 O 型人血清抗 A 滴度高于 B 型人,B 型人的抗 A 滴度又高于 A 型中的抗 B 滴度。

人在出生前尚未产生抗体,生后几个月才开始形成自己的抗体,偶尔也会发现刚出生的新生儿就已有了抗体,5～6 岁时达高峰,产生抗体的功能一直延续到生命的晚期,但成人后其效价随年龄增长而逐渐降低。新生儿检测血型时应十分慎重,可因抗体效价低而凝集不明显,也可因母亲的 IgG 抗 A 或抗 B 通过胎盘进入胎儿体内而影响测定。

2. 抗 A、B 抗体

O 型人血清中不仅有抗 A、抗 B 抗体,还含有一种抗 A、B 抗体。它与 A 型或 B 型红细胞都能凝集,但当用 A 型或 B 型红细胞分别吸收时,它与两种红细胞反应的活性不能通过特异吸收来分离,不能将其分为特异的抗 A 和抗 B。即使用 A 型和 B 型红细胞反复吸收,它仍保持与 A 型和 B 型红细胞都发生反应的活性。所以抗 A、B 具有的血清学活性不可能在抗 A 和抗 B 的混合液中找到。这种现象的最好解释可能是 O 型血清中的抗 A、B 是一种直接针对 A 和 B 抗原的共同抗体结构。

O 型人血清的这种抗 A、B 可能是 IgG 和 IgM,或者是 IgG、IgM 和 IgA 的混合物。抗 A、B 抗体比抗 A 和抗 B 抗体更易通过胎盘,也说明有 IgG 的存在。未经免疫的 O 型人血清中证明有少量抗 A、B 抗体。如有输血不当或因妊娠使 O 型人接触了 A 或 B 抗原,可以引起免疫型抗 A、B 抗体增加。

3. 外源凝集素

最早发现某些植物中含有抗体样物质,能凝集人的红细胞,称为植物血凝素(phytohemagglutinin,PHA)。后来发现许多动物体内也有这类凝集人红细胞的凝集素,后来改称为外源凝集素(Lectin)。在免疫血液学上有意义的是有血型特异性的凝集素,如双花扁豆有抗 A_1 特异性凝集素,葡萄蜗牛的蛋白腺体里有抗 A 特异性凝集素,欧洲荆豆含抗 H 特异性凝集素。外源凝集素也是蛋白质,比人血清的抗体分子要小,与抗原出现反应的时间较短,保存期间的变化不大。

(三)ABO 血型的分布

见表 1 - 12。

表 1 - 12　我国 16 个民族的 ABO 血型分布

	检查人数	各种表型					
		A_1	A_2	B	O	A_1B	A_2B
汉族	1605	501 (31.19)	7 (0.44)	496 (30.88)	435 (27.09)	163 (10.15)	4 (0.25)
维吾尔族	1513	423 (27.96)	19 (1.26)	483 (31.92)	416 (27.50)	150 (9.91)	22 (1.45)
回族	1355	396 (27.23)	—	384 (28.34)	487 (35.94)	115 (8.49)	—
壮族	1170	248 (21.20)	—	332 (28.371)	546 (46.67)	44 (3.76)	—
蒙古族	1112	246 (22.12)	7 (0.63)	356 (32.01)	379 (34.08)	120 (10.80)	1 (0.36)
彝族	1007	285 (28.30)	3 (0.30)	303 (30.09)	334 (33.17)	78 (7.74)	4 (0.40)
哈萨克族	885	189 (21.36)	13 (1.47)	264 (29.83)	336 (37.94)	73 (8.25)	10 (1.13)

	检查人数	各种表型					
		A$_1$	A$_2$	B	O	A$_1$B	A$_2$B
佤族	520	119 (38.27)	1 (0.19)	112 (21.54)	135 (25.95)	72 (13.85)	1 (0.19)
傣族	507	112 (22.09)	—	150 (29.59)	205 (40.43)	40 (7.89)	—
苗族	501	97 (19.36)	—	206 (41.12)	181 (36.13)	17 (3.39)	—
白族	500	170 (134.00)	—	117 (23.40)	157 (31.40)	56 (11.20)	—
锡伯族	344	86 (25.00)	—	138 (40.12)	84 (24.42)	34 (9.88)	2 (0.58)
景颇族	201	70 (34.82)	—	41 (20.40)	76 (37.81)	13 (6.47)	1 (0.50)
乌孜别克族	129	33 (25.58)	—	50 (38.76)	33 (25.58)	11 (8.83)	2 (1.55)
柯尔克孜族	124	22 (17.74)	1 (0.81)	49 (39.52)	43 (34.68)	9 (7.26)	—
塔塔尔族	37	15 (40.54)	—	13 (35.14)	8 (21.62)	1 (2.70)	—

(四)ABO 血型鉴定的意义

1. 在输血方面的意义

主要目的是输血安全。在输血之前,必须检测患者和献血者的血型,选择同型人进行输血。有些 ABO 亚型的抗原性虽然较弱,但如果不规则抗体效价较高,也可能发生不良的输血反应,这就需要进一步鉴定亚型,选择同一亚型的人进行输血。严防由于误输 ABO 血型不合的血液而引起溶血性输血反应。

2. 在妊娠方面的意义

主要见于 ABO 血型不合所引起的新生儿溶血病,多见于 O 型母亲孕育 A 型或 B 型胎儿时。该病是由于母体内存在着与胎儿红细胞不相合的免疫性抗体所致。胎儿的红细胞可以通过胎盘的微小缺损大量进入母体血循环,刺激母体产生免疫性抗体,此抗体能通过胎盘进入胎儿的血循环,造成新生儿溶血病甚至流产、死胎。

3. 在器官移植方面的意义

ABO 血型抗原系统是重要的移植物抗原,A 和 B 抗原强有力地表达在大多数实质性组织器官的内皮细胞上,能使有相应抗 A 和(或)抗 B 抗体的受者诱发超急排斥反应,造成移植失败。但近年来,ABO 血型不合的骨髓移植不断有取得成功的报道,这说明骨髓干细胞并不表达 ABO 抗原,因而对移植排斥的敏感性也低。

4. 在鉴定亲子关系中的应用

血型是人类的一种遗传性状。子女的血型基因必定来自父母,因此血型可以作为一种遗传标志,用于鉴定亲子关系。

此外,可疑血迹、精液、毛发等的鉴定有助于法医学及案例分析。

【巩固拓展】

一、分型血清(标准血清)的制备

抗 A 和抗 B 分型血清的来源有三种:①从抗体亲和力强、效价较高的健康人采取;②用免疫法从动物制备;③制备单克隆抗 A 和抗 B。抗 A+B 则只有自健康 O 型人采集。

由健康血液制备分型血清的方法如下:

(一)分型血清的采集

1. 采血

选择合格的供血者,无菌采血 200~300ml 放入无菌容器内,斜放待凝,用无菌竹签或玻璃棒将血块轻轻自器壁分离,置 37℃水浴 1h,再放入 4℃冰箱 2 天,以吸收其中可能存在的冷凝集素。

2. 分离血清

趁冷将血清吸入另一无菌容器内,如混有红细胞,应离心除去,将血清置 56℃水浴中灭活 30min,以除去补体,为了防止个体间抗 A、抗 B 效价的差异,应采取 3 个或更多供血者的血清混合使用。

(二)效价滴定

(1)取 8mm×75mm 清洁干燥试管 32 支,放置试管架上排成四排,在第一排至第四排的第一个试管上分别标记"抗 B"、"抗 A"、"抗 A+B"及"抗 A+B",每排标明稀释倍数 2、4……128,最后 1 管为对照管。

(2)每管各加生理盐水 0.2ml。

(3)第 1 排第 1 管加抗 B 血清 0.2ml,第 2 排第 1 管加抗 A 血清 0.2ml,第 3 排和第 4 排第 1 管各加抗 A+B 血清 0.2ml。

(4)分别用吸管将第 1 管内溶液吸放 3 次,使之混匀,吸 0.2ml 至第 2 管混匀,依次连续稀释至第 7 管,混匀后弃去 0.2ml,第 8 管不加血清,作为盐水对照。

(5)分别加入相应 2% 红细胞悬液 0.2ml,即第 1 排和第 3 排加 B 型红细胞,第 2 排和第 4 排加 A 型红细胞。

(6)将试管架振摇使混匀,置 15~20℃室温 1h(或 1000r/min 离心 1min)用肉眼观察结果,呈现"+"最高稀释倍数的倒数即为该抗体的效价。对照管应无凝集现象。

(7)抗 A 效价应不低于 1:128,抗 B 和抗 A+B 效价不低于 1:64。

(三)亲和力试验

取白瓷板或玻片 1 块,分别标明抗 A、抗 B,各取相应被测血清 0.05ml,放置标记处,再吸取 10% 相应红细胞盐水悬液 0.1ml,置于血清旁,用玻璃棒将血清与红细胞混合,同时开动秒表,手持白瓷板慢慢转动,记录开始出现凝集的时间,3min 时观察凝块大小,抗血清的亲和力以在 15s 内开始凝集,3min 时,凝块达 1mm² 以上者为合格。

(四)特异性测定

(1)任意取 10 名 O 型人红细胞,1 名 A 型人和 1 名 B 型人红细胞,分别配成 5%红细胞盐水悬液。

(2)取 8mm×75mm 小试管 12 支,各加受检抗血清 1 滴,第 1~10 管分别加入 O 型红细胞悬液 1 滴,第 11 管加入 A 型红细胞悬液 1 滴,第 12 管加入 B 型红细胞悬液 1 滴,混匀,置室温 1h,观察结果。

(3)如果受检抗血清同 10 个 O 型红细胞和同型红细胞都不凝集,只与含相应抗原的红细胞凝集,则其特异性合格。

(五)抗血清的防腐与染色

经上述鉴定合格的分型血清需加防腐剂,以防细菌生长,并将抗 A、抗 B 及抗 A+B 血清分别染成不同的颜色,便于识别,避免混淆。每 100ml 分型血清加 10%叠氮钠 1ml 或 1%硫柳汞 1ml。国内习惯每 100ml 抗 B 血清加 2%伊红液 1ml;每 100ml 抗 A 血清加 0.3%亚甲蓝溶液 0.3ml;每 100ml 抗 A+B 血清加 1%阿苦里黄溶液 1ml。

(六)抗血清的分装与保存

加有防腐剂及染料的抗血清经鉴定合格后,根据日常应用量分装安瓿,立即以火焰熔封,标明血清种类、效价、批号及制备日期等,放冰箱内保存,储存期间应每月检查质量 1 次,包括外观、效价及亲和力,并将结果记录,若有不符要求者不应再用。

二、ABO 血型异常

(一)抗原减弱

白血病可引起 A、B 和 H 抗原减弱。Van-Loghem 等(1957)首先提出急性白血病患者 A 抗原减弱,有时血液表现为 A 和 O 细胞或 A₁和弱 A 细胞的混合物,有的与抗-A 反应很弱,甚至表现为 A_3 或 Am。Salmon 等报告检查 300 000 例血样,检出弱 A22 例(10 例 Ax、4 例 Am 及 8 例 A_3),其中 4 例 Am 及 2 例 A_3 为急性白血病患者。陈忠等(1986)收集国内文献 19 例,17 例为 A 抗原减弱,2 例为 B 抗原减弱,19 例中急性粒细胞白血病 9 例,红白血病(M_6)6 例,急性粒-单核细胞白血病(M_4)1 例,慢性粒细胞白血病 3 例。血型抗原的减弱,是由于某种原因影响了有关转移酶活力的缘故,因此正确的血型一经鉴定,即应输注同型血液而不应当输 O 型血液。

(二)CisAB(顺式 AB)

偶尔见到 A 和 B 抗原两者一起传递的现象。例如父为 O 型,母亲 AB 型,子代若出现了 AB 型和 O 型,这和 Bernstein 三复等位基因学说显然矛盾,这是由于一条染色体上的基因异常所致,表示 A 和 B 基因在同一条染色体上,另一条染色体上则具有 O(H)基因,故称之为顺位基因 CisAB。对于 A 和 B 基因在两条染色体上的正常 AB 型,称之为对位基因 trans-AB 型。

使用血清学方法,难以区分 Cis AB 和 transAB,只能从家系调查中发现。在同一家庭中的不同 CisAB 型个体之间,CisAB 的血清学特性相同;而在不同家庭的 CisAB 个体之间,每种 CisAB 的血清学特性互不相同。

CisAB 可用下图表示:

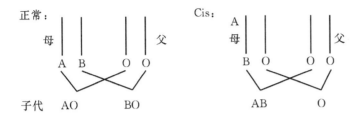

CisAB 基本规律:

①CisAB 细胞上 A 抗原经常被认为是 A₂,但 A 抗原强度强于 A₂B,弱于 A₁B。

②CisAB 细胞上无一例外地表达弱 B 抗原,与免疫性 A 型血清反应较强,与自然发生的人血清抗 B 弱凝集或不凝集,用 B 细胞吸收,可除去免疫抗 B,而用 CisAB 细胞连续吸收却除不净抗 B,始终能凝集正常 B 细胞。

③CisAB 细胞上有很强的 H 抗原性,程度基本与 A₂细胞相同。

④CisAB 人血清中总是有弱的抗 B。

⑤CisAB 分泌型人唾液中有正常的 A 物质、非常弱的 B 物质及非常多的 H 物质,CisAB 的鉴定可用家系调查和 PCR 方法测定,CisAB 有 O 基因而正常 AB 测不出 O 基因。

(三)获得性 B 抗原(类 B 抗原)

某些肠道杆菌感染的患者(多见于肠癌、革兰阴性细菌感染等),由细菌等引起的获得性类 B 抗原易产生假阳性结果。如 A 型红细胞除能被抗 A 血清凝集外,也能与抗 B 血清凝集,血清中仍含有正常的抗 B,好像红细胞获得了一种与 B 类似的抗原,称为类 B 抗原。近年来有人报道提示"获得性 B"是由于细菌的脱乙酰基酶的作用所致。脱乙酰基酶把 N－乙酰基半乳糖胺转变为 α－半乳糖胺,后者与 B 的主要决定簇半乳糖十分相似。反之,如果获得性 B 经乙酰化,则与抗 B 的反应性不复存在,而获得与双花扁豆提取液抗－A₁的反应性。这种获得性 B 称为"脱乙酰基酶型(deacetylase-type)"。第二种获得性 B 是由于 O 或 A 红细胞上吸附了 B 样细菌性产物所引起,称为"过客抗原型(passenger antigen type)"。

(四)孟买型、类孟买型

极少数人基因型为 hh,表型为 Oh,红细胞上和唾液中没有 H 物质,所以也不产生 A 或 B 物质,而血清中却有抗－H 以及抗－A 和抗－B,由于这是 Bhende(1952)在印度孟买(Bombay)发现的,故称之为孟买型。用荆豆提取的植物凝集素抗 H 可以鉴别 Oh 型与 O 型,这种抗 H 可以与 O 型红细胞发生强凝集,却不能与 Oh 红细胞凝集。如用已知 Oh 血清鉴定 Oh 红细胞则更好。此型患者如需输血,只能输 Oh 同型血。

此外,还有类孟买型,分为两类,一类以 Ah 和 Bh 表示,另一类以 O^A m 和 O^B_H m 表示,这种血型也十分少见。这种红细胞分别与抗 A 和抗 B 呈很弱的凝集,但与由欧洲荆豆提取的抗－H 外源凝集素全不凝集。遗传学上认为,人体内可能有一对调节 H 基因作用的调节基因(regulator gene)"Zz",它们控制着红细胞上抗原的合成。当存在 ZZ 或 Zz 时,H 基因的活性不受影响;只有当 zz 纯合子时,才能部分抑制 H 基因在红细胞上形成 H 抗原。而未被抑制的

H 基因又可全部被 A 或 B 基因转变为 A 或 B 抗原。类孟买型的形成机理,认为就是由于体内缺乏 Z 调节基因。可见类孟买型和孟买型的遗传背景是不同的。类孟买型以"O_{Hm}"表示,以示红细胞上有少量的 H 抗原。Race 等认为 zz 只抑制红细胞上抗原的形成,而不抑制唾液中 ABH 物质的分泌。唾液中 ABH 型物质的分泌受控于分泌基因"Se",类孟买型的人如果属于非分泌型,则唾液中没有 A、B、H 物质,而红细胞上可有 A 或 B 抗原,则分别以 Ah 或 Bh 来表示。如果属分泌型,唾液中可有 A、B 和 H 物质,红细胞上有少量的 A 或 B 抗原,或两者均没有,则分别以 O_{Hm}^A 和 O_{Hm}^B 或 O_{Hm} 来表示。如果家系调查认为有 A 或 B 基因,而红细胞上未检出 A 或 B 抗原,但唾液中有 A 或 B 血型物质者,则分别以 O_{Hm}^{Ah} 或 O_{Hm}^{Bh} 来表示。红细胞上血型抗原的形成以及唾液中血型物质的分泌途径,见图 1-3、1-4。

基因	物质	基因	红细胞上的抗原
HH 或 Hh_1,ZZ 或 Zz	H	ABO	A、B、H(正常 ABO 型)
HH 或 Hh_1,zz	少量 H	ABO	O_{Hm}^A 等型(类孟买Ⅱ、Ⅲ型)
hh_1,ZZ Zz 或 zz	前身物质	ABO	前身物质(孟买型)

图 1-3 Zz 基因在 ABH 抗原形成中的调节作用

由于孟买型和类孟买型极罕见,而且血清中分别存在着抗-H、抗 HI,所以给临床输血时献血者的选择带来了很大困难,一般多输注同型血或采用自身输血。在不便的情况下,O_{Hm}^A 的患者首选的是正常的 A 型全血,O_{Hm}^B 的患者首选的是正常的 B 型全血。

基因	物质	基因	分泌液中血型物质
HH 或 Hh_1,$SeSe$ 或 $Sese$	H	ABO	A、B、H(分泌型)
HH 或 Hh_1,$sese$	少量 H	ABO	少量 A、B、H(非分泌型)
hh_1,$SeSe$ 或 $sese$	前身物质	ABO	前身物质(孟买型)

图 1-4 Se、se 基因在血型物质分泌中的作用

注:抗 HI,当抗 H 只与具有 H 及 I 两种特异性的细胞反应时,这种抗-H 即称为抗-HI,抗 HI 像抗-H 一样,与 O 细胞反应最强,与 A_1B 细胞反应最弱,Voak 等(1968)提出所有抗 HI 都见于妇女,而且大多为怀孕妇女。陈忠等(1987)报告 1 例恶性淋巴瘤伴抗 HI 自身抗体引起配血不合,类孟买型 O_{Hm}^{Ah} 及 O_{Hm}^{Bh} 人血清中总是含有高效价抗 HI。

(五)嵌合体血型

1953 年 Dunsford 等人报告的 1 例嵌合体血型,系一女性,其红细胞中 O 型者占 61%,A 型者占 39%,而其血清中只有抗 B 而无抗 A 抗体。这是由于异卵双生子在胚胎期发生了血管吻合,一方的造血细胞移行到另一方的骨髓内着床,使同一个体内产生两种不同抗原性的红细胞所致。

(六)抗体缺乏

某些免疫缺陷疾病,如无丙种球蛋白或低丙种球蛋白血症患者的血清内缺乏抗 A 和(或)抗 B;新生儿本来就不存在 ABO 同种抗体;老年人的同种抗体水平可以很低或甚至检测不出来;有些疾病如 MM 可致抗体缺乏。

(七)唯酶抗体

某些患者血清中存在能凝集木瓜酶、菠萝酶处理过的红细胞的抗体,该类抗体能凝集自身红细胞、同型红细胞、O 型红细胞,可导致抗体筛选假阳性、交叉配血不合。

(八)B(A)型和 A(B)型

应用高效和敏感的单克隆抗 A 试剂,发现了 B(A)型。B(A)型红细胞上同时存在 B 抗原和很弱的 A 抗原,由于 B(A)型上的 A 抗原与抗 A 试剂的弱凝集反应,B(A)型容易被误认为 AxB 型。A(B)型红细胞也以相同的机制被识别和鉴定。

【问题探索】

1.在无标准血清的情况下,怎样单用 A 型血液(或 B 型血液)来鉴定未知的血型?

2.父母血型为 A 型、B 型,子代可出现哪几种血型? 为什么?

3.简述血型、正定型、反定型、血型系统、血型物质、三复等位基因学说、天然抗体、免疫抗体、外源凝集素、抗体效价的概念。

4.IgG 和 IgM 抗体有何区别?

5.叙述标准血清的要求?

6.写出常见的 ABO 血型异常类型。

7.试分析 ABO 血型鉴定时正反定型不合的原因。

8.请说出微柱凝胶法的原理、结果判断,常用的凝胶有哪些种类?

(褚静英　陆玉霞)

任务 2

测定 ABO 血型的血型物质

【任务案例】

如:被检者×××的 ABO 血型为:B 型(唾液为标本)。

【任务分析】

唾液中 H、A、B 血型物质为半抗原,能特异性地与相应抗体结合,从而抑制抗体与相应红细胞发生凝集。

【任务要求】

会用体液检测 ABO 血型(血型物质测定);会正确保存标本;会审核报告。

【任务处理】 以唾液 ABH 物质测定介绍凝集抑制试验。

一、标本与试剂

1.标本:唾液

用于 ABH 物质测定的标本可以是唾液、血清、血浆、尿液、羊水以及胃液等。ABH 物质的含量唾液中较丰富,标本采集方便,所以常以唾液为标本。

嘱被检者漱口后,收集从舌下自然渗出的唾液 5～10 ml 于一小烧杯或大口试管,不能取吐液。有困难的供者可以“谈梅止渴”,或令其咀嚼石蜡、橡皮条,有助于唾液渗出。对于婴幼儿可用棉拭子置于舌下 5～10min,再用镊子将唾液挤压于 0.5ml 生理盐水中。实在有困难的婴幼儿可取尿液。将盛有唾液的烧杯或试管尽快置沸水中煮 10min,以灭活一些能破坏血型物质的酶和唾液中的抗 A、抗 B。重离心 10min,移出澄清或微乳白的上清液,短期内使用,4℃保存即可,-30℃以下保存,抗原性可数年不变。

也可留取舌下渗出的唾液 2ml,1500r/min 离心 10min 后,将上清液吸出至一大试管,在沸水浴中煮 30min,再以 1500r/min 离心 10min,吸出上清液至一小试管备用。

2.试剂

(1)2％A、B、O 型红细胞盐水悬液。

(2)最适稀释度抗血清(抗 A、抗 B、抗 H)。即抗血清的标化。

在中和过程中,如抗体含量很高,唾液中血型物质较少,检测不出中和作用,需要预先对所用抗体进行标化,做适当稀释,使其在血型物质较少的情况下能显示中和作用。根据需要选择抗体,如测 O 型人是否是分泌者,选抗 H,测 A 型人选抗 A 和抗 H,测 B 型人选抗 B 和抗 H,AB 型人 3 个抗体都用,测定未知血型也要用 3 个抗体。将已知抗体从 1∶2 作连续倍比稀释至 1∶256,稀释容量为 0.1ml。各管加制备好的已知非分泌型人唾液 0.1ml,再加 2% 的相应红细胞盐水悬液 0.05ml,立即离心看结果。以出现"4+"凝集强度的最大稀释比例,将所用血清进行稀释。

二、方法

(1)排列试管 3 支,分别标明抗 A、抗 B 及抗 H。

(2)按表 1-13 加反应物进行试验。

表 1-13 血型物质测定操作步骤

反应物	抗 A 管	抗 B 管	抗 H 管
受检者唾液(滴)	1	1	1
最适稀释度抗 A 血清(滴)	1	—	—
最适稀释度抗 B 血清(滴)	—	1	—
最适稀释度抗 H 血清(滴)	—	—	1
混匀,置室温中和 5 min			
2% A 型红细胞(滴)	2	—	—
2% B 型红细胞(滴)	—	2	—
2% O 型红细胞(滴)	—	—	2
混匀,置室温 1 h 或 1000r/min 离心 1min,观察结果			
非分泌型	4+	4+	4+
A 型分泌型	—	4+	1+~4+
B 型分泌型	4+	—	1+~3+
O 型分泌型	4+	4+	—
AB 型分泌型	—	—	1+~3+

(3)阳性及阴性对照管:分别取试管 2 支,各加分泌型和非分泌型唾液 1 滴,再加抗 H 最适稀释度液 1 滴,以 2% O 型红细胞作指示,同时进行试验,阳性对照应不凝集,阴性对照应凝集。最好再以盐水代替唾液作试剂对照。

(4)血型物质效价测定:这个方法还可以用来对体液中的血型物质作效价测定,即将唾液用生理盐水作倍比稀释后做上述凝集抑制试验,一般也要做阴、阳性对照。

(5)注意事项

①抗血清的修正:将已知抗体(抗 A、抗 B、抗 H)从 1∶2 作连续倍比稀释至 1∶256,稀释容量为 0.1ml。各管加制备好的已知非分泌型人唾液 0.1ml,再加 2% 的相应红细胞盐水悬液 0.05ml,立即离心看结果。以出现"4+"凝集强度的最大稀释比例,将所用血清进行稀释。

②最好同时做阳性对照、阴性对照。

③唾液加热前不离心并除去沉淀,则可以从任何可能存在的细胞释放 H 物质,导致假

阳性。

④弱分泌型可与盐水对照作比较(凝集强度)。

⑤欲从唾液中得到清晰的不含黏液的液体,最好的方法是将唾液冰冻保存 3 天,融化后离心,除去细胞碎屑,冰冻唾液的活性可保留 2 年。

【知识导航】

当被检者需要测定血型但无血液时,如有被检者体液,则可以利用大部分人体液中含有血型物质可以鉴定出部分人的血型。抗体能与有相应抗原的红细胞发生特异的凝集,体液中的可溶性抗原物质能与该抗体发生特异的中和,抑制抗体凝集红细胞的作用。用这种可溶性物质来抑制抗体与红细胞凝集作用的试验,为凝集抑制试验(agglutination-inhibition),常用于 ABH 或 Lewis 分泌状态的检查,帮助 ABO 亚型的确定,以及特殊情况下(如红细胞标本完全溶血)ABO 血型的鉴定。

【知识链接】

一、血型物质概念

H、A、B 抗原不仅存在于红细胞膜上,白细胞、血小板及其他组织细胞上也可发现,而且以水溶性状态广泛存在于体液和分泌物中,在体液和分泌物中出现的这些物质多为半抗原,称为血型物质。以唾液中含量最丰富,其次是血清、精液、胃液、卵巢囊肿液、羊水、汗液、尿液、泪液、胆汁、乳汁和腹水,但脑脊液中没有。

二、分泌型与非分泌型

根据体液中(唾液)是否分泌 H、A、B 血型物质,可将人群分为分泌型和非分泌型两类。分泌型与非分泌型受控于 Sese 基因。这一对基因的遗传与 ABO 及 H 基因无关。大约有80%的人有此基因,其基因型为 SeSe 或 Sese,这种基因型命名为分泌型,其分泌的糖蛋白中含有与其血型相同的 A、B 或 H 抗原特异性。其余 20%人群的基因型为 sese,称非分泌型。se 基因为无效基因,这些人的分泌物中不含 A、B、H 糖蛋白的物质或抗原。Se 基因如何调节组织分泌细胞功能的确切机制尚不清楚。

微量的水溶性血型物质即可被测定,因为它们具有可以与相应抗体反应的性质,因此也可以中和或抑制抗体与具有相应抗原的红细胞发生凝集。

血型物质也存在于动物和其他生物体内,某些细菌表面就具有类似的糖链结构,而具有H、A、B 同样的抗原性。

三、血型物质意义

血型物质存在的意义有:①测定唾液中血型物质,可辅助鉴定血型,特别是对抗原性弱的亚型;②血型物质能中和天然抗体,不中和免疫抗体,可有助于鉴别抗体的性质;③制备混合血浆时,由于各种血型物质可以中和血浆中相对应的抗 A 或抗 B 抗体,而显著降低其效价,故输混合血浆一般可忽略血型问题;④血型物质能特异地同对应的抗体结合,从而抑制抗体效价,据此利用红细胞凝集抑制试验,可检查脏器和组织的血型;⑤检查羊水,预测胎儿 ABO 血型等。

【巩固拓展】

血型物质偶尔用于 Chiolo 和 Rodgers 表型的测定,Chido、Rodgers、Lewis 和 Sd 抗体的鉴定。

【问题探索】

1.什么是血型物质？其临床意义有哪些？

2.ABO 四种血型的分泌型分别分泌什么血型物质？

3.简述唾液血型物质测定(凝集抑制试验)的原理及结果判断。

（陆玉霞）

任务 3

测定 ABO 血型的弱抗原

【任务案例】

如:被检者×××的 ABO 血型为弱 A_2 型。

【任务分析】

表达弱 A 或弱 B 抗原的红细胞与相应抗体反应只出现弱凝集或混合视野,甚至不出现凝集现象,但红细胞能吸收相应的抗体,吸收后抗体效价降低 2 个稀释度以上,就证实该抗原的存在,即吸收试验。

【任务要求】

会初步测定 ABO 血型弱抗原(抗体效价滴定、吸收放散试验);会正确保存标本;会审核报告。

【任务处理】

一、试剂和材料

(1)抗 A、抗 B 修正血清。

(2)2％A 型、B 型标准红细胞盐水悬液。

(3)受检者红细胞。

二、实验方法

1. 采血

采集受检者静脉血 4ml。

2. 吸收前抗体效价滴定

(1)排列小试管 2 排,每排 8 支,编号、标记抗 A、抗 B,每管加生理盐水 0.2ml,每排第 1 管按标记分别加入抗 A 0.2 ml、抗 B 血清 0.2 ml,混匀,吸出 0.2 ml 至第 2 管内,混匀,依次类推,作倍比稀释至第 8 管,第 8 管吸出的 0.2 ml 吸至小试管保留,每管内留有 1/2、1/4、1/8、1/16、1/32、1/64、1/128、1/256 不同稀释度的相应血清各 0.2 ml。

(2)每管各加相应的 2％标准红细胞悬液 0.2 ml(4 滴)。

(3)1000r/min 离心 1min。

(4)轻轻摇动试管,观察结果(最后一管"＋"的稀释度的倒数即为效价)。

3. 制备压积红细胞

将受检者静脉血用生理盐水洗涤 3 次(1500r/min 离心 5min),末次洗涤后,将盐水吸尽,留下压积红细胞。

4. 抗体吸收

取 2 支小试管,分别标记抗 A、抗 B,按标记分别加入相应血清 1ml。每管各加入已制备好的受检者压积红细胞 1 ml,混匀,放 4℃冰箱,至少 1h,每 10min 将试管摇动 1 次,使红细胞充分吸收抗体。1500r/min 离心 3min 后,将上层血清分别移入另 2 支试管,并标记抗 A 吸收液和抗 B 吸收液。

5. 吸收后抗体效价滴定

排列小试管 2 排,每排 8 支,对抗 A 吸收液、抗 B 吸收液进行抗体效价滴定。

6. 结果判断

     吸收前效价   吸收后效价

抗 A:

抗 B:

吸收后抗 A 效价显著降低或消失、抗 B 效价无明显降低者,红细胞表面仅有 A 抗原。

吸收后抗 B 效价显著降低或消失、抗 A 效价无明显降低者,红细胞表面仅有 B 抗原。

吸收后抗 A、抗 B 效价均显著降低或消失者,红细胞表面有 A 抗原、B 抗原。

吸收后抗 A、抗 B 效价均无明显降低者,红细胞表面无 A 抗原、无 B 抗原。

7. 结果报告

血型:_____型。

8. 注意事项

(1)洗涤 3 次。

(2)抗 A、抗 B 效价不宜过高。

(3)吸收试验温度根据抗原抗体最适温度来决定。

(4)看凝集程度时,动作要轻。

【知识导航】ABO 系统的亚型。

亚型是指属同一血型抗原,但抗原结构和性能或抗原位点数有一定差异所引起的变化。免疫血液学根据①血清内是否存在抗 A_1 抗体;②红细胞与抗 A、抗 A_1、抗 B 及抗 A、B 凝集程度的强弱;③红细胞上 H 物质活性的大小;④分泌型人唾液中 A、B、H 物质的种类,将 A 亚型分为 A_1、A_2、A_3、Ax、Am、Ay 等。B 亚型分类原则同 A 亚型。

一、A 亚型

ABO 血型系统中以 A 亚型最多见,A_1 和 A_2 是 A 抗原的两个主要亚型(表 1-14,表 1-15)。用 B 型人血清测定 A 型红细胞时,A_1 和 A_2 亚型均与之凝集。这是因为 B 型血清中含抗 A 和抗 A_1 两种抗体,抗 A 可以和 A_1、A_2 两种红细胞凝集,如将其中抗 A 吸收掉,只剩下抗 A_1,则 A_1 红细胞可以与之反应,而 A_2 红细胞则不能与之反应。所以,凡与抗 A_1 血清发生凝集反应者

为 A_1 型，如果同时还与抗 B 凝集，则为 A_1B 型，不与抗 A_1 血清凝集者为 A_2 或 A_2B 型。我国人群中 A_2 和 A_2B 型在 A 与 AB 型中所占比例少于 1%。A_1 和 A_2 抗原性质及抗原位点数量均有所不同，用抗体 A 及抗体 A_1 可区分 A_1 及 A_2 血型。

表 1-14 A_1 及 A_2 血型红细胞上抗原不同

血 型	红细胞上抗原	与抗-A 反应	与抗-A_1 反应
A_1	A、A_1	+	+
A_2	A	+	-

注：+表示凝集　-表示无凝集

表 1-15 A_1 红细胞与 A_2 红细胞的鉴别

表型	与抗血清反应					血清中天然抗体		分泌型中血型物质	抗原位点 ($\times 10^3$/RBC)
	抗 A	抗 B	抗 A、B	抗 H	抗 A_1	普遍	额外		
A_1	4+	-	4+	-	4+	抗 B	-	A、H	810~1170
A_2	3+	-	3+	3+	-	抗 B	抗 A_1 (1%~8%)	A、H	240~290

A_2 的抗原性弱，定型时很可能误定为 O 型，如果给其输入 O 型血，不会有太大害处，但是如把 A_2 供血者误定为 O 型，并输给 O 型人，则受血者的抗 A 抗体可能与输入的 A_2 红细胞反应而引起血管内溶血性输血反应。

A 型的其他亚型为数更少，而且与抗 A 反应更弱，有的只呈现混合外观(即在显微镜下可见少数凝集块混合于游离红细胞之间)，有的甚至与抗 A 不反应(表 1-16)。A_3 与抗 A 有少数凝集。Ax 与抗 A 几乎无反应，但与 O 型血清可能发生程度不一的凝集，这可能是因为 O 型血中抗 A 效价比 B 型血高，或者因 O 型血清中含抗 A、B 之故。故现已主张做 ABO 血型鉴定时，应加 O 型血清，以防将 Ax 误定为 O。

表 1-16 A 亚型的一些分类特点

	受检红细胞与下列血清反应					受检血清与下列细胞反应			唾液中血型物质
	抗-A	抗-B	抗-A_1	抗 A、B	抗-H	A_1	A_2	B	
A_1	4+	-	4+	4+	±	-	-	3+	A、H
Aint	3+	-	+	3+	3+	-	-	3+	A、H
A_2	3+	-	-	3+	3+	-~+(1-8%)	-	3+	A、H
A_3	MF	-	-	MF	3+	-~+(有时)	-	3+	A、H
Ax	-~±	-	-	2+	3+	+(几乎)常有	-~±	3+	H
Am	-	-	-	-	3+	-	-	3+	A、H
AeI	-*	-	-	-*	3+	2+(常常)	+~-	3+	H

*：一般情况 Ael 红细胞不被抗-A 或抗-A、B 凝集，但经吸收放散试验证实结合抗-A、抗-A、B

Aint 其反应介于 A_1 和 A_2 之间，然而，Aint 红细胞同抗-H 的反应比 A_2 细胞要强得多，所以 Aint 代表了一种不同的亚型。这种表型在黑人比白人常见得多。在美国，黑人 8% 是 Aint 型，而白人 1% 是 Aint

二、B 亚型

B 亚型较 A 亚型少见，凡红细胞与抗血清显示较弱的血清学活性者都定名为弱 B 或 B 亚型（表 1－17）。

表 1－17 B 亚型分类特点

	受检红细胞与下列血清反应					受检血清与下列细胞反应		唾液中血型物质
	抗-A	抗-B	抗-A₁	抗 A,B	抗-H	A	B	
B₁	—	4+	2+	4+	+	4+	—	B、H
Bint	—	3+	2+	4+	3+	4+	—	B、H
B₂	—	3+～1+	—	4+	3+	4+	—～（+）*	B、H
B₃	—	MF	（—）*	MF	4+	4+	—～+	B、H
Bx	—	WP/O	（—）*	+	4+	4+	常为+	H
Bm	—	—	（—）*	—	4+	4+	—	A、H
BeI	—	—**	—	—**	+	—	—～+	H

*：为推测的结果

**：Bel 红细胞不被抗-B 或抗-A,B 凝集，但经吸收放散试验可证实 Bel 红细胞与抗-B 和抗-A,B 结合

B₃：主要特征与 A₃同，即与相应抗体出现混合视野外观，此外，绝大部分 B₃血清中无抗 B，唾液中有正常 B 抗原

Bx：Bx 细胞存在异质性。典型的 Bx 特征是与抗 B 和抗 AB 发生弱凝集；血清中含很弱的抗 B，分泌型 Bx 人唾液中含有 B 物质，Bx 细胞可以作为指示细胞，经凝集抑制试验证实唾液中有 B 物质

Bm：抗 B 和抗 A₁B 不凝集 Bm 细胞，但吸收放散试验可检出 B 抗原，Bm 分泌型唾液含有 B 物质和正常 B 型分泌型基本一样。Bm 个体不含抗 B

Bel：不被抗 B 或抗 AB 凝集，但经吸收放散试验可证实 Bel 红细胞与抗 B 和抗 AB 结合，Bel 分泌型人唾液中不含 B 物质，只含有 H 物质，血清中可能含有抗 B

B 亚型命名与 A 亚型类似，如其血清学类似 A₃、Ax、Am 者，分别命名为 B₃、Bx、Bm。国外尚未见 B₂亚型的报道，我国曾报道 1 例 B₂和 5 例 AB₂型，其血清学特性类似 A₂和 A₂B。正常 A 型人血清（抗 B）用 B₂细胞吸收后，还剩下一种与正常 B 型细胞反应的抗体，称之为抗 B₁，以此分出 B₁、B₂、AB₁和 AB₂等亚型。

ABO 血型系统中的抗原与抗体，见表 1－18。

表 1－18 ABO 血型系统中的抗原与抗体

血 型	亚 型	红细胞上抗原	血清中抗体（凝集素）
O	—	无*	抗-A
			抗-A₁
			抗-B
			抗-A,B**
A	A₁	A+A₁	抗-B***
	A₂	A	
B	—	B	抗-A
			抗-A₁
AB	A₁B	A+A₁+B	无***
	A₂B	A+B	

*：除极少数例外，人红细胞上含有 H 抗原，H 的含量受 ABO 血型的影响；H 量在 O 细胞上最多，A₁B 细胞上最少

**：不可分开的交叉反应性抗-A,B

***：1%～8%A₂及 22%～35%A₂B 人，血清中可含有抗-A₁；偶尔，A₁及 A₁B 人血清中含有抗-HI

【知识链接】

一、抗体效价滴定

将血清经连续倍比稀释(two fold dilution)后与选定的红细胞进行反应,通常以肉眼观察到最后一个"＋"的凝集管作为判断的终点,终点血清稀释度为效价(titer),或称滴度,这个过程为效价滴定(titration)。这种方法多年来一直在沿用,把效价视为抗体的含量,有一定实用价值,操作也比较简便,但用它来测定的抗体浓度是不准确的,只能算是半定量(semiquantitative)方法。因为这种效价只表示结合到红细胞上的抗体量,这种量不是用质量来表示,而是依据血清稀释度来衡量,在滴定终点只是亲和力大的抗体结合到红细胞上,而结合常数(K_1)小的抗体大部分游离于液相中,所以这种效价只表示部分抗体的量。还可因为终点判断方法不同而数值不同,肉眼观察的结果和显微镜观察的结果有很大差别。所用红细胞的抗原性强弱不同,结果也有差异。同一份血清用不同个体的红细胞测定,效价可有不同,有的差异很大。另外,操作本身有误差,从一个稀释度到下一个稀释度是否更换滴管,操作者的手法和环境温度等都会产生差异。

(一)一般滴定方法

1. 血清连续倍量稀释法

排列 10 支小试管,编号。从第 2 管起每管加生理盐水 0.2ml,第 1、2 管各加待检血清0.2ml,第 2 管混匀后移出 0.2ml 转至第 3 管,以同样操作稀释至第 10 管,从第 10 管吸出0.2ml 弃去,或暂时保留在另一试管中,以必要时作进一步稀释。这样从第 1 管到第 10 管的血清稀释度依次是 1:1,1:2,……1:512。在稀释过程中,习惯上是不更换吸管的。这与更换吸管的结果将不一样。

稀释液的容量越小,可能产生的误差越大,如果可能,可以增大稀释容量。如果一种血清要分别和几种红细胞作用,要将血清做总稀释,然后分别移同样的实验容量到所需的几个试管中,这样会缩小误差。

2. 加红细胞悬液

每管加 2% 红细胞悬液 0.2ml,混匀。

3. 适当处理观察结果

一般盐水凝集试验可立即离心后观察,或置室温 1h 观察结果。冷凝集素效价要置 4℃ 1h后观察结果。酶法、胶体介质法、抗球蛋白法等根据方法本身进行孵育或离心后观察结果。看结果时可能出现低稀释度的凝集强度比高稀释度的要弱,这是前带现象。对 1 份血清重复滴定,结果可能不一样,如果只有一个稀释度的差别,即前后 1 管之差,是正常误差范围。

有的抗体效价不低,但亲和力不强,单用效价不能表示抗体的本质,常指定一个数值表示凝集强度,以效价和积分评价血清抗体的量和质,见表 1-19。

表 1-19　抗体效价和积分举例表

血清稀释度		1∶1	1∶2	1∶4	1∶8	1∶16	1∶32	1∶64	1∶128	1∶256	1∶512	效价	积分
标本 1	凝集强度	3+	3+	3+	2+	2+	1+	±	±	0	0	32	
	记分	8	8	8	6	6	4	2	2	0	0		44
标本 2	凝集强度	4+	4+	4+	3+	3+	2+	2+	1+	±	0	128	
	记分	10	10	10	8	8	6	6	4	2	0		64
标本 3	凝集强度	1+	1+	1+	1+	1+	1+	±	±	0	0	32	
	记分	4	4	4	4	4	4	2	2	0	0		28

从表中可以看出,标本 1 和标本 3 虽然效价相同,但积分相差很大。效价和积分有时也用来评价抗原的抗原性强弱和不同实验方法的差异。

(二)IgM 与 IgG 抗体的区分

有些血清里同一特异性的抗体有 IgG 也有 IgM,如抗 A、抗 B、抗 M、抗 E 等。区分 IgG 和 IgM 并测 IgG 的效价,有一定实用意义,尤其是对新生儿溶血病的免疫学检测是必不可少的。在盐水介质中凝集是 IgM 抗体的性质,要检出 IgG 抗体必须将 IgM 抗体破坏,常用的方法是巯基试剂处理法。

1.原理

IgM 分子由 5 个辐射状排列的亚单位组成,亚基间以二硫键相连。经巯基试剂处理后,亚基间的二硫键比亚基内的链间及链内二硫键容易被巯基试剂破坏,19S 的 IgM 分子成为与 IgG 和 IgA 单体一样的 7S 分子,IgM 失去原来的血清学性质。常用的巯基试剂有二硫苏糖醇(dithiothreitol,DTT)和 2-巯基乙醇(2-mercaptoethanol,2-Me),在我国多用 2-Me。

2.0.1mol/L 2-Me 的配制

称取 80mg 2-Me 加到 10ml pH7.4 的 PBS 中,封装于安瓿中,4℃可保存 4 周。

3.方法

根据所需用量取适量血清加等体积 2-Me 溶液混合,置 37℃作用 30min,取实验用量加相应的红细胞悬液,做间接抗球蛋白试验,或其他检测 IgG 抗体的试验。通常要得到滴定巯基试剂处理后的 IgG 抗体的效价,方法与一般滴定法相同,要注意的是血清加 2-Me 溶液处理时已是 1∶2 稀释了,计算效价时要加一个稀释度。还有 IgG 抗 A,抗 B 浓度高时在盐水介质中可能有凝集。

也可以用血型物质中和 IgM 抗体后检测 IgG 抗体。

二、吸收放散试验

(一)吸收试验

吸收试验(absorption test)即是用红细胞将血清中相应抗体结合出来。抗原与抗体的结合是特异性的,因此具有抗体活性的血清加入相应抗原后,抗体的活性下降或消失,这种作用称为吸收试验。对一未知抗体可以用已知抗原进行吸收,吸收后抗体活性下降或消失,说明未知抗体中含有与已知抗原相对应的抗体。有时被检血清中有多种抗体,可用已知抗原分别吸收及鉴定抗体的性质。

吸收试验主要用于自身抗体的吸收、一份血清中几种特异性抗体的分离及鉴定、弱抗原的证实和低浓度抗体的浓缩。根据不同需要在操作上可有所不同,有的要和放散试验结合使用。

1. 自身抗体的吸收

(1)冷自身抗体的吸收　冷自身抗体(cold autoantibodies)的存在是较为普遍的现象,一般效价不高,有冷凝集素病的患者,效价一般在 1:640 以上。冷自身抗体干扰 ABO 血型鉴定,干扰配血,掩盖血清中有临床意义的同种抗体(alloantibodies)的存在。因此要用自身红细胞吸收除去血清的自身抗体,提供合适的血清用于 ABO 反定型、配血试验和抗体检查。

①含有冷抗体的标本采集:采一份抗凝标本,置 37℃ 孵育,防止冷抗体吸收到红细胞上。采另一份不抗凝血样,置 4℃ 让红细胞充分吸收冷自身抗体以后,立即分离血清。

②吸收方法:将温育 10min 以上的抗凝血样,用 37℃ 生理盐水洗涤 3 次,分置 3 支试管中,每支约 1ml 红细胞。将 2ml 待检血清加入其中 1 管中,混匀,置 4℃ 孵育 30~60min,其间摇动数次,使其充分吸收。1000g 离心 5min,将血清转入第 2 支有红细胞的试管中,4℃ 孵育 30min,作第 2 次吸收。如仍有自身凝集,再作第 3 次吸收。冷抗体经 2~3 次吸收,都会吸收干净。必要时用二期酶法中酶处理自身红细胞后做吸收试验。

(2)温自身抗体的吸收　有温自身抗体(warm autoantibodies)的患者血循环中的红细胞包被着自身抗体,血清中也可能还有这种游离抗体,有的甚至很多。这种患者的红细胞可能在试剂血清(如抗 A、抗 B)中发生凝集,甚至在盐水中介质自凝,干扰血型鉴定、抗体检出和配血试验。用自身红细胞吸收血清中的温自身抗体,同样先要去除红细胞上的自身抗体,再用这种细胞去吸收。去除红细胞上包被的温抗体要比去除冷抗体难得多。

①热-酶处理细胞法:将 2ml 患者红细胞用生理盐水洗涤 4 次,每次尽可能吸净上层盐水;加上等体积的压积红细胞 6% 牛白蛋白盐水溶液,混匀,置 56℃ 水浴轻轻摇动 3~5min,在预温的离心管中,以 1000g 离心 2min,收集上清液作放散液用。向压积红细胞中加入 1ml 木瓜酶溶液,混匀,37℃ 孵育 15min,洗涤红细胞 3 次,末次 1000g 离心至少 5min,并尽可能吸净上层盐水,将红细胞分为两份。在一份红细胞中加入 2ml 患者血清,混匀,37℃ 孵育 30min,1000g 离心 2min,上层血清转入另一份红细胞中,重复 1 次。

②二硫苏糖醇-木瓜酶处理法:所用试剂由二硫苏糖醇和木瓜酶组成。其中二硫苏糖醇能提高 IgG 分子对蛋白酶的敏感性,在酶的作用下,免疫球蛋白分子失去了完整性,并与红细胞脱离。而蛋白酶又对红细胞表面作了处理,增强了对自身抗体的吸收能力。

试剂配制:取 1g 二硫苏糖醇溶于 32.4 ml pH7.3 的 PBS 中,得 0.2mol/L 的二硫苏糖醇溶液,可小分装-20℃ 以下保存。取 0.2mol/L 的二硫苏糖醇溶液 2.5ml 加 0.5ml 半胱氨酸活化的木瓜酶溶液,再加 2ml pH7.2 的 PBS 即成。

方法:在两支各有 1ml 患者压积红细胞的试管中,分别加 2ml 二硫苏糖醇-木瓜酶试剂,混匀,37℃ 孵育 30min,用生理盐水洗 3 次,末次 1000g 离心至少 5min,并尽可能吸净上清液。向一支处理过的红细胞试管中加 2ml 待检血清,37℃ 孵育 30min,1000g 离心 2min,将血清转入另 1 支试管中,重复 1 次。

上述两种方法两次吸收后的血清,通常都可除去自身抗体。可用自身细胞做间接抗体蛋白试验来检查自身吸收的效果,但自身细胞本身要直接抗球蛋白试验阴性。

吸收以后的血清用来检测同种抗体的活性和选择没有与同种抗体相应抗原的红细胞进行

配血。

2. 其他吸收试验

有些实验常常需要做吸收试验。如一份血清怀疑有几种特异性抗体,又无足够多的试剂细胞供选择做鉴定时,可选择与其中某抗体相应的试剂细胞作吸收,将吸收后的血清和吸收细胞的放散液作进一步的鉴定,可以将几种特异性抗体鉴定清楚。如果一份血清经鉴定混合有两种特异性抗体,可用吸收法分离。有时某个体红细胞的一种抗原很弱,如 Am、Ael,与相应抗体不产生可见的凝集现象,但能吸收相应的抗体。可用已知效价的相应抗体与该个体红细胞作用后,再测抗体效价,如效价下降 2 个稀释度以上,有吸收作用,证实该抗原的存在。如一份血清中某种抗体的含量太低,无利用价值,可用大量的血清与适量的红细胞作吸收,然后放散在小量的介质中,使抗体得到浓缩。

吸收试验中所用的红细胞尽可能用新鲜红细胞,冷抗体的吸收试验过程中要防止温度上升,冷抗体释放。温抗体的吸收试验中,也要防止环境温度过高,引起抗体的释放。

(二)放散试验

放散(elution)和释放是同一含义,有时也称洗脱,就是从红细胞上把抗体解离下来。放散试验的原理是抗原与抗体的结合是可逆的,在物理条件改变时,抗体又会从抗原抗体复合物上分离下来,将抗体由抗原抗体复合物上分离下来的试验称为放散试验。

放散试验是为了除去红细胞上的自身抗体,以得到用于作自身吸收、血型鉴定和交叉配血用的红细胞。放散试验还用于新生儿溶血病和自身免疫性溶血性贫血患者红细胞上抗体特异性的鉴定,以及吸收后把抗体再放散下来进行鉴定,或制备单特异性抗体。

放散试验主要是研究温抗体的放散。方法有热放散法、冻融放散法、超声放散法、微波放散法等物理方法,乙醚法、氯仿法、二氯甲烷法、三氯乙烯－三氯甲烷法、磷酸氯喹法等化学方法。下面介绍几种常用方法。

1. 热放散法

用生理盐水充分洗涤红细胞 4 次,压积,取 1 体积压积红细胞加等体积生理盐水(或 6% 牛白蛋白,或无抗体活性的 AB 血清),置 56℃ 水浴 10min,期间不断摇动,然后在预温的离心管中以 1000g 离心 2min,立即将上层红色放散液转移到另一试管中,根据需要进行不同的试验。热放散法比较简单,主要用于研究 ABO 系统抗体引起的新生儿溶血病。

2. 乙醚放散法

用生理盐水充分洗涤红细胞 4 次,取 1 体积压积红细胞加 1 体积生理盐水(如放散出的抗体需要保存改用 6% 牛白蛋白或 AB 血清),再加 2 体积分析纯(或麻醉用乙醚),塞紧管口,用力颠倒摇动 1min,小心放气减压,置 37℃ 30min,每 10min 摇动 1 次,1000g 离心 10min,弃去上层乙醚,通过中间基质层,吸出下层有血红蛋白的释放液于另一试管中(不塞),置 37℃,驱除残存的乙醚备用。乙醚放散法主要用于红细胞上的各种 IgG 抗体的放散。

3. 二磷酸氯喹法

当红细胞包被 IgG 抗体、直接抗球蛋白试验阳性时,不能用酶法或间接抗球蛋白试验做血型鉴定,需要洗脱掉红细胞上的抗体,但要保持红细胞膜的完整性和抗原活性,可以使用氯喹法。

氯喹溶液的配制:称取 20g 二磷酸氯喹溶于 100ml 蒸馏水中,用 1mol/L NaOH 调 pH 至 5.1,4℃保存。

方法:取 0.2ml 洗涤压积的红细胞加 0.8ml 氯喹溶液,混匀,置室温孵育 30min,取 1 滴红细胞悬液用盐水洗涤 4 次,用抗 IgG 检测,如没有反应,可洗涤全部处理的红细胞做试验用。如仍有反应,要重复孵育和检测,因孵育时间过长会引起溶血和抗原的丢失,所以总的孵育时间不要超过 2h。还要注意设立有已知抗原的对照细胞,以证实在处理过程中未丢失抗原。用本方法处理的细胞不宜用盐水反应性抗体和盐水稀释的抗体来检测抗原。

【问题探索】

1. A_1 和 A_2 亚型红细胞上抗原和血清中抗体有何不同?

2. 如何进行抗体效价的滴定?

3. 某患者红细胞与抗 A、抗 B 作吸收试验,吸收前后的抗体效价变化如下:

	吸收前	吸收后
抗 A	1∶256	1∶256
抗 B	1∶128	1∶16

请分析该患者的 ABO 血型是哪一型? 简述理由。

4. 简述吸收试验的原理及主要的用途。

（褚静英　徐廷云）

项目二
鉴定RH血型

任务 1

测定 Rh 血型(盐水法和酶法)

【任务案例】

如:被检者×××Rh 血型为:Rh 阳性。

【任务分析】Rh 血型鉴定。

虽然 Rh 血型系统中有许多种抗原,但常规只用抗 D 血清检查有无 D 抗原,当有特殊需要如家系调查、父权鉴定、配血不合等情况时才需用抗 C、抗 c、抗 E、抗 e 等标准血清,做部分表型的测定。

抗 D 血清有完全抗体与不完全抗体之分,鉴定的方法依抗体的性质而定,完全抗体可用盐水凝集试验,不完全抗体则应用抗人球蛋白、酶介质、胶体介质、凝聚胺法等试验方法。为准确判断结果,需同时作阳性和阴性对照。

诱发红细胞凝集的两种基本机制:①缩短红细胞之间的距离;②抗体间搭桥。

【任务要求】

会标本采集、接收和处理;会进行 Rh 血型测定(盐水法);会进行 Rh 血型测定(酶法);会正确保存标本;会审核报告。

【任务处理】

一、盐水法

1. 原理

抗 D(IgM 型)+ 被检者红细胞——→凝集与否

2. 试剂和材料

(1)IgM 型抗 D 血清。

(2)5%D 阳性红细胞盐水悬液。

(3)AB 型血清。

(4)5%受检者红细胞盐水悬液。

3. 实验操作

(1)取小试管一支,加入试剂抗 D 血清(IgM)1 滴,再加 5%受检者红细胞盐水悬液 1 滴,混匀。

(2)对照管:用蜡笔标记阳性和阴性,分别加入试剂抗 D 血清 1 滴,阳性对照管加 Rh 阳性红细胞、阴性对照管加 Rh 阴性红细胞各 1 滴,混匀。

(3)以上各管以 1000r/min 离心 1min,肉眼观察反应结果。

(4)结果判定:如阳性对照管凝集,阴性对照管不凝集,受检管凝集,即表示 Rh 血型阳性;受检管不凝集,即表示 Rh 血型阴性。

二、酶介质法(一期法)

1.原理

木瓜酶或菠萝酶可以破坏红细胞表面的唾液酸,使红细胞膜失去负电荷,缩小红细胞间的距离;同时酶还可以部分地改变红细胞表面结构,使某些隐蔽的抗原得以暴露,增强凝集性;且对于 IgG 的作用大于 IgM,故有利于不完全抗体的检出,特别是对某些血型系统如 Rh、Kidd 系统抗体的检出。但对部分抗原(如 MNS、Fy^a、Fy^b 抗原)有破坏作用,故不能用于检查此类系统,所以酶介质法不能用作抗体检出的唯一方法。

2.试剂和材料

(1)IgG 型抗 D 血清。

(2)10g/L 木瓜酶(或菠萝酶)溶液。

(3)5% D 阳性红细胞盐水悬液。

(4)AB 型血清。

(5)5%受检者红细胞盐水悬液。

3.实验操作

(1)采血:采集受检者静脉血或末梢血。

(2)备血:配制 5%受检者红细胞悬液。

(3)标记:被测管、阳性对照管、阴性对照管。

(4)加液:按表 2-1 加液。

表 2-1　Rh 血型鉴定——木瓜酶试验

反应物	被检管	阳性对照	阴性对照
被检者红细胞	1 滴	—	—
抗 D 血清	1 滴	1 滴	—
D 阳性红细胞	—	1 滴	1 滴
AB 型血清	—	—	1 滴
10g/L 木瓜酶液	1 滴	1 滴	1 滴

(5)混匀:置 37℃水浴 30min,观察结果。轻轻转动试管,当阳性对照凝集,阴性对照管不凝集,被检管凝集为 Rh 阳性,不凝集为阴性。如阳性及阴性对照出现不规则结果,应分析原因,重做试验。

(6)注意事项

①悬液浓度不能太淡,否则凝集弱看不清。

②如用 5 种抗血清鉴定 Rh 血型,结果可见表 2－2。临床上主要做的是抗 D。

③如临床上只要求检查是否为 Rh(D) 阳性还是阴性,只需用抗 D 血清进行鉴别。如结果为阴性,则应进一步检查排除弱 D。

④在我国汉族人群中,Rh 阳性占 99.66％ ,Rh 阴性占 0.34％。

⑤阳性对照可取 3 人 O 型红细胞混合配成。阴性对照不易得到,一般设计方法为正常 AB 型血清 1 滴,加 5％D 阳性红细胞悬液 l 滴和菠萝酶试剂 1 滴混匀,与受检管一同置 37℃ 水浴 1 h 。

⑥Rh 血型鉴定应严格控制温度(37℃)与时间(30min 至 1h),因 Rh 抗原、抗体凝集反应时,凝块比较脆弱,观察反应结果时,应轻轻侧动试管,不可用力振摇。

⑦如鉴定结果只与抗 D 血清起反应,而与抗 C ,抗 C ,抗 E 和抗 e 都不凝集,则受检者为 Rh 缺失型,以－D－表示。

表 2－2　用 5 种抗 Rh 血清检查结果判定

与各抗血清的反应					受检者 Rh 表型	Rh 阳性或阴性	
抗 C	抗 e	抗 D	抗 E	抗 e		临床上通称	血清学区分
＋	＋	＋	＋	＋	CcDEe	Rh 阳性	Rh 阳性
＋	－	＋	－	＋	CCDee	Rh 阳性	Rh 阳性
＋	＋	＋	－	＋	CcDee	Rh 阳性	Rh 阳性
＋	－	＋	＋	－	CCDEE	Rh 阳性	Rh 阳性
－	＋	＋	＋	－	ccDEE	Rh 阳性	Rh 阳性
－	＋	＋	－	＋	ccDee	Rh 阳性	Rh 阳性
－	＋	＋	＋	＋	ccDEe	Rh 阳性	Rh 阳性
＋	－	＋	＋	＋	CCDEe	Rh 阳性	Rh 阳性
＋	＋	＋	＋	－	CcDEE	Rh 阳性	Rh 阳性
＋	＋	－	－	＋	CCdee	Rh 阴性	Rh 阴性
－	＋	－	＋	－	ccdEE	Rh 阴性	Rh 阴性
＋	＋	－	＋	＋	CcDe	Rh 阴性	Rh 阴性
＋	＋	－	－	＋	Ccdee	Rh 阴性	Rh 阴性
－	＋	－	＋	＋	ccdEe	Rh 阴性	Rh 阴性
＋	＋	－	＋	－	CCdEE	Rh 阴性	Rh 阴性
＋	－	－	＋	＋	CCdEe	Rh 阴性	Rh 阴性
＋	＋	－	＋	－	CcdEE	Rh 阴性	Rh 阴性
－	＋	－	－	＋	ccdee	Rh 阴性	Rh 阴性

三、假阳性、假阴性反应原因分析

1.假阳性反应原因分析

(1)试剂中存在具有其他特异性的抗体(指不完全抗 D 抗体),因此,对疑难抗原定型时,建议用不同来源的抗血清同时做两份试验。因为使用两份特异性相同的抗血清得到不一致的结果时,就会使检验人员意识到有进一步试验的必要。

(2)多凝集红细胞与任何人血清都会发生凝集。

（3）当用未经洗涤的细胞做试验时，试样中的自身凝集和异常蛋白质可能引起假阳性结果。

（4）试剂瓶可能被细菌、外来物质或其他抗血清所污染。

2.假阴性反应原因分析

（1）搞错抗血清：每次试验时应细心核对抗血清瓶子上的标签。

（2）试管中漏加抗血清：在加入细胞悬液之前，必须检查试管中有无抗血清。

（3）某种特定的抗血清不能和其相应抗原的变异型起反应。例如，抗 D 血清与弱 D 抗原，红细胞可能不起凝集。

（4）如某种抗血清含有主要对抗 Rh 复合抗原的抗体，则可能与独立的基因产物的个别抗原不发生反应。这在抗 C 血清最为常见，因为很多抗 C 血清含有反应性更强的抗 Ce 成分。如受检者为 CDE/cde ，其反应可能明显减弱，或完全不反应。

（5）未遵照抗血清使用说明书做试验，如抗血清和细胞间的比例以及温育的温度和时间不正确。

（6）抗血清保存不妥，试剂中的免疫球蛋白变质。

【知识导航】

Rh 血型系统可能是红细胞血型系统中最复杂的一个血型系统，其重要性仅次于 ABO 系统。1940 年 Landsteiner 和 Wiener 用恒河猴（Rhesus monkey）的红细胞免疫家兔，所得抗血清能与约 85% 白种人红细胞发生凝集反应，因此认为这些人红细胞含有与恒河猴红细胞相同的抗原，故取名为 Rh 抗原。但几乎在这同时，Levine 与 Stetson 从一名有新生儿溶血病胎儿的妇女血清中发现了也有与这种抗原反应的抗体。后经研究，发现 Landsteiner 用动物血清鉴别的抗原和 Levine 用人抗体确定的抗原并不完全相同，前者几乎存在于所有人红细胞中，仅反应强弱不同，而后者存在于部分人红细胞中。因为 Rh 这个术语已普遍采用，故一直沿用下来，而把最初由 Landsteiner 发现的用动物血清鉴别的那种抗原命为 LW 抗原。现在鉴定 Rh 血型已普遍用采自人体的血清抗体，不再用免疫的动物血清。

已鉴定出的 Rh 抗原有 40 多种。自从发现抗 D 以后，又发现了抗 D 以外的一些抗体，如抗 E、抗 e、抗 C、抗 c 等抗体，从而认识到红细胞上还有对应这些抗体的抗原，逐渐形成了一个复杂的 Rh 系统，其中以 D、E、e、C、c 最为常见。

【知识链接】

一、Rh 系统的命名与遗传

（一）Fisher - Race 命名法（又称 CDE 命名法）

这种学说认为 Rh 血型有三个紧密相连的位点，每一位点有一等位基因（D 和 d，C 和 c，E 和 e），这三个 Rh 基因是以一个复合体的形式遗传。例如 Cde/cDE 的人，只以 Cde/cDE 传给子代，而没有其他的组合。因此，Rh 抗原命名为 C、D、E、c、d 及 e。d 抗原（相应抗体为抗-d）从未发现，认为是不存在的。然而符号"d"仍应用，以表示 D 的存在。所有缺乏 D 抗原的人称为 Rh 阴性，不管 C 或 E 抗原或两者是否存在。D 阴性人中，最常见的基因为 cde/cde。据调查我国汉族人 Rh 阴性频率均为 0.34%,而基因 cde/cde 占 20%。

(二)Wiener 命名法

Wiener(1943)提出了他自己的 Rh 血型遗传学说。它与 Fisher - Race 学说不同。Wiener 设想了复等位基因(multiple alleles)(它们的数目是无限的)在一单个复合位点上,每一等位基因决定其自己的特定的抗原。抗原由多数因子(取决于存在哪些基因)组成,并且这种抗原通过任何一种因子被测定而识别。这两个基因(即一个来自父亲,一个来自母亲)可能是相同的(纯合子)或不同的(杂合子)。因此,多数等位基因可存在于这位点上。

简言之,例如 R′ 基因产生复合抗原 Rh₁,在红细胞上,至少有三种因子,rh′、Rh0 和 hr″。rh′ 因子是 Fisher-Race 命名中的 C 抗原,Rh0 因子为 D 抗原,而 hr″ 因子为 e 抗原。现将 Rh 抗原可能组合的 8 种不同方式(即单倍型,Haplotype)与 Fisher-Race 命名相比较,见表 2 - 3。

表 2 - 3 Fisher-Race 和 Wiener Rh 命名比较

Fisher-Race	Wiener
CDE	Rh_1(rh′, Rh_0, rh″)
cDE	Rh_2(hr′, Rh_0, rh″)
cde	rh(hr′, hr″)
Cde	rh′(rh′, hr″)
cdE	rh″(hr′, rh″)
CdE	rhy(rh′, rh″)
CDE	Rh_2(rh′, Rh_0, rh″)
cDe	Rh_0(hr′, Rh_0, hr″)

通过两种学说的比较,可以清楚地看到,两种学说中唯一不同的是,Fisher 和 Race 想象为一种复合基因,而 Wiener 想象为一种复合抗原。当然,因为 d 基因至今尚未发现,因此 Fisher-Race 学说中 d 抗原至今是不存在的。然而,这并不使这种命名无效,这种命名法比 Wiener 命名法易于明了和解释,故为多数血型工作者采用。

(三)Rosenfield 命名法(数字命名法)

本法以数字命名 Rh 血型,可以排除上述两种命名法中的某些困难。这种方法是描述血样与特定抗血清的反应结果,没有任何遗传意义。阳性结果与阴性结果具有同等重要性。根据抗原发现年代的先后编号。本法虽有其优点,但在实践中还难以应用。

(四)RH 血型双基因结构

Rh 血型抗原由两个基因编码,RHD 基因编码 D 抗原、RHCE 基因编码 Cc 和 Ee。RHD 阳性人有 RHD 和 RHCE 基因。RHD 阴性的人绝大部分只有 CE 基因,只编码 Cc 和 Ee,无 D 基因,也无 D 抗原多肽的合成,少部分人有无效的 D 基因,不编码 D 抗原多肽。D 抗原基因无等位基因,因此不存在 d 抗原,也无抗 d 抗体。

RH 血型基因简图:(1P[34-36])

1. D（RH001）阳性（图 2-1）

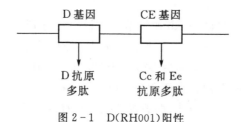

图 2-1 D(RH001)阳性

2. D（RH001）阴性（图 2-2）

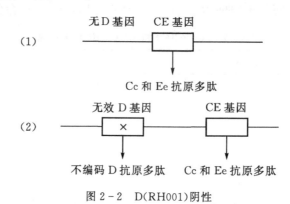

图 2-2 D(RH001)阴性

1990 年国际输血协会(ISBT)颁布了 Rh 血型命名法,ISBT 规定:Rh 系统血型名字仍为 Rh,其系统符号头二字母改用大写 RH,系统代号是 004,系统内抗原数字分别是 D 为 001;C 为 002;E 为 003;c 为 004;e 为 005;……;004 002 表示 RH 系统 C 抗原。ISBT 命名方法统一了以往 Rh 血型传统的几种命名方式,即 Fisher-Race DCE 命名,Wiener 命名和 Rosenfield 数字命名,表 2-4 将 ISBT 命名方法与传统方法作了对照和比较。

表 2-4　Rh 表型 ISBT 命名和传统名称对照

ISBT （字母/数字）	Fisher-Race （DCE）	Wiener （Rh-Hr）
RH:1,2,−3,4,5	DCcee	$R_1 r$
RH:1,2,−3,−4,5	DCCee	$R_1 R_1$
RH:1,−2,3,4,5	DccEe	$R_2 r$
RH:1,2,3,4,5	DCcEe	$R_1 R_2$
RH:−1,−2,−3,4,5	ddccee	rr

二、Rh 表型

Rh 表型是否完全决定于可获得抗血清的种类,如果抗-C、抗-c、抗-D、抗-E 及抗-e 五种抗血清都能得到,则可把 Rh 表型分为 18 种,即抗-C 和抗-c 可把红细胞区分为 CC、Cc 和 cc 三种。抗-D 只可把红细胞区分为 D 阳性或 D 阴性两种。抗-E 和抗-e 也可把红细胞区分为 EE、Ee 和 ee 三种。所以总的 Rh 表型为 3×2×3＝18 种。见表 2-5。目前国内抗 e 的获得比较困难,往往只用抗 E 来测定,只可把标本归类为 E 阳性(即 EE 或 Ee)及 E 阴性(即 ee)。也就是说,如果用抗-C、抗-c、抗 D、抗 E 四种抗血清来测定,则只可测得 $3 \times 2 \times 2 = 12$ 种表型。

表 2-5　5 种抗血清确定 Rh 血型三种命名法的表现型

抗血清					表现型		数字名称
$Rh_0(D)$	rh'(C)	rh''(E)	hr'(c)	hr''(e)	Rh-Hr	CDE	
+	+	O	+	+	Rh_1rh	CcDee	Rh:1,2,−3,4,5
+	+	O	O	+	Rh_1Rh_1	CCDee	Rh:1,2,−3,−4,5
+	+	+	+	+	Rh_1Rh2	CcDEe	Rh:1,2,3,4,5
+	O	O	+	+	Rh_0	ccDee	Rh:1,−2,−3,4,5
+	O	+	+	+	Rh_2rh	ccDEe	Rh:1,−2,3,4,5
+	O	+	+	O	Rh_2Rh_2	ccDEE	Rh:1,−2,3,4,−5
+	+	+	O	+	Rh_zRh_1	CCDEe	Rh:1,2,3,−4,5
+	+	+	+	O	Rh_zRh_2	CcDEE	Rh:1,2,3,4,−5
+	+	+	O	O	Rh_zRh_z	CCDEE	Rh:1,2,3,−4,−5
O	O	O	+	+	rh	ccdee	Rh:−1,−2,−3,4,5
O	+	O	+	+	rh'rh	Ccdee	Rh:−1,2,−3,4,5
O	O	+	+	+	rh''rh	ccdEe	Rh:−1,−2,3,4,5
O	+	+	+	+	rhyrh	CcdEe	Rh:−1,2,3,4,5

Rh 表型的简便命名是由 Mourant(1949)介绍的,假使一个标本与抗 C、抗 c、抗 D 及抗 E 四种抗血清试验结果都呈阳性,则其表型可写作 CcDE。如果同抗-C,抗 c 及抗 D 呈阳性,与抗 E 呈阴性,则其表型可写作 CcDee,因为没有 E,意味着为两个 e。这种命名偶尔是错误的,因为抗-E 呈阴性,虽然常常意味着该细胞为 ee,但它们可能是 e^se。

我国汉族人的 Rh 表型频率依次为 CCDee(42.74%),CcDE(34.91%),ccDE(11.99%),CcDee(8.77%),CCDE(0.92%),ccDee(0.33%),ccdee(0.20%),Ccdee(0.08%),ccdE(0.03%),CCdE(0.03%)。

三、Rh 抗原和抗体

(一)Rh 抗原

到目前已发现 40 多种 Rh 抗原,与临床关系最密切的为 D、E、C、c、e 这 5 种,这 5 种抗原中以抗原 D 最先发现,也最为重要,对临床更为重要,依其抗原强弱排列:D>E>C>c>e,临床上习惯地称含 D 抗原的细胞为 Rh 阳性,不含 D 的为 Rh 阴性,但从血清学角度看,Rh 阴性只有一种,即 ccdee。

Rosenfield 与 Haber(1958)描述了一种 C 和 e 基因处于顺式(在同一条染色体上)的产物,称为 Ce 抗原(Rh7),有许多抗-C 血清含可分离的抗-Ce,这种抗体与 cDE/Cde 细胞起反应,但与 CDE/cde 细胞不起反应,同样 ce(Rh6)、CE(Rh22)及 cE(Rh27)也是复合抗原,都能产生相应的复合抗体。故有人提出染色体上基因位点的排列应为 DCE,而不是 CDE。复合抗体在血型血清学工作中具有十分重要的意义。

Allen 和 Tippett(1958)提出含有 D 和(或)C 抗原的细胞上几乎都有 G 抗原(Rh12)。除 cdE 和 cde 两种基因复合体外,其余六种基因复合体都有这种抗原。其相应的抗体称抗-CD(抗 G)。郝路萍(1987)报告 1 例因多次输血产生了抗 G+D,朱玉珍(1987)报告在 1 例新生儿溶血病患儿的母亲的血清中测到了抗 G+D+C。

(二)Rh 抗体

在 Rh 抗体中,绝大多数 Rh 抗原的抗体多是通过外来红细胞免疫刺激后产生,即通过输血或妊娠产生,偶尔可见天然的抗 E、抗 C^W 抗体。这些免疫刺激后产生的抗体均为 IgG,但在免疫应答的早期,也可有部分 IgM 成分。

D 抗原是非 ABO 红细胞抗原中免疫性最强的抗原,可以引起抗 D 的产生,抗 D 与 D 红细胞产生严重的溶血反应。由于人们习惯将 D 阴性者认为是 Rh 阴性,多不再进行其他 Rh 抗原检测,所以输血时,除 D 抗原外,其他抗原常不合,因此也可引起免疫反应,产生其他抗体。通常抗 E 和抗 c 比较多见,可同时存在于 CDe/CDe(R_1/R_1)人。抗 E 多更强有力,抗 c 也是引起新生儿溶血病的一个重要原因。输血后很少见引起抗 e 者,但其可以作为自身抗体出现于患自身免疫性溶血病患者体内。单独的抗 C 很少见,它多与抗 D、抗 C^W 或 G 结合存在。C^W 是一个弱抗原,抗 C^W 及抗其他 Rh 抗原的抗体偶尔也可引起迟发性溶血性输血反应或新生儿溶血病。

(三)每个红细胞上 Rh 抗原位点数对 Rh 表型的影响

见表 2-6。

表 2-6 **Rh 抗原位点数对 Rh 表型的影响**

	Rh 抗原位点(/细胞)	
D 抗原位点数	CcDee(CDe/cde)	9900~14600
	ccDee(cDe/cde)	12000~20000
	ccDEe(cDE/cde)	14000~16000
	CCDee(CDe/CDe)	14500~19300
	CcDEe(CDe/cDE)	23000~31000
	ccDEE(cDE/cdE)	15800~31000
	—D—/—D—	110000~202000
	·D·/·D·	56000
c、e 及 E 抗原位点数	c 位点 cc 红细胞	70000~85000
	cC 红细胞	37000~53000
	e 位点 ee 红细胞	18200~24000
	eE 红细胞	13400~14500
	E 位点 随抗-E 和红细胞	450~25600
	表型不同而异	
D^u 抗原位点数	D^uCe/ D^ucE	540
	D^uce/dce	290~470

四、Rh 血型分布

21 个民族的 Rh 血型分布见表 2-7。

表 2-7　21 个民族的 Rh 血型分布

调查对象	D 阳性%	（阴性%）	调查对象	D 阳性%	（阴性%）
汉族	99.66		哈萨克族	97.18	2.82
壮族	99.74		锡伯族	99.12	
回族	99.27		乌孜别克族	91.24	8.76
蒙族	99.62		柯尔克孜族	97.04	2.96
维吾尔族	95.3	4.7	塔塔尔族	84.22	15.78
彝族	99.89		仫佬族	100	
白族	99.40		毛南族	100	
傣族	99.21		京族	100	
景颇族	99.50		侗族	100	
瓦族	100.0		藏族	98.75	
苗族	99.73				

五、Rh 血型的临床意义

（一）Rh 血型不合输血引起的溶血反应

Rh 抗体几乎都是由于输入 Rh 血型不合的血液或母胎 Rh 血型不合的妊娠等同种免疫作用而产生，如果某个体已产生 Rh 抗体，在输入 Rh 血型不合的血液时，将发生溶血性输血反应，严重者可导致死亡。其中最常见的是抗 D 抗体，D 抗原的免疫原性最强，正常 D 阴性受血者接受一次 D 阳性红细胞输血后，产生抗体的概率＞50%。在我国汉族人中 Rh 阴性约占 0.34%～0.5%，远远低于白种人，少数民族中，维吾尔族 Rh 阴性者为 4.7%，哈萨克族为 2.82%，乌孜别克族为 8.76%，柯尔克孜族为 2.96%，塔塔尔族为 15.78%，后者 Rh 阴性率高于国内其他民族。

此外，输血和妊娠中不相合抗原所致的抗 E、抗 C 等也应引起重视。

（二）Rh 阳性红细胞所引起的新生儿溶血病

Rh 阴性的母亲孕育了 Rh 阳性胎儿后，在胎盘屏障有小的渗漏时，胎儿血液可渗入母亲的血循环中，母体受到胎儿红细胞的刺激，可以产生相应的抗体。此种免疫性抗体能通过胎盘而破坏胎儿的红细胞，如果是第一胎，所产生抗 D 抗体，效价较低，一般对胎儿无明显影响。如再次妊娠 Rh 阳性胎儿时，抗 D 效价很快升高。此抗体通过胎盘进入胎儿体内而发生新生儿溶血病。

【知识拓展】Rh 血型异常。

一、D^U（弱 D 抗原）

D^U 是 D 抗原的变异体，为一组弱 D 抗原。Race 等（1948）解释 D^U 是同一些抗 D 血清反应，而并非同所有抗 D 血清起反应的红细胞。Masouredis（1960）指出 D^U 红细胞与正常 D 细胞相比只结合 7%～25% 的抗 D。实验证明，D 抗原的位点数在 CDe/CDe 有 14500～19300，CD^{U}e/CD^{U}e 只有 540；cDE/cde 有 14000～16600，cD^{U}E/cde 只有 340～470；CDe/cde 有 9900～14600，CD^{U}e/cde 只有 110～174。

D^U强度有不同等级之分,高效级D^U与正常D的区别在于D^U与不同批的抗D血清有的凝集,有的不凝集,而正常D则全部凝集。低效级D^U只有用间接抗球蛋白试验或二期酶法才能测到,更低效级D^U甚至只能用吸收放散试验才能证实。

D^U的形成有三种方式:第一,直接遗传。D^U显示有遗传的性质,由一个异常的D基因,通过正常遗传途径连续遗传给后代。而且,如果双亲为高效级D^U,则任何一个子女也遗传得到高效级D^U。同样,如果双亲为低效级D^U,则子女也为低效D^U;第二,C发生位置效应,即C与D呈对位(trans position)时,可以抑制D的完全表现,如呈正位(cis position)时则没有这种抑制现象。由于黑人cDe复合体频率达48.80%,所以黑人因C位置效应所致的D^U最多;第三,D抗原嵌合体的部分缺失。Wiener等(1959)认为D抗原是由Rh^A、Rh^B、Rh^C及Rh^D四个抗原决定簇组成。50%的D^U型人缺少其中的一种或几种抗原决定簇,其中以缺少Rh^D最常见。

D^U的频率在白人为0.006,我国上海地区为0.0004(2/5409),中效级及低效级D^U最多见于CD^Ue/cde及CD^UE/cde。黑人中ccD^Uee的频率比白人高12倍(1/500比1/6000)。

尽管D^U的抗原性较D为弱,但毕竟还是Rh阳性细胞,所以当将D^U血输给Rh阴性受血者时,仍有引起产生抗D的可能性,因此应将D^U型供血者做Rh阳性处理,而D^U型受血者分归Rh阴性则较为安全。如果把D^U血输给有抗D者,也可以产生严重的溶血性输血反应。D^U型婴儿也可以发生新生儿溶血病。

二、—D—

本型十分少见。红细胞上只有D抗原,缺乏C、c、E、e抗原。其红细胞上D抗原位点比一般红细胞多,抗原活性强,能与抗D抗体在盐水中凝集。

三、·D·

它只产生D抗原而不产生C、c、E或e。·D·(但不是—D—)产生一种低频率抗原"Evans"(Rh37)。·D·型红细胞与抗Evans为强阳性,—D—型红细胞为阴性。·D·红细胞盐水悬液不被不完全抗-D凝集,而—D—红细胞盐水悬液可被不完全抗-D凝集。

四、Rhnull

与所有Rh抗血清都不起反应的红细胞。这种红细胞表现为球形红细胞增多和口形红细胞增多伴有轻度溶血状态。HbF含量增加,与抗i呈强阳性反应。Rhnull人经输血或怀孕所产生的抗体,除与Rhnull红细胞不起反应外,与其他所有红细胞都反应,这种抗体称抗Rh29。

五、Rhmod

Rhmod是一种由Rhnull调节基因变异体不完全抑制所形成。Rhmod具有十分弱的Rh抗原,红细胞寿命缩短。

【问题探索】

1. 阐述Rh血型的双基因结构模型。
2. Rh血型的鉴定有何特点?

(陆玉霞　徐文慧)

任务 2

测定 Rh 血型(抗人球蛋白试验)

【任务案例】

如:被检者×××Rh血型为:RhD阴性。

【任务分析】

如临床上只要求检查是否为 Rh(D) 阳性还是阴性,只需用抗 D 血清进行鉴别。如结果为阴性,则应进一步用抗人球蛋白试验检查排除弱 D。

【任务要求】

会抗人球蛋白试验;会正确保存标本;会审核报告。

【任务处理】Rh 血型鉴定(间接抗球蛋白试验)。

1. 试剂和材料

(1)IgG 型抗 D 标准血清。

(2)抗球蛋白试剂。

(3)5%D 阳性红细胞盐水悬液。

(4)AB 型血清。

(5)5%受检者红细胞盐水悬液。

2. 实验操作

(1)采血:采集受检者静脉血或末梢血。

(2)备血:配制 5%受检者红细胞盐水悬液。

(3)标记:取中试管 3 支,标明检测管、阳性对照、阴性对照。

(4)加液:按表 2-8 加液。

表 2-8　Rh 血型鉴定

反应物	检测管	阳性对照	阴性对照
抗 D 血清	2 滴	2 滴	
5%受检者红细胞悬液	1 滴		
5%D 阳性红细胞悬液		1 滴	1 滴
AB 型血清			2 滴

（5）混匀。

（6）孵育：置 37℃ 水浴 1h。

（7）洗涤：用生理盐水洗涤 3 次（1500r/min 离心 5min），末次洗涤后，将上清液除尽，并用滤纸将附着于管口的盐水吸去。每管各留下红细胞悬液 1 滴。

（8）加液：每管加抗球蛋白试剂 1 滴。

（9）离心：混匀，1000r/min 离心 1min。

（10）观察结果：先观察对照管，再观察检测管。

（11）结果判定：阳性对照：

阴性对照：

检测管：

（12）报告：Rh 血型鉴定（间抗法）：＿＿＿＿＿＿＿＿

（13）注意事项

①致敏时间为 1h。

②洗涤要用 10mm×130mm 规格的试管，所加盐水量不得少于试管容量的 3/4。

③用玻璃纸隔开，用手指压住管口，颠倒混匀。

④至少要洗涤 3 次。

⑤洗涤迅速、不中断。

【知识链接】

1949 年由 Coombs 等人建立了抗球蛋白试验（anti-globulin test），又称 Coombs 试验。抗球蛋白试验的建立在血型血清学上有着非常重要的意义。

IgG 类抗体是一种不完全抗体，分子量小，与相应抗原结合后，在盐水介质中不出现肉眼可见的凝集现象，但加入抗 IgG 抗体后，以其搭桥可出现凝集反应。

一、原理

红细胞表面包被了 IgG 抗体分子或补体分子 C3、C4 的片段，但红细胞之间不能产生凝集现象。IgG 抗体和补体都是人球蛋白，用这些人球蛋白免疫动物，或用杂交瘤（hybridoma）技术可以得到抗球蛋白（anti-globulin），这类抗体的特异性是针对 IgG 分子的 Fc 段或补体 C3、C4 的片段，可以和包被在红细胞上的抗体分子和补体分子作用，使红细胞发生凝集，抗球蛋白分子主要起着搭桥的作用。红细胞包被的抗体还可以是 IgA 或 IgM，要用对应的抗 IgA 和抗 IgM 才能检出。

二、抗球蛋白试剂

1. 多特异性（multiple specificities）抗球蛋白试剂

曾经也称之为广谱抗球蛋白试剂，试剂中应含有抗 IgG 和抗 C3d。如果用免疫动物制备的抗球蛋白，除抗 IgG 和抗 C3d 外，还可能含有抗 C3b、抗 C4b、抗 IgM、抗 IgA，以及抗轻链 κ 和 λ，但通常活性较低。用杂交瘤制备的单克隆抗体（monoclonal antibody）则比较单一。多特异性抗球蛋白试剂主要用于配血试验和直接抗球蛋白试验（direct antiglobulin test，DAT），尤其适用于自身免疫性溶血性贫血的直接抗球蛋白试验。

2.单特异性（monospecificity）抗球蛋白试剂

抗 IgG、抗 IgM、抗 IgA 和抗 C3、C4 的片段，但实际应用的主要是抗 IgG 和抗 C3d。虽然血型抗体有 IgA，但极少，且通常是和 IgG 并存。抗 IgG 用于配血试验及抗体的检出和鉴定。对温抗体型的自身免疫性溶血性贫血患者，一般先用多特异性抗球蛋白做直接抗球蛋白试验，如出现阳性，再用抗 IgG 和抗 C3d 来分型，可分出 IgG 型、IgG＋C3 型和 C3 型。冷凝集素病是由 IgM 引起的，但包被在红细胞上的 IgM 难以在抗球蛋白试验中得到证实，因为 IgM 分子在洗涤过程中容易解离，留在红细胞上的主要是补体片段。因而冷抗体引起的自身免疫性溶血性贫血一般是补体型的，抗 IgM 在抗球蛋白试验中的作用不大。

三、方法

1.直接抗球蛋白试验

直接抗球蛋白试验(direct antiglobulin test，DAT)是用来检测体内被抗体或（和）补体致敏的红细胞。标本必须是抗凝血样，避免血液离体后被补体致敏，造成假阳性。操作时在小试管内先加入 5％红细胞标本 1 滴，用足量生理盐水洗涤 3～4 次，每次倾倒盐水并沥干，然后按试剂说明书加 1～2 滴最适浓度的多特异性抗球蛋白试剂，混匀后以 1000r/min 离心 1min，立即轻轻摇起读取结果。如为阳性，用单特异性抗球蛋白再分型；如不凝集，置室温 5min，再离心观察结果，如为阳性，是抗补体的反应结果。如两种情况都是阴性，要在反应试管中加 1 滴试剂对照细胞，即已被 IgG 或 C3 包被的红细胞，混匀后立即离心观察结果。如对照细胞阳性，上述阴性结果可靠。如对照细胞阴性，则阴性结果不可靠，可能是洗涤不成功，或抗球蛋白试剂失效。

直接抗球蛋白试验用于自身免疫性溶血性贫血和新生儿溶血病(hemolytic disease of the new-born，HDN)的诊断，以及溶血性输血反应的检查。

有些药物使红细胞致敏，引起直接抗球蛋白试验阳性，其机制可能有：①有些药物是半抗原，如青霉素，能和红细胞结合，产生抗青霉素抗体，抗体与红细胞上的药物结合，造成抗 IgG 阳性，通常发生在大剂量使用青霉素 1 周以上的患者，部分患者会发生溶血；②有许多药物，如奎宁、对氨基水杨酸等与其相应的抗体结合，形成的免疫复合物非特异性地吸附到红细胞上，激活补体，导致溶血。实验检查出现抗球蛋白试验阳性，大部分是抗补体的反应；③头孢菌素等能改变红细胞膜的结构，这种红细胞能非特异性吸附血液中的免疫球蛋白和补体，造成抗球蛋白试验阳性，但极少引起溶血性贫血；④个别药物，如多巴类药物，长期使用后，能使患者产生红细胞自身抗体，抗体不与药物起反应，使患者发生自身免疫性溶血性贫血和直接抗球蛋白试验阳性，停药后还会持续几个月的时间，有关引起自身抗体产生的原因尚不清楚。

2.间接抗球蛋白试验

间接抗球蛋白试验(indirect antiglobulin test，IAT)是检测红细胞在体外致敏的方法。操作时在试管中加血清 2 滴，再加 1 滴相关的红细胞 5％悬液，37℃孵育 45～60min，用足量生理盐水洗涤 3～4 次，每次倾倒盐水要沥干，然后根据试剂说明书加抗 IgG 1～2 滴，立即离心读取结果。如为阴性要加试剂对照细胞检查，对照阳性，结果可靠。同时还要做阳性对照、阴性对照（配血时做自身对照）。间接抗球蛋白试验用于交叉配血、血型鉴定、抗体筛选和鉴定。

3.补体结合两阶段试验

有些抗体如抗 JK^a 和抗 JK^b,以及部分 Lewis 系统的抗体,做间接抗球蛋白试验时要有补体的参与,抗补体的反应强,抗 IgG 的反应弱或没有反应。因此所用的抗体血清如果保存时间长,补体已经失活,实验时要加新鲜无意外抗体的 AB 型血清补充补体,致敏后洗涤,用多特异性抗球蛋白试剂检查,但对于 Lewis 系统存在特殊问题,加入的新鲜血清中的 Lewis 物质会中和 Lewis 抗体,要选用 Le(a-b-)型的血清比较困难,解决的方法是用补体结合的两阶段试验,方法如下:①配制 EDTA 溶液:取 4.4g K_2-EDTA-2H_2O 加到 100ml 0.1mol/L 的 NaOH 溶液中即成,pH 7.2~7.3;②血清处理:10 体积血清加 1 体积 K_2-EDTA 溶液,混匀;③致敏:取 1 滴 5% 的红细胞加适量生理盐水,离心,去上清液,沥干,向细胞试管中加血清 4 滴,37℃孵育 15min,用生理盐水洗涤 1 次,沥干;④补充补体:在试管中加新鲜 AB 型血清 2 滴,37℃孵育 15min,用足量生理盐水洗涤 3~4 次;⑤加抗球蛋白试剂:加多特异性抗球蛋白试剂 1~2 滴,立即离心读取结果,如不凝集,再置室温 5min 后离心看结果。如为阴性加试剂对照细胞检查。

4.试剂对照细胞的制备

在直接和间接抗球蛋白试验中,阴性结果都要用试剂对照细胞检查,要用 IgG 致敏的红细胞和补体致敏的红细胞。

IgG 致敏试剂对照细胞的制备:

(1)加入三人份混合的 O 型 Rh 阳性红细胞于试管中,加量看需要的用量而定。

(2)加抗 D 血清,加量根据血液量和抗体效价而定。抗 D 效价如在 1:128 以上,每毫升血液加 4~6 滴。

(3)37℃孵育 15min。

(4)洗涤 4 次,配成 5% 的悬液备用。盐水悬液限当天使用,用含腺嘌呤的保存液可在 4℃保存 1 周。

补体致敏试剂对照细胞的制备:

(1)置 20ml 10% 的蔗糖溶液于一大试管中。

(2)加 4~6 滴新鲜血液,或加 2 滴洗涤过的压积红细胞和 4 滴 AB 型新鲜血清。

(3)37℃孵育 15min。

(4)用生理盐水洗涤 4 次配成 3% 的悬液备用,4℃可保存 48h。

5.增强抗球蛋白试验的方法

在间接抗球蛋白试验中可以用酶法、低离子介质法、牛白蛋白法和聚乙二醇法加快致敏速度或增强敏感性。

(1)酶法　酶法的阴性结果均可以转入抗球蛋白试验。酶法对某些 Rh 抗体、Lewis 系统抗体和 Kidd 系统抗体的反应有增强作用。

(2)低离子介质法　红细胞用低离子强度溶液(low ionic strength solution,LISS)配成悬液做间接抗球蛋白试验,可以使致敏时间缩短为 15min。

低离子强度溶液的配制:在 1L 的容量瓶中加 1.75gNaCl 和 18g 甘氨酸,再加 11.3ml 0.15mol/L的 NaH_2PO_4 和 8.7ml 0.15mol/L 的 Na_2HPO_4 组成的 20ml 缓冲液,加蒸馏水至 1000ml,用 1mol/LNaOH 调 pH 至 6.7,用 NaN_3 防腐。

（3）牛白蛋白法　在间接抗球蛋白试验的试管中加 2 滴 30％的牛白蛋白溶液，可以使致敏时间缩短到 15min。

（4）聚乙二醇法　在间接抗球蛋白试验的试管中加 4 滴 10％分子量为 4000 的聚乙二醇（polyethyleneglycol，PEG）溶液，孵育时间可缩短为 15min。

10％的聚乙二醇的配制：10g 聚乙二醇 4000 溶于 pH 7.3 的 PBS 中，终体积为 100ml。

6.结果分析

各种对照试验结果都正确，抗球蛋白试验的结果才能认定。结果有假阳性也有假阴性。

（1）假阳性结果的原因

①用免疫兔或羊制备的抗球蛋白中含有的种间抗体未吸收干净，可以引起假阳性。用酶处理的细胞试验时，因敏感性增加，极微量的种间抗体也能引起假阳性。

②红细胞在用盐水洗涤时已有凝集。

③间接抗球蛋白试验中所用红细胞本身已是直接抗球蛋白试验阳性，造成间接抗球蛋白试验的假阳性。

④所用红细胞被污染，或来自败血症的患者，已成为多凝集细胞，抗球蛋白试剂也含有抗 T、抗 Tn 等抗体，造成假阳性。

⑤不抗凝标本在冷环境里经一段时间的保存后，自身冷抗体发生作用，激活补体，补体成分（主要是 C4 的片段）结合在红细胞上，用多特异性抗球蛋白试剂发生假阳性反应。

⑥离心过度，红细胞压积过紧，不易充分摇散，误为阳性反应。

⑦所用盐水保存在质量较差的玻璃容器内，容器上脱落的硅胶可引起非特异性的红细胞凝集。保存在金属容器中的盐水，如有较多的金属离子，可导致蛋白非特异性地吸附到红细胞上，造成假阳性。

（2）假阴性结果的原因

①致敏后的细胞洗涤不充分，残留的球蛋白中和了试剂中的抗球蛋白，造成假阴性。洗涤是抗球蛋白试验的关键步骤，所用试管要用 10mm×130mm 的规格，所加盐水量不得少于试管容量的 3/4，加盐水前要把细胞充分摇散，加盐水时要有冲力，能充分混匀。或用玻璃纸隔开，用手指压住管口，颠倒混匀。每次倾倒上清液时管口要吸干，至少要洗涤 3 次。

②操作过程不连续，时间过长，结合在红细胞上的抗体已经解离。洗涤完成后未及时加抗球蛋白试剂，或加抗球蛋白试剂后未立即离心看结果，都会使抗 IgG 的反应减弱，或变为阴性。而对于抗补体的反应来说，又必须在室温置 5min 后离心看结果为好。

③红细胞、血清和抗球蛋白试剂保存不当，都可能发生活性减弱或丧失，引起假阴性。

④摇散时用力过大，把较弱的凝块摇散，均会造成假阴性。

⑤红细胞过多，反应减弱；红细胞过少，看结果不准确，都影响结果。

⑥所用血清的抗体浓度过大，洗涤后的红细胞可能有结合的抗体游离下来，中和抗球蛋白造成假阴性。

⑦试剂中抗球蛋白浓度过大，有前带现象，造成假阴性。

⑧孵育时间和温度不当，会使反应结果减弱或变为假阴性。

【巩固拓展】

一、凝聚胺技术(MPT)

前面已介绍数种 IgG 抗体的检测方法,应用这些方法有时会有试剂来源和保存的困难,但是由于时间长或操作麻烦,应用时受到限制。多种促进 IgG 抗体快速凝集的方法中,以凝聚胺(hexadimethrine bromide 的聚合体,商品称 polybrene)法为优选。鱼精蛋白(protamine)有同样的功用,可代替凝聚胺。

1.原理

凝聚胺是一种多价阳离子聚合物,在溶液中有多个阳离子基团,能中和红细胞表面的负电荷,并借助正负电荷的作用,引起红细胞的非特异性凝聚(aggregation),这种凝聚是可逆的。当红细胞与血清在低离子介质中孵育,IgG 抗体与红细胞上相应抗原结合后,在凝聚胺的作用下发生凝集,凝聚和凝集外表上是不能区分的,再加入枸橼酸钠重悬液,枸橼酸根的负电荷与凝聚胺上的正电荷中和,重悬后凝聚现象消失,而真正的凝集不消失。

2.试剂

凝聚胺溶液:①贮存液:取 5g polybrene 加到 50ml 生理盐水中,配成 10% 的凝聚胺贮存液;②应用液:取贮存液 0.1ml 与 19.9ml 生理盐水混合,即成 0.05% 的凝聚胺应用液。

低离子介质:在容量瓶中置 25g 葡萄糖和 1g Na-EDTA-2H$_2$O,加蒸馏水至 500ml。

重悬液:重悬液由 60ml 0.2mol/L 的枸橼酸三钠溶液(5.88g 枸橼酸三钠溶于 100ml 蒸馏水中)与 40ml 5% 的葡萄糖溶液混合而成。

洗涤液:5ml 0.2mol 的枸橼酸三钠溶液与 95ml 生理盐水混合而成。

3.方法

(1)制备红细胞:用小试管洗涤 1 滴 2%～5% 的红细胞悬液,倾去上清液即成。

(2)在试管中加 2 滴血清,混匀。

(3)加入 1.0ml 低离子介质,混匀,置室温孵育 1min。

(4)加 2 滴凝聚胺应用液混匀。

(5)3500r/min 离心 10s,不要混悬。

(6)加 2 滴重悬液,轻轻摇起观察结果。如反应很弱,用显微镜观察并与阴性对照比较。

(7)如果需要可转入抗球蛋白试验。方法是在实验管中再加 1 滴重悬液,然后用洗涤液洗涤 3～4 次,做抗球蛋白试验。

实践发现上述方法对检出 Kell 系统的抗体不理想,所以对阴性结果要转入抗球蛋白试验,以免漏检。

二、微柱凝胶试验

微柱凝胶试验(MGT)是一种免疫学检测新技术,是红细胞膜抗原与相应抗体在凝胶介质中发生的凝集反应。自 1986 年 Lappierre 发明以来,经过不断改进和临床的大量应用,目前已很完善,在一些先进国家,已成为常规的红细胞血型血清学检测新技术。具体原理、类型见前所述。

1.微柱凝胶抗球蛋白试剂的应用

每支凝胶微管分为反应腔和凝胶分离柱两部分。凝胶中含有抗球蛋白(单抗抗 IgG),应用于 IgG 类不完全抗体检测。注意反应腔内要先加红细胞,后加血清或抗体。

红细胞抗原在凝胶介质中反应,未凝集的红细胞通过离心后沉降于管底,为阴性反应。红细胞抗原与相应的不完全抗体结合后(致敏红细胞),与凝胶中的抗球蛋白形成凝集块,离心后仍滞留在胶上或胶中,为阳性反应。

抗球蛋白试验分为:间接抗球蛋白试验和直接抗球蛋白试验。

(1)间接抗球蛋白试验(IAT)

①交叉配血试验:取凝胶抗球蛋白微管 2 支,标记 1 号(主侧),2 号(次侧)。将献血者红细胞(不洗)配成 2%~5%生理盐水悬液,轻轻滴入 1 号微管中 1 滴,再加入 1 滴受血者血清。将受血者红细胞(不洗)配成 1%生理盐水悬液,轻轻滴入 2 号微管中,再加入 1 滴献血者血清。将 1 号、2 号已加好反应物的凝胶管放入 37℃水浴箱中孵育 15min。取出微管,立即用 900r/min 水平离心 3min 观察结果。

②不完全抗体筛检和鉴定:将筛检红细胞或红细胞谱细胞(1%红细胞生理盐水悬液)分别加入标记好的微管反应腔中各 1 滴。然后分别立即加入被检血清 1 滴。将已加好反应物的凝胶管放 37℃水浴箱孵育 15min。取出微管立即用 900r/min 水平离心 3min 观察结果。

③血型抗原检测:将被检者红细胞(不洗)配成 1%生理盐水悬液,加 1 滴到已标记好的微管反应腔。再加已知抗体(不完全抗 D 或抗 C、E 等)1 滴滴于被检者红细胞上。然后将已加好反应物的微管放 37℃水浴箱孵育 15min。取出微管立即用 900r/min 水平离心 3min 观察结果。

(2)直接抗球蛋白试验(DAT) DAT 是直接检测被检者红细胞是否在体内被 IgG 致敏,可将被检者红细胞洗 1 次,配成 1%红细胞悬液,加 1 滴入凝胶管中,即刻水平离心 900r/min,3min 观察结果。该试验主要用于自身免疫性溶血性贫血、药物引发的溶血、新生儿溶血病和输血引起的同种异体免疫反应的检测,对临床诊断和治疗有重要的参考意义。

(3)结果 ①若对照管细胞沉淀在管底,检测管凝集块在胶上或胶中判读为阳性。②若对照管和检测管的细胞沉淀均在管底判读为阴性。③若对照管细胞在胶上或胶中说明试验失败,应重新试验。一定要注意红细胞的浓度不能超过 1%,否则会造成假阳性结果。

3.离心机选择,孵育时间、离心时间及速度设定

(1)离心机选择 水平转子离心机离心力和凝胶微柱中红细胞离心力是同一方向的(同轴线),这样阳性结果的凝集复合物不偏向凝胶表面一侧和胶中一侧;阴性结果的红细胞沉淀于凝胶微柱管尖底部。根据国内实际情况,只要是水平转子的国产离心机几乎都可进行凝胶试验。

(2)孵育条件、离心时间、速度设定 应通过实验设定每台离心机在该试验的最佳离心时间和速度。

①阳性标本:通过常规试管法凝集试验,选择凝集强度为 4+和 3+之间的抗-A、抗-B 单克隆抗体浓度为工作浓度;阳性红细胞 1%悬液。

②阴性标本:非相关的红细胞抗原和抗体。

③抗体和抗原:50ul 分别加入每支微柱凝胶试验管中。

④离心时间:分别为 3min,5min 和 10min。

⑤离心速度:分别为 900r/min 和 1500r/min,棋盘布置进行实验。

选择阳性结果和阴性结果最为明确的离心时间、速度为受试离心机进行凝胶试验的工作条件。

(3)结果判定　见表 2－9。

表 2－9　Rh 血型 D 抗原结果判定

方法	Rh 血型 D 抗原	
	阴性(D－)	阳性(D＋)
木瓜酶一步法	血凝(＋)	无血凝(－)
试管抗球蛋白试验	血凝(＋)	无血凝(－)
凝胶微柱抗球蛋白试验	血球凝集块沉淀在微柱凝胶底部	血球全部沉淀在胶表面或胶中

【问题探索】

1.简述抗人球蛋白试验的原理。

2.D^u 与抗 D 血清反应的特点是什么?

3.阐述 Rh 血型的双基因结构理论。

4.简述 D^u 的形成原因。

5.简述 Rh 血型鉴定(凝聚胺法)的原理及结果判断。

6.简述直接抗球蛋白试验的原理及用途。

7.简述间接抗球蛋白试验的原理及用途。

(陆玉霞)

任务 3

理解其他血型

一、红细胞其他血型系统

(一)Lewis 血型系统

红细胞血型 ISBT 分类,Lewis 系统序列为第 7,数字表示为 007,字母符号为 LE,抗原 Le^a,Le^b,Le^{ab},分别为 LE1(007001)、LE2(007002)和 LE3(007003)。

1.基因

Lewis 血型遗传理论,50 年代由 Grubb 和 Ceppellini 提出,至今始终得到生物化学及分子生物学研究结果的证实和支持。即唾液中 Le^a 的存在受一个基因位点(称之 LE 或 FUT3)控制,唾液中 Le^b 受分泌基因(Se)和 Le 共同控制,同时只有 Le 和 Se 基因的人,唾液中有 Le^a 和 Le^b 抗原,红细胞是 Le(a-b+);然而只是有 Le,而分泌型基因是 se 双合子等位基因的人,唾液中有 Le^a,红细胞是 Le(a+b-)。

在 Le 有 1 对等位基因:Le 和 le,le 为沉默基因,双合子的 lele 不分泌 Le^a 和 Le^b,红细胞表型是 Le(a-b-),与他们的 ABH 表型和分泌型无关。

现已非常明确红细胞不能合成 Le^a 和 Le^b 抗原,红细胞膜从血浆中吸附 Le^a 和 Le^b 抗原。有 Le 基因的成人红细胞表型为 Le(a-b+)和 Le(a+b-)。ABH 分泌型人是 Le(a-b+),非分泌型的是 Le(a+b-)。双合子 le 的是 Le(a-b-),而具有弱的分泌基因(Se^w)的是 Le(a+b+)。该型主要见于亚洲人和波利尼西亚人,其原因是 Se^w 基因弱于正常 Se 基因(表 2-10)。

表 2-10　成人红细胞 Lewis 表型和 ABH 抗原分泌型状况

成人红细胞 Lewis 表型	ABH 分泌型人状况
Le(a+b-)	非分泌型
Le(a-b+)	分泌型
Le(a-b-)	分泌型或非分泌型

如果应用非常敏感的检测技术,如间接抗球蛋白试验(IAT)加酶处理红细胞和经用选择的抗 Le^a 试剂,可能在成人 O 型或 A_2 型 Le(a-b+)红细胞上检出 Le^a 抗原性,在有高活性抗 Le^a 的人的体内可以破坏该红细胞,此外,ABH 非分泌型人 Le(a+)细胞不存在 Le^b 抗原。

分泌液:红细胞为 Le(a+b-)或 Le(a-b+)人的唾液能够抑制抗-Le^a,前者抑制性更强。红细胞为 Le(a-b+)人的唾液中含有 Le^b,用敏感方法检测可能在非 ABH 分泌型人唾液中查出 Le^b 抗原。在人乳汁、胃肠液、尿、精液、卵巢囊液和羊膜液中可以检查及分离出

Lewis 抗原。

血浆：Le^a 很容易在红细胞为 Le(a+b−) 的人血浆中被检测出来。红细胞为 Le(a−b+) 的人血浆中 Le^a 为痕量，Le^b 则存在于红细胞为 Le(a−b+) 的人血浆中。体内何处合成血浆中 Lewis 抗原还没有定论。Graham 和 Evan 等人提出是小肠细胞合成的 Lewis 抗原，被吸收入血浆，经肾脏排出。LE 和 SE 基因相互作用与相应的红细胞和唾液表型，见表 2-11。

表 2-11 LE 和 SE 基因相互作用与相应的红细胞和唾液表型

基因型（Genotype）				红细胞表型	分泌液（唾液）抗原		
Lewis		Secretor			Le^a	Le^b	H
Le/Le	Le/le	Se/Se	Se/se	Le(a−b+)	+	+	+
Le/Le	Le/le	se/se		Le(a+b−)	+	0	0
le/le		Se/Se	Se/se	Le(a−b−)	0	0	+
le/le		se/se		Le(a−b−)	0	0	0
Le/Le	Le/le	Se^w		Le(a+b+)	+	+	+/−

Lewis 抗原发育：在脐带血中，用直接凝集方法检测不出 Le^a 和 Le^b 抗原。用敏感的血清学技术，如间接抗球蛋白试验和酶处理红细胞，并使用高反应性的抗体，能检出脐带血或胎儿红细胞上痕量的 Le^a，也可能检出 Le^b 抗原，婴儿在出生后，Lewis 抗原开始出现，先出现 Le^a，在出生后头几个月，有 Le 基因的婴儿红细胞呈 Le(a+)。在白人中 3 个月内 80% 婴儿红细胞为 Le^a，在 2 岁时降至成人的 Le^a 的 20% 水平。在此时期，婴儿红细胞常见 Le(a+b+)。儿童到 6 岁时，红细胞 Le^b 频率与成人水平相同。婴儿血浆中和红细胞膜上的 Le^a 和 Le^b 抗原量是一致的。中国人，脐带血标本 Le(a−b+) 和 Le(a−b−) 各为 50%。Le(a−b+) 血变为 Le(a+b+)，然后恢复 Le(a−b+)；Le(a−b−) 变为 Le(a+b+) 表型，或者恢复 Le(a−b−)。基因为 Le 的新生儿唾液同成人唾液 Lewis 抗原一致，ABH 分泌型人唾液中有 Le^a 和 Le^b 抗原，非分泌型人唾液中只有 Le^a。在胚胎发育 15 周，羊膜腔穿刺羊膜液标本可检查出与胎儿 Lewis 和分泌型一致的 Lewis 血型物质。

妊娠时 Lewis 抗原：妇女妊娠时，红细胞 Le^a 和 Le^b 抗原都显著减少，Hammar 等人发现非妊娠妇女中 11%（8/73）为 Le(a−b−) 红细胞表型，而妊娠妇女中 36%（27/74）为 Le(a−b−) 红细胞表型。A$_1$ 型的妇女妊娠时大多变为红细胞 Le(b−)。发生变化一般在妊娠第 24 周，妊娠结束后第 6 周又可检出红细胞 Le(b+)。在妊娠时血浆中 Lewis 抗原的变化不大。妊娠时和哺乳期妇女尿中 Le^b 活性的寡糖水平增高，在妊娠头 3 个月开始增高，生产后第 1 周达高峰，哺乳期结束时达正常水平。

2. Lewis 抗体：抗 Le^a

人血清抗 Le^a：用血凝试验对法国人和丹麦人约 300 例进行检测，可检出一例血清含抗-Le^a；而且绝大部分是在非分泌型 Le(a−b−) 红细胞血型人血清中发现的。此外 O 型人血清中抗 Le^a 频率要低于其他 ABO 血型的人。

抗 Le^a 最常见是 IgM 类天然抗体，在 37℃ 一般不发生反应，人血清抗 Le^a 常与 Le^b 发生交叉反应。

(二)MNS$_s$U 血型系统

MNSsU 血型系统的表型,见表 2-12。

表 2-12 MNSsU 血型系统的表型

红细胞与下列抗血清反应					表现型
抗 M	抗 N	抗 S	抗 s	抗 U	
+	0				M
+	+				MN
0	+				N
		+	0	+	SU
		+	+	+	SsU
		0	+	+	sU
		0	0	0	S−s−U−
		0	0	+	S−s−U+

(三)P 血型系统

P 血型系统的表型,见表 2-13。

表 2-13 P 血型系统的表型

红细胞与下列抗血清反应				表型
抗 P1	抗 P	抗 P^K	抗 PP$_1$P^K	
+	+	0	+	P$_1$
0	+	0	+	P$_2$
0	0	0	0	p
+	0	+	+	P$_1^K$
0	0	+	+	P$_2^K$

(四)Kell 血型系统

Kell 血型系统的表型,见表 2-14。

表 2-14 Kell 血型系统的表型

红细胞与下列抗血清反应						表型
抗 K	抗 k	抗 Kp^a	抗 Kp^b	抗 Js^a	抗 Js^b	
+	0					K+k−
+	+					K+k+
0	+					K−k+
		+	0			Kp(a+b−)
		+	+			Kp(a+b+)
		0	+			Kp(a−b+)
				+	0	Js(a+b−)
				+	+	Js(a+b+)
				0	+	Js(a−b+)
0	0	0	0	0	0	K$_0$

(五)Duffy 血型系统

Duffy 血型系统的表型,见表 2 - 15。

表 2 - 15　Duffy 血型系统的表型

红细胞与下列抗血清反应		表型
抗 Fy^a	抗 Fy^b	
+	0	Fy(a+b−)
+	+	Fy(a+b+)
0	+	Fy(a−b+)
0	0	Fy(a−b−)

(六)Kidd 血型系统

Kidd 血型系统的表型,见表 2 - 16。

表 2 - 16　Kidd 血型系统的表型

红细胞与下列抗血清反应		表型
抗 Jk^a	抗 Jk^b	
+	0	Jk(a+b−)
+	+	Jk(a+b+)
0	+	Jk(a−b+)
0	0	Jk(a−b−)

(七)Lutheran 血型系统

Lutheran 血型系统的表型,见表 2 - 17。

表 2 - 17　Lutheran 血型系统的表型

红细胞与下列抗血清反应		表型
抗 Lu^a	抗 Lu^b	
+	0	Lu(a+b−)
+	+	Lu(a+b+)
0	+	Lu(a−b+)
0	0	Lu(a−b−)

(八)性联血型抗原 Xg^a

Xg^a 血型基因在 X 性染色体上,Xg^a 抗原频率在女性中比男性高,因为女性从父母双方各获得一个 X 染色体,而男性仅从母亲得到一个 X 染色体。

此现划为 Xg 血型系统(XG,012)。

(九)其他一些血型系统

其他一些血型系统的表型,见表 2 - 18。

表 2-18　其他一些血型系统的表型

血型系统	红细胞与下列抗血清反应		表型
Diego	抗 Di^a	抗 Di^b	
	+	0	Di(a+b−)
	+	+	Di(a+b+)
	0	+	Di(a−b+)
Cartwright	抗 Yt^a	抗 Yt^b	
	+	0	Yt(a+b−)
	+	+	Yt(a+b+)
	0	+	Yt(a−b+)
Dombrock	抗 Do^a	抗 Do^b	
	+	0	Do(a+b−)
	+	+	Do(a+b+)
	0	+	Do(a−b+)
Colton	抗 Co^a	抗 Co^b	
	+	0	Co(a+b−)
	+	+	Co(a+b+)
	0	+	Co(a−b+)
	0	0	Co(a−b−)
Scianna	抗 Sc$_1$	抗 Sc$_2$	
	+	0	Sc:1,−2
	+	+	Sc:1,2
	0	+	Sc:−1,2
	0	0	Sc:−1,−2

(十)I 血型集合

不同人红细胞上 I/I 抗原的含量,见表 2-19。

表 2-19　不同人红细胞上 I/I 抗原的含量

表型	抗原含量		
	I	i	I^T
I 成人	多	微量	中等度
i 脐带血	少	多	多
i 成人	微量	多	微量

(十一)高频率组抗原

见前述。

(十二)低频率组抗原

见前述。

二、粒细胞血型

70 年前,Charles Doan 发现了某些人的血清会使其他人的白细胞凝集,但其机制尚不明确，直到1960年，Lalezari在研究中性粒细胞减少症的新生儿中，发现了粒细胞特异性抗体和抗原。然而，对粒细胞血型抗原、抗体的研究和认识，一直远远落后于红细胞和血小板，主要原因之一是粒细胞体外研究的技术很困难。粒细胞是含有细胞质的有核细胞，胞质内充满着被液态膜包裹的溶酶体颗粒，这种特性使粒细胞一旦损伤，很易自溶和自发凝集，因此很难对粒细胞进行采集、体外处理、保存及作进一步的研究。

近年来，由于人们愈来愈认识到粒细胞血型抗原和抗体在基础医学和临床治疗中的意义，促使人们发展和应用先进技术，研究粒细胞血型和它的临床作用，尽管进展不像红细胞或淋巴细胞那样迅速，但取得的成绩已令人相当振奋。

（一）粒细胞抗原

粒细胞表面抗原可分为两大类：一类为粒细胞特异性抗原，一类为与其他组织共有的抗原。

1.粒细胞特异性同种抗原

粒细胞特异性抗原是指仅分布于粒细胞表面上的抗原，这些特异性抗原除分布在中性粒细胞表面，也有可能分布在嗜酸性粒细胞和嗜碱性粒细胞的表面，只是至今很难用实验方法检测，因此统称为粒细胞特异性抗原，而不称中性粒细胞特异性抗原。

Lalezari在1960年报告了中性粒细胞特异性抗原后，许多研究者在所发现的抗原命名时，以"中性粒细胞特异性抗原"的英文词的首个字母N为字头，紧接着第二个大写字母标出控制该抗原的基因位点，再标出那个位点的等位基因的特异性数码。例如NA1、NA2和NB1等，但是也有一些其他位点的抗原命名没有按照这种规定进行。

表2-20列举了目前在白种人群体中所发现的，并已获普遍确认的粒细胞特异性抗原，以及它们在白种人群中的分布的表型频率和基因频率。

表2-20　粒细胞特异性抗原（白种人群中调查）

位点	抗原	抗原频率	基因频率
NA	NA1	46	0.37
	NA2	88	0.63
	Nanull		
NB	NB1	97	0.83
	NB2	32	0.17
NC	NC1	91	0.72
ND	ND1	nd	nd
NE	NE1	nd	nd
9	9a	58	0.35

注：nd为未检测

2.粒细胞表面与其他组织共有的抗原

粒细胞表面存在与其他组织共有的同种抗原。人们一直试图查明粒细胞上是否存在红细胞血型抗原，但由于检测技术的问题，使结论不能一致。然而，目前已可证明粒细胞表面没有A、B、H抗原。粒细胞表面上存在HLA-I类抗原，但数量要比淋巴细胞上的要少。粒细胞上也存在与单核细胞或血小板共有的抗原。粒细胞表面上存在的与其他组织共有的抗原，以及它们在白种人群中的分布情况，见表2-21。

表 2-21 与其他组织共有的粒细胞抗原(白种人群中调查)

	位点	抗原	抗原频率	基因频率
与单核细胞共有	Mart	MART	99	0.91
与血小板及淋巴细胞共有	5	5a	33	0.18
		5b	97	0.82
	HLA	Class Ⅰ		
		Class Ⅱ(?)		
与红细胞共有	Lewis			
	P 系	Kx	Ge	Ii

(二)粒细胞抗体

由粒细胞抗原免疫产生的粒细胞抗体,能破坏相应特异性的粒细胞。多数的粒细胞特异性抗体是 IgG,但也有一些是 IgM 或 IgA 的混合抗体,没有发现粒细胞特异性抗体的免疫球蛋白的类或亚类与它们的临床作用间有联系。

在多数情况下,粒细胞的免疫破坏可能与 IgG 抗体结合到细胞上有关,不管是特异性还是非特异性结合,都能导致粒细胞被肝和脾的网状内皮系统所清除。粒细胞的细胞毒素通常是 IgM,也可能是 IgG,但是结合补体的粒细胞抗体少见。

(三)粒细胞抗原和抗体的临床意义

1.粒细胞同种抗体导致的临床问题

粒细胞同种抗体可破坏粒细胞而导致中性粒细胞减少症或粒细胞减少症,常见有以下的临床情况:

(1)同种免疫新生儿中性粒细胞减少症　类似于同种免疫的新生儿溶血病。妊娠时,因胎儿和母亲的粒细胞抗原的特异性不同,产生胎儿与母体间的粒细胞免疫,母体内形成的 IgG 粒细胞抗体通过胎盘后,造成婴儿的中性粒细胞破坏。胎儿在出生后,可发生感染症状,严重者可死亡。

(2)输血反应　受血者和供血者间的粒细胞抗原抗体反应,可引起受血者的非溶血性输血发热反应,受血者在输血后感到不适,有潮红、心悸、心动过速、头痛、寒战、血压升高、发热、躁动不安等症状,严重者有致死性的肺部反应,有的出现非心源性肺水肿,一旦发现此类输血反应,应该立即进行鉴别诊断和临床治疗。

2.粒细胞自身抗体导致的临床问题

(1)原发性自身免疫性中性粒细胞减少症　抗粒细胞抗原的自身抗体能引起原发性自身免疫性粒细胞减少症,这类患者唯一的血清学异常是中性粒细胞减少,没有其他可能引起中性粒细胞减少的疾病或因素,患者血清里的粒细胞抗体可与自身粒细胞反应,当抗体消失后,患者粒细胞水平恢复正常。

(2)继发性自身免疫性中性粒细胞减少症　很多自身免疫性疾病能继发中性粒细胞减少,这些疾病包括自身免疫性贫血、系统性红斑狼疮、类风湿性关节炎、传染性单核细胞增多症、各种免疫缺陷病及甲状腺病等,出现中性粒细胞减少的机制还不太清楚,可能不同情况的机制各异。

（3）药物诱发性免疫性粒细胞减少症　经发现，诸如苯妥英纳、奎宁、奎尼丁、麦普替宁等很多药物，能产生药物依赖性抗体而诱发免疫粒细胞减少症。对这些药物如何诱发免疫从而破坏粒细胞的机制，目前在逐步深入地探讨。研究工作的成果将有助于开展对药物诱发性免疫性粒细胞减少症的诊断、预防和治疗工作，并且有利于开发有效性和安全性更佳的药物。

三、人类白细胞抗原

（一）人类白细胞抗原的基本概念

1.概述

在同种不同个体之间进行细胞、组织或器官移植时，如果移植物能被受者"容忍"，不被排斥而在宿主体内存活，移植便成功。如果移植物不能被受者"容忍"，则发生宿主排斥移植物，称为"宿主抗移植物反应"（host-versus-graft reaction，HVGR）。或者移植物抗宿主反应，称为"移植物抗宿主反应"或"移植物抗宿主病"（graft-versus-host disease，GVHD），移植便有可能失败。是否发生 HVGR 或 GVHD，是由供者与受者的细胞表面抗原决定的，细胞表面抗原又是由编码该抗原的基因决定的。供者与受者的抗原特异性相同，则移植物不被排斥，不相同则会被排斥。

代表个体特异性，与移植排斥有关的抗原称为组织相容性抗原或移植抗原。各种生物都具有复杂的组织相容性抗原，其中能引起快而强的排斥反应的抗原称为主要组织相容性抗原（major histocompatibility system，MHS），引起慢而弱的排斥反应的抗原称为次要组织相容性抗原（minor histocompatibility system，mHS）。MHS 及 mHS 都是由遗传决定的。编码 MHS 的基因组称为主要组织相容性复合物（major histocom patibility complex，MHC）。

不同物种的 MHC 不完全相同，其编码的抗原命名也不同。人类的 MHC 是首先在白细胞上发现的，称为人类白细胞抗原（human leukocyte antigen，HLA）。HLA 系统即人类主要组织相容性抗原系统，它受控于主要组织相容性复合物（MHC）。随着对 HLA 研究的深入，发现了 HLA 在机体免疫应答、某些疾病、比较生物学、人学学、法医学、基础医学、临床医学、预防医学、地理医学、社会医学诸方面的意义。现在，HLA 这一命名的含意已外延，"人类白细胞抗原"已不代表事物的本质。但是，由于尚未作出新的命名，仍习惯地称人类主要组织相容性复合物为人类白细胞抗原。

2.HLA 的研究历史

最早发现人类白细胞抗原者为 Dausset，他在 1954 年观察到 27 例多次输血的患者血清与一组献血者的白细胞作凝集试验时，其中 20 份血清几乎与所有白细胞都发生凝集反应，而另 7 份血清只能凝集 60% 献血者的白细胞，但是不凝集提供这些血清的 7 例患者的白细胞，从而提供了人类白细胞血型的证据。这种白细胞抗体是因输注了白细胞血型不相同的血液而产生的同种抗体，后来证实它相当于 HLA - A_2 抗原。

60 年代末期，人们发现人类的 HLA 类似于哺乳动物和鸟类的主要组织相容性复合物。在近亲繁殖的小鼠间作同种移植，如果主要组织相容性复合物相合，则移植存活明显延长。从中人们受到启示，HLA 可能不仅仅是白细胞特异性同种抗原。进而发现它是分布广泛的组织抗原。例如，皮肤同种移植时缺乏白细胞，但也产生 HLA 抗体；HLA 抗体在皮肤移植时不但针对白细胞,还对移植的皮肤排斥。

Terasaki 和 McClelland 在 1964 年创建了敏感的微量淋巴细胞毒试验方法,该方法简便易行,结果可靠,重复性强,从而在方法学上为 HLA 的血清学研究敞开了大门。后来被美国国立卫生研究院(NIH)推荐为国际通行的标准技术而沿用至今。

由于 HLA 的多态性,其研究需要世界范围的广泛协作。Amos 在 1964 年倡导召开了第一届"国际组织相容性讨论会",各实验室互相交换试剂血清,统一技术,统一命名。1965 年第二届讨论会研究了 HLA 与移植的关系,1967 年第三届讨论会确定了 HLA - A、B 两组抗原。1970 年第四届讨论会提出了 HLA - A、B 以外第 3 个基因位点的假设,1972 年第五届讨论会确定了主要人种 HLA 分布及遗传模式。1970 年 Yunis 等建立混合淋巴细胞反应(mixed lymphocyte reaction,MLR),发现 HLA - D 区。1975 年第六届讨论会及 1976 年第七届讨论会确认了 HLA - D 区及相关的 DR 位点,1980 年第八届讨论会确定了 HLA - A、B、C、D、区和 DR5 个位点 92 个抗原,随后发现 HLA - D 区的 DP 和 DQ 位点,1984 年第九届讨论会确认了 HLA 系统的 124 个抗原,1987 年第十届讨论会公布了 HLA 系统 148 个抗原,随后 HLA 研究由血清学转入分子生物学领域。1990 年世界卫生组织(WHO)HLA 因子命名委员会公布了对 DNA 探针的命名,1991 年第十一届及 1996 年第十二届讨论会全面转向 HLA - DNA 分型研究。

了解 HLA 的简要发展史,有助于对不同时期教科书或文献中的一些术语或不一致观点的理解,也可以分析 HLA 的发展方向。

3. HLA 的分型命名

(1)血清学分型命名　具有临床意义的 HLA 基因有 A、B、C、DR、DQ、DP 等位点,每个位点又有若干等位基因,这些基因的产物便是 HLA 抗原。每一个体的每个位点可以是纯合子,也可以是杂合子。如为杂合子,便表达两个抗原,如为纯合子,或其中一个等位基因为"空白"(该基因的产物尚不清楚或者尚未发现相应的特异性血清,无法检定),则只表达 1 个抗原。临床意义比较大的HLA - A、B、C称为Ⅰ类抗原,HLA - DR、DQ、DP 称为Ⅱ类抗原。

HLA 血清学分型的书写方式是:

①先书写 HLA;

②以大写字母 A、B、C、DR、DQ、DP 表示位点;

③HLA 与位点字母之间以"-"相连;

④该位点的血清学特异性以数字表示,除 HLA - A、B 以外,其他位点的特异性命名都从 1 开始顺序排列,HLA - A、B 的特异性命名的数字则互不重复,例如有 HLA - A1、A2、A3,没有 HLA - B1,B2,B3,有 HLA - B7,B8,没有 HLA - A7,A8;

⑤HLA - B 的 4,6 特异性书写为 Bw4、Bw6,每例均需标出此特异性;

⑥HLA - C 的特异性书写为 Cw,以避免与补体组分命名相混淆;

⑦由细胞学技术及预处理淋巴细胞试验(prime lymphocyte test,PLT)确定的 D 及 DP 特异性以 Dw 和 DPw 表示;

⑧各位点之间以";"隔开,各抗原特异性之间以","隔开;

⑨血清学命名是建立在抗原的血清学特异性基础上的,多数情况下某一基因的产物单一,血清学特异性也单一,如 HLA - A2,HLA - B37。但有些抗原可以进一步裂解,如 HLA - A10 可以裂解为 A25 与 A26,裂解前称宽特异性,裂解后称窄特异性。如不能确定裂解物的特异性,

则可只注明宽特异性 A10,如可以确定裂解物的特异性,则在其后以括号注明原来的宽特异性,如 HLA－A25(10)或 HLA－26(10)。

例如,一个人的 HLA 型别可以书写为:HLA－A2,25(10);B13,60(40),Bw4,6;Cw5,7;DR4,17(3);DQ2,8(3);DPw1,3,HLA－A2,11;B60(40);Cw4。检定了哪几个位点的特异性,就书写哪几个位点的特异性,如只检定了 A、DR 位点特异性,便写为 HLA－A2;DR4,11(5)。

(2)DNA 分型命名　HLA－DNA 分型的命名原则是:

①遗传区域的位点以大写字母表示,如 A、B、DR、DQ、DP,但 C 写为 Cw;

②基因分型用数字表示;

③A、B、Cw 基因型以 4 位数表示,前 2 位数表示与血清学特异性对应的基因分型,后 2 位数表示等位基因亚型,第 1 位数字左上方冠以"＊"号,如 A＊0101 和 A＊0102,两者的基因产物都是血清学方法检出的 A1 抗原,但其等位基因 DNA 序列不同;

④DR、DQ、DP 基因以 A、B 分别表示 α,β 链基因,以数字表示该基因的功能区,如 DRB1＊0401 和 DRB1＊0402,表示 DR 位点 β 链第一功能区,两者的基因产物都是血清学方法检出的 DR4 抗原,但其等位基因 DNA 序列不同;

⑤第 5 位数字表示"沉默取代",即该基因中发生个别核甘酸碱基取代,但并不影响所编码的氨基酸序列,如 A＊31011 和 A＊31012,两者 DNA 序列不同,但编码 A31 抗原的氨基酸序列相同;

⑥第 6、7 位数字表示相应启动子(内含子或侧翼区)序列的多态性,如 DRB4＊0101101;

⑦末尾加 N 表示无效等位基因或不表达基因,如 DRB4＊0101102N;

⑧在不能区分等位基因时,允许只取最前面 2 位数表示,如 DR4 等位基因有 22 个,如不能确定究竟是哪种等位基因,可以写为 DRB1＊04。

4.HLA 抗原的组织分布

HLA 抗原主要存在于细胞膜上,血清中也有微量的 HLA 抗原,称为可溶性 HLA 抗原(soluble HLA,sHLA)。

不同细胞上的 HLA 抗原分子多少不一。HLA－Ⅰ类抗原分布相当广泛,见于所有有核细胞,但在淋巴细胞上的密度最高,心肌细胞和肝细胞在正常情况下极少或没有。成熟红细胞上没有 HLA－A、B、C 和 D 抗原,幼稚红细胞上却有,年轻红细胞上有少量。血小板除自身带有 HLA－Ⅰ类抗原外,还可以从血浆中吸附 sHLA。

HLA－Ⅱ类抗原分布的组织比Ⅰ类抗原分布的组织少得多,密度最高者为树突状细胞、单核细胞、一些吞噬细胞亚群及 B 淋巴细胞。T 淋巴细胞不表达Ⅱ类抗原,但其被特异性抗原或一些分裂因子活化后,也产生一定数量的Ⅱ类抗原。

5.HLA 抗原的分子结构

HLA 基因核甘酸序列中至少有 17 个功能位点,编码 HLA 基因产物、某些补体组分及 21-羟基酶、热休克蛋白、肿瘤坏死因子等。此外,还有非功能性假基因(pseudogenes)及功能尚未阐明的位点。

HLA 基因位点分为 3 个功能区,Ⅱ类 HLA 基因的位点在染色体的着丝点端,Ⅰ类 HLA 基因的位点在另一端,中间为补体蛋白因子 B、C2 及 C4(2 个位点)、21-羟基酶(2 个位点)及肿瘤坏死因子(2 个位点)。

（1）HLA－Ⅰ类抗原的结构　HLA－Ⅰ类抗原由两条糖蛋白链构成，分为重链和轻链。重链分为 HLA－A、B、C 3 型，分子量 45KD，有多态性。轻链为 β_2 微球蛋白，分子量 12KD，无多态性。重链由 HLA 基因编码，轻链则不由 HLA 基因编码。重链和轻链以非共价键相连接。重链插入细胞膜，留在细胞膜外的部分折叠为 3 个功能区（domain），每个功能区大约含 90 个氨基酸，靠近细胞膜的功能区为 α_3，后面依次为 α_2 和 α_1。很多 HLA 分子的氨基酸序列已经清楚，α_3 很恒定，α_2 和 α_1 则有高度可变性，从而形成 HLA－Ⅰ类抗原的多态性。

（2）HLA－Ⅱ类抗原的结构　HLA－Ⅱ类抗原的研究比Ⅰ类抗原深入。

Ⅱ类基因产物为 HLA－DR、HLA－DQ、HLA－DP 抗原，由 α 和 β 两条糖蛋白链构成。α 链的基因由 5 个外显子组成，第 1 外显子为 5'非翻译区及编码信号肽，第 2、3 外显子分别编码 α_1 和 α_2 功能区，第 4 外显子编码连接肽、跨膜区、胞质内的羧基部分及部分 3'非翻译区，第 5 外显子为 3'非翻译区的其余序列。β 链基因含 6 个外显子，跨膜部分和胞内部分分别由外显子 4、5 编码，其余与 α 链基因相同。DP 基因与 DR、DQ 稍有不同，DP 基因对在其彼此接近端有启动子区，而 α、β 链也可从反链转录。

α 与 β 链以共价键相连接。α 链由 229 个氨基酸残基组成，分子量为 34KD，β 链由 237 个氨基酸残基组成，分子量为 29KD。α 与 β 链分子量的差别主要在于 α 链糖基化程度比 β 链高。α 链和 β 链各有两个膜外区域，每一区域由 90 个氨基酸残基组成，α_1 和 β_1 为可变区，α_2 和 β_2 有类似免疫球蛋白折叠的结构。跨膜区由 25 个主要为疏水性的氨基酸残基组成。

DR α 链无多态性，DQ α 及 DP α 链有多态性，而 DR β、Dq β 及 DP β 链均有多态性。α 链与 β 链基因分别以 A、B 表示。

6. HLA 的生物学功能

HLA 的生物学功能是结合经过呈递抗原细胞处理过的内源性或外源性抗原肽，并将其递呈给 T 淋巴细胞。HLA－Ⅰ类分子呈递的抗原肽被 CD_8 T 淋巴细胞识别，产生细胞毒效应。HLA－Ⅱ类分子呈递的抗原肽被 CD_4 T 淋巴细胞识别，产生信号导致 T_H 细胞活化，并启动免疫应答。HLA－Ⅱ类分子的结构决定其与特殊抗原肽的亲和力，反过来也影响对该抗原肽的反应强度。HLA 分子结构、抗原肽结合和递呈抗原作用不仅对调节免疫应答，而且对胚胎发育中 T 淋巴细胞功能的选择都起作用。

HLA 分子的立体结构与它的功能一致。HLA－Ⅰ类分子由一条穿过细胞膜的重链和一条可溶性 β_2 微球蛋白分子组成二聚体，外形似鹿角，角枝上有一个凹槽结构，称为结合槽，宽 1.2nm，长 3nm，它是由重链分子在细胞外的 α_1 和 α_2 活性区形成的一个链内二聚体，两条平行的螺旋状肽链组成槽的边缘。HLA－Ⅰ类分子中大约 60% 的氨基酸序列是保守的。HLA 抗原特异性取决于 α_1 和 α_2 区氨基酸的序列，这提示每种 HLA 分子具有独特的结合槽。结合槽的两端是封闭的，氨基酸序列高度保守。结合槽与抗原肽结合形成 HLA－肽复合物。HLA－Ⅱ类分子的结构与Ⅰ类分子相似，肽结合槽由 α_1 和 β_1 区域组成，但两端是开放的，因此结合的肽比Ⅰ类分子结合的肽长。

（二）HLA 分型

1. 血清学分型

HLA－A、B、C、DR、DQ 采用血清学技术分型，即微量淋巴细胞毒试验。该方法只需 1ul 试剂血清，敏感性高，重复性好。操作技术容易掌握，无需特殊仪器设备。

HLA－A、B、C分型用混合淋巴细胞毒试验,HLA－DR、DQ用B淋巴细胞毒试验。

2.细胞学分型

(1)混合淋巴细胞反应分型。

(2)预处理淋巴细胞试验分型。

3.PCR－DNA分型

采用血清学或细胞学技术分型时所称的"基因",是从表型推断出来的,并没有真正检测基因。严格地说,从表型推断基因并不科学。例如,HLA－A、B、C、DR、DQ的表型是用血清学技术来检测的,这些表型会因试剂血清的种类、质量而得出不同结果,再以这些结果去推测基因,则缺乏科学性。第八届讨论会(1980)确认HLA－A位点等位基因为18个(不包括宽特异性的基因),第十届讨论会(1987)则增至21个。事实上基因是客观存在的,在人群中是不会增多的,只是原来采用的抗血清种类少,有些抗原未被检出,从而未推测出相应的基因而已。

HLA的多态性或个体遗传差异的本质不在于血清学方法所检测的基因产物即表型上,而在于编码基因产物的DNA序列上。直接对HLA的DNA序列研究分型比检测表型准确可靠。

与传统的血清学技术比较,PCR－DNA分型技术的优点在于:

①DNA分型试剂由化学合成,易于获得和标准化,而血清学分型试剂从筛选抗血清获得,费力费时,且不同批号抗血清的结果往往难以相互比较;

②DNA分型取材容易,0.3ml血足可完成HLA－A、B、C、DR、DQ分型,而采用血清学技术仅DR、DQ分型至少要8ml以上的血样;

③DNA分型对样本血要求不严,陈旧血痕也可,血清学技术要求血样新鲜,外周血白细胞计数＞0.5×10^9/L;

④采用DNA分型时,一个新的等位基因的DNA序列一旦清楚,便可迅速采用PCR技术研究,血清学技术则要凭"机遇",花费代价去寻找相应抗血清;

⑤DNA分型远比血清学分型精确,例如血清学检定的HLA－DR4型,以PCR－DNA技术便可分为DRB1*0401～DRB1*0422共22种基因型,这是由于表型相同,DNA核甘酸序列不一定完全相同。然而已经证论实血清学技术由于试剂质量、标本血淋巴细胞活力、操作方法等因素导致DR、DQ分型错误者达22.1%(常见型别)～34.9%(罕见型别)。

现在,HLA－A、B、C、DR、DQ、DP基因的DNA序列已经清楚,HLA－DR、DQ、DNA分型技术已从实验室研究转向临床应用。

(三)HLA的遗传与多态性

1.HLA的表型与单倍型

HLA基因是共显性等位基因。HLA－A、B、C、D、DR、DQ、DP 7个位点基因紧密连锁在一起,组成单倍型遗传。对个体作HLA分型可以确定其表型,但单倍型却要通过家系调查才能得知。例如,采用血清学方法检测某家系的HLA－A、B、C表型为:

父亲:A1,3;B7,8;Cw1,2

母亲:A1,2;B44,Cw2,4

孩子:A2,3;B7,44;Cw1,4

孩子的A3,B7,Cw1必定来自父亲,因为母亲没有这些抗原,而单倍型是整条遗传的,从而推知父亲的一条单倍型为 A3,B7,Cw1,另一条便必然是 A1,B8,Cw2。孩子的 A2、B44、Cw4 来自母亲,因为父亲没有这些抗原,于是推知母亲的一条单倍型为 A2、B44、Cw4,另一条便必然是 A2、B44 或空白、Cw2。

2. HLA 的遗传

HLA 基因区位于第 6 对染色体短臂上。HLA 的遗传遵循孟德尔法则,呈联合显性表达。HLA 基因在染色体上一般整段遗传。例外情况便是在减数分裂时,由于自由组合或交换,在子代中出现亲代所没有的组合,这是发生了基因重组。例如遗传的单倍型本来应是 A1,B7,Cw1 与 A2,B27,Cw2,但发生基因重组后,遗传的单倍型却是 A1,B27,Cw2 与 A2,B7,Cw1。

基因重组的情况并不常见,估计 HLA－A 和 B 之间重组概率为 0.87%。

因为子代从双亲各自接受一条染色体,双亲染色体上紧密连锁的 HLA 基因单倍型又是整段遗传给子代,故在不发生重组时,子代有以下几种组合:一是 2 个子代的 2 条单倍型相同(遗传型相同),占 25%;二是 2 条单倍型均不相同,占 25%;三是 1 条单倍型相同,另一条单倍型不相同,占 50%。

某些 HLA 基因出现于某一单倍型的频率高于 Hardy-Weinberg 平衡试验推算的随机分布结果,这一现象称为"连锁不平衡"。这可能是由于某些基因更易于连合所致,这种连合有利于生物进化。我国汉族 A2 基因频率为 0.30,B46 基因频率为 0.05,随机组合的单倍型预期频率为 0.30×0.05＝0.015,而实际观察值为 0.04,显著高于预期值。HLA 的所有基因都可以发生连锁不平衡,从而导致某一单倍型在某一种族中比另一种族中常见。比如一些白种人中容易见到的单倍型 A1－B8,A3－B7 等,在东方人或非洲黑人中却少见。

3. HLA 的多态性

HLA 的多态性,一是表现在血清学水平,二是表现在 DNA 水平。就血清学和细胞学而言,HLA 的表型已达天文数字,是人类最复杂的遗传系统之一。由于每个座位的纯合子大致为等位基因频率的平方和,HLA 的纯合子便很少。

HLA 在 DNA 水平上比血清学和细胞学更具多态性。一些新的等位基因在不断发现,仅 1995 年公布的 HLA－DNA 分型,A 位点就有等位基因 59 个,B 位点 126 个,C 位点 36 个,DRB 位点 151 个,DQA 位点 15 个,DQB 位点 25 个,DPA 位点 8 个,DPB 位点 64 个。由此可见,在 DNA 水平组合的基因型是一个惊人的数字。

某些基因的频率在不同种族之间差异很大,少数 HLA 特异性只见于某些种族。HLA－A43 仅见于南非某些黑人,HLA－B41 主要见于白人,HLA－B46 和 B54 主要见于东方人。对于 HLA 种族差异的一种说法是认为:它反映了在某一地理区域的种族对特定环境因素的选择适应,这有利于种族的生存。

(四)HLA 抗体及抗体检测

1. HLA 抗体

HLA 抗原由复杂的糖蛋白链构成。单一的 HLA 基因产物含有不止一个抗原表位(epitopes),可以刺激产生不同的同种抗体。

临床上 HLA 抗体多由妊娠、输血或器官移植等免疫产生,妊娠产生 HLA 抗体的概率高于 5%。

根据同种表位,可以把同种抗体分为两组:

（1）只与一种 HLA 基因产物反应的抗体　这些抗体只与特有的表位结合，这些表位是单一的 HLA 等位基因产物。

（2）能与不止一种 HLA 基因产物结合的抗体　这种抗体能与结构类似的特有表位或几种 HLA 基因产物的共有表位结合，产生血清学交叉反应。共有表位很常见，特别是 HLA-Ⅰ类抗原。HLA-Ⅰ类抗原共有表位最好的例子是 Bw4 和 Bw6 特异性，每个人的 HLA-B 抗原均具有其中一种表位。换句话说，每种 HLA-B 特异性都一定与 Bw4 或 Bw6 抗体中的一种反应；或者说每种 HLA-B 抗原一定属于 Bw4 或 Bw6 中的一种。不同的 HLA 位点之间也可以发生交叉反应，但并不常见。HLA-DR 与 DQ 血清学反应呈对应关系，例如表型为 HLA-DRB，7 时，HLA-DQ 一般为 6，2。

2. HLA 抗体检测

（1）抗体筛选　HLA 血清学分型试剂获得的途径是通过 HLA 抗体筛选。抗体筛选采用微量淋巴细胞毒试验。

被筛选的血清来源于经产妇血、胎盘血及有受血史或其他可能产生 HLA 抗体者的血液。其中经产妇特别是多次妊娠者的抗体阳性率高，胎盘血是"废物利用"，故常为人们选用。

用新鲜、冰冻或培养的混合淋巴细胞、T 淋巴细胞筛选 HLA-Ⅰ类抗体，用 B 淋巴细胞筛选Ⅱ类抗体。

一般采用双盲法筛选，要用 40 人份以上随机淋巴细胞，即被筛选血清分别与 40 人份以上随机淋巴细胞做微量淋巴细胞毒试验，凡有阳性反应的血清便留下来进一步作抗体特异性鉴定。当然也可以用一组已知 HLA 特异性的淋巴细胞来做抗体筛选。

（2）抗体鉴定

①HLA-Ⅰ类抗体鉴定：鉴定细胞即已知 HLA 特异性的淋巴细胞的表型要准确可靠，需至少经不同厂家的试剂血清检定无误或几个实验室认可。每种抗原最好选 3 份以上的细胞。鉴定方法采用微量淋巴细胞毒试验，被检血清分别与每份已知 HLA 特异性的淋巴细胞试验，由于淋巴细胞的 HLA 特异性清楚，分析被检血清与其反应的格局便可判定其所含抗体的特异性。

②HLA-Ⅱ类抗体鉴定：抗体筛选阳性的血清，先用 200 人份随机混合的血小板（其中含白细胞$<0.5 \times 10^4$）吸收除去其中的Ⅰ类抗体。因为Ⅱ类抗体筛选是用 B 淋巴细胞，B 淋巴细胞上也有Ⅰ类抗原，故抗体筛选阳性的血清中既可能含有Ⅱ类抗体，也可能含有Ⅰ类抗体或二者皆有，故作Ⅱ类抗体鉴定前需先去除其中的Ⅰ类抗体。血小板只具有Ⅰ类抗原，不具有Ⅱ类抗原，用血小板吸收便可去除被检血清中的Ⅰ类抗体而保留Ⅱ类抗体。吸收后的血清应不与 T 淋巴细胞反应。抗体鉴定的方法、结果分析等同Ⅰ类抗体鉴定，只是鉴定细胞采用已知 HLA 特异性的 B 淋巴细胞。

3. 交叉淋巴细胞毒试验

交叉淋巴细胞毒试验是检查受者（血、组织或器官）体内有无针对供者（血、组织或器官）的 HLA 抗体，或供者体内有无针对受者的抗体。以受者血清加供者淋巴细胞，供者血清加受者淋巴细胞作微量淋巴细胞毒试验。

本试验主要用于骨髓移植或肾移植配型，如果移植前受者体内已存在针对供者 HLA 特异性的抗体，移植后便会发生超急排斥反应。本试验也用于输注血小板的配型，如果受血者体内有针对献血者 HLA 特异性的抗体,输注血小板后效果不佳甚至会发生非溶血性输血反应。

4. 组织相容性试验

组织相容性试验用于输血特别是输注血小板、骨髓移植及肾移植等配型,包括以下项目:

①用一组已知 HLA 特异性的抗血清对受者和供者作 HLA 分型,分析受者与供者 HLA 是否相合。

②用一组随机淋巴细胞检查受者体内是否存在 HLA 抗体,本试验又称群体反应抗体检测(panel reactive antibody,PRA),可以作为判断器官移植预后的参考指标,例如心脏移植前 PRA>10% 则预后欠佳。

③交叉淋巴细胞毒试验。

④受者与供者混合淋巴细胞反应试验,用于检查受者与供者 HLA - D 区是否相合,常用于骨髓移植配型。

(五)HLA 在医学中的应用

1. HLA 与输血

(1)HLA 与非溶血性输血反应　　HLA 最先是从研究非溶血性输血反应中发现的。临床输血中发热性非溶血性输血反应占 55%～75%,这些反应多数是由于 HLA 抗体破坏白细胞后释放出热源物质引起。

HLA 抗体引起的非溶血性输血反应表现为头晕、面红、恶心、寒战,体温可高达 39℃ 以上,严重者可并发肺部综合征,呼吸困难,双肺出现干湿性啰音,X 线肺部有阴影,肺底浸润。有人观察到肺部症状多与献血者血清中含有针对受血者的 HLA 抗体,特别是 Ⅰ 类抗体有关,但临床输血中发热反应多数是由受血者体内的 HLA 抗体破坏献血者的白细胞所致。

避免 HLA 抗体引起非溶血性输血反应的办法是输血前作交叉淋巴细胞毒试验,输注相合的血液,也可输少白细胞的血液。采用白细胞滤器过滤后的血液输注,非溶血性输血反应明显减少。

(2)HLA 与血小板输注　　由于联合化疗的广泛应用,需要输血小板的患者日益增多。接受联合化疗的患者,在血小板减少期间常常要输注 6～8 个人的混合浓缩血小板。一个患者有时要接受几十名甚至几百名 HLA 表型各异的献血者的血小板,而且血小板制剂中难免残留淋巴细胞。故产生 HLA 免疫就难以避免。

30% 的 HLA 抗体阳性者对随机献血者的血小板输注无效,20%～25% HLA 抗体阳性者同时有血小板特异性抗体。产生血小板特异性抗体后,输注 HLA 相合的血小板效果也差。

有人报告 579 例长期输注血小板的患者中,234 例(40%)产生 HLA 抗体。人们发现,在血小板输注中 HLA 抗体的产生很少由血小板本身引起,多数是由血小板悬液中的白细胞引起。输注少白细胞的血小板,可使 HLA 同种免疫由 50% 左右降至 20%。每单位血小板含白细胞<1×10^6 或每次输注的血小板中含白细胞<5×10^6 时就可避免 HLA 免疫。另外,选择 HLA 相合或单一献血者的血小板输注,用紫外线照射灭活血小板悬液中白细胞的 HLA 抗原,用白细胞滤器过滤血小板悬液,除去其中的白细胞等均可减少 HLA 免疫。对于严重的 HLA 免疫者,可以采用单采血浆或静脉注射免疫球蛋白治疗。

受血者体内如果有针对献血者 HLA 抗原的抗体,由于血小板上有 HLA 抗原,输入的血小板便会迅速破坏。交叉淋巴细胞毒试验可以检查受血者体内有无 HLA 抗体或 HLA 抗体是不是针对献血者 HLA 抗原的。选择交叉淋巴细胞试验阴性的献血者的血小板输注,就可以避免输入的血小板被破坏。但是,交叉淋巴细胞毒试验只能检测结合补体的 HLA 抗体,不结合补体的非细胞毒抗体或极弱的 HLA 抗体会漏检。再者共有表位的 HLA 抗体也会因交叉反应而破坏输入的血小板。比如受血者与献血者都是 HLA-B12 型,但受血者的 B12 裂解为 B44,共有表位为 Bw4,而体内又含抗 Bw6 抗体;献血者的 B12 裂解为 B45,共有表位为 Bw6,则输入血小板后受血者体内的抗 Bw6 抗体仍然会破坏输入的血小板,因为输入的血小板有 Bw6 抗原。

2. HLA 与器官移植

HLA 能激活 T 淋巴细胞增殖和(或)细胞溶解,产生 HVGR 或 GVHD,导致移植失败,故器官移植时要求供者与受者 HLA 相合。

(1)肾移植 HLA-Ⅰ类抗原在肾的所有组织上均有表达,而 HLA-Ⅱ类抗原则只在肾小球、肾小管、内皮细胞等部分组织表达。HLA-A、B 相合的肾移植存活率高,而且 B 位点相合比 A 位点相合更重要。由于 HLA-A、B 的多态性,要做到供者与受者完全相合非常困难。有人把 HLA-A、B 抗原依共有表位(交叉反应)分为不到 10 组,发现供者与受者 HLA 表型虽然不完全一样,但有共有表位或交叉反应时,与 HLA 表型完全相合者预后一致。例如,受者为 HLA-B15,供者为 HLA-B35,70,虽然供、受者有 2 个抗原不合,但 B15 与 B35、B15 与 B70 均有共有表位即交叉反应,故移植后效果仍佳。在 HLA 不合的肾移植中,无共有表位者 1 年存活率为 29%,有共有表位者为 80%。

供、受者 HLA-A、B 相合时,DR 是否相合很重要。DR 相合时 1 年存活率达 92%,比 DR 不合者高 20%。

总的说来,肾移植的 HLA 配型 DR 抗原比 A、B 抗原重要,B 抗原又比 A 抗原重要。80 年代以后由于肾移植后用免疫抑制剂环孢菌素 A(CsA)抑制排斥反应,HLA 配型对肾移植的影响相对降低。有人报告一组肾移植,用 CsA 者 2198 例,其中 HLA-A、B 相合者 1 年存活率 80%,不合者 70%;未用 CsA 者 6392 例,其中 HLA-A、B 相合者 1 年存活率 70%,不合者 60%;在 1 年存活者中,HLA-DR 相合者比不合者高 10%。由此可见,尽管使用 CsA,HLA 配型对肾移植仍有一定意义。但是临床实践中由于肾来源困难,难以做到 HLA-A、B、DR 完全相合。然而交叉淋巴细胞毒试验检查受者体内是否术前已存在针对供者 HLA 特异性的抗体极其重要,如果术前受者体内已有针对供者的 HLA 抗体,移植后便会发生超急排斥反应。

(2)骨髓移植 与 HLA 最密切的器官移植是骨髓移植(bone marrow transplantation,BMT)。HVGR 和 GVHD 是影响骨髓存活的两个严重问题。发生 HVGR 和 GVHD 的主要原因是 HLA 不合。

BMT 要求 HLA-Ⅰ类及Ⅱ类抗原配型,但由于 HLA 的多态性,随机人群中配型完全相合的概率为五万分之一,故 HLA 相合的供者极难找到。由于同胞中 HLA 完全相同的概率为 25%,故早年 BMT 是在同胞或亲属中寻找供者。但部分患者在亲属中仍难找到 HLA 完全相同的供者,于是后来从同胞或亲属中找 HLA1 条单倍型相同而另 1 条不完全相同的供者(partially matched donor,半相合供者)。供者与受者为半相合的 BMT 时,1 个等位基因为空白或不相合者 5 年存活率分别为 50%±20% 与 46%±7%,结果类似于供者与受者 HLA 完全相同的对照组(47%±2%),而 2 个或 3 个等位基因不合者 5 年存活率仅为 10%±6%。

当不能在同胞或亲属中找到供者时,就要在随机人群中寻找供者,但难度极大。在成千上万的供者中寻找 HLA 相合者,所需花费的时间、人力、物力、财力是患者难以承担的。因此,组建一定规模的 HLA 定型供者计算机检索库,即"骨髓库",便有重要的临床意义。将志愿献髓者的 HLA 分型数据贮存在计算机中,一旦患者需要,只要将其 HLA 型别输入计算机中,便立即可以在分布各地的成千上万志愿献髓者中找到 HLA 相合的供者。

非亲属之间 BMT,要求供、受者的 HLA - A、B、DR、DQ 尽量相合。当供、受者有 3 个以上抗原不合时,几乎不可避免地会发生Ⅳ度 GVHD,成功的可能性很小。供、受者 HLA 相合程度越高,成功的希望越大。

3. HLA 与亲子鉴定

亲子鉴定是确定父亲或母亲与子女有无遗传关系,即是否为亲生的试验。但实际案例中多为确定子女是否为被指控父亲所亲生,故又称"父权试验"(paternity test)。亲子鉴定涉及孩子抚养、私生子生父认定、产房婴儿错抱、弃婴寻找父母、失散家庭成员相认、遗产继承、移民、强奸案认定等诸多民事、刑事案件。

由于血型的终生不变性及符合孟德尔遗传定律,故亲子鉴定一般采用血型分析。

HLA 由于其高度的多态性,用于亲子鉴定比红细胞血型更为可靠。采用 11 个红细胞血型系统及 7 种血清型,排除生父的概率为 80%,加上 HLA 试验,排除生父的概率达 95%以上。

HLA 呈显性遗传,大多数抗原的频率低于 15%,计算父权的意义就大。孩子的 2 条 HLA 单倍型分别来自于父亲和母亲,如果孩子没有被指控父亲的单倍型,就可以排除被指控为生父。

4. HLA 与疾病关联

60 年代发现鼠对白血病易感是由 MHC 决定的,随后有人报告 HLA - B5、B35、B15 和 B18 与霍奇金淋巴瘤关联,HLA - A2 与儿童急性淋巴细胞白血病关联。70 年代发现 HLA 与疾病关联的典型例子,即 HLA - B27 与强直性脊椎炎关联(相对风险 90~350)。大约 91%强直性脊椎炎患者有 B27 抗原,所以对于怀疑为强直性脊椎炎的患者,单凭是否有 B27 抗原进行诊断,则漏检的可能性仅为 9%(即 9%强直性脊椎炎患者没有 B27 抗原);正常人带有 B27 抗原者占 7%,即单凭是否有 B27 抗原诊断是否强直性脊椎炎时假阳性约占 7%。如果结合临床及其他检验指标,临床诊断价值相当大。

在研究 HLA 与疾病关联时要注意:

(1)患者组有同源性(hemogeneous),如多发性硬化病因不完全清楚,因而观察组的患者不一定病因都一样。

(2)种族也有同源性,不同种族 HLA 抗原频率不同,连锁不平衡也不相同。有些 HLA 与疾病的关联与种族有关,如多发性硬化,高加索人与 B7/DR2/DQ1 相关(相对风险 2~5),约旦人则与 DR4 相关(相对风险 13)。

(3)HLA 等位基因众多,要对大量抗原作比较才有价值。

(4)HLA 与疾病关联并非都只涉及 1 个基因,有时很难确定到底哪个基因在起作用。因为连锁不平衡,任何 HLA 抗原与疾病关联都意味着既可能是等位基因本身与疾病关联,也可能是与另一疾病有关的基因连锁不平衡。

(5)随着检测手段的改进,如分子生物学技术的应用,对 HLA 特别是Ⅱ类抗原的多态性不断发现。如应用 DQβ 探针发现重症肌无力患者的 DQ2 与依赖胰岛素糖尿病患者的 DQ2 并不一样。

（6）还不清楚是否不同基因产物相互作用导致 HLA 与疾病关联，这种相互作用可以涉及一些 HLA 基因区，产生特别的扩伸单倍型（extended haplotypes）或超型（supratypes），因而对疾病产生易感或抵抗。

（7）HLA 也可以与非 HLA 基因相互作用，如 HLA 与免疫球蛋白同种异型（allotypes）关联，这见于日本重症肌无力、抗基底膜肾炎和慢性自身免疫性肝炎，对此现象尚无合理解释。

（8）大多数与 HLA 关联的疾病还同时受环境、遗传等多种因素影响。

与 HLA 关联的疾病可分三类：

第一类为非免疫性疾病，如特发性含铁血黄素沉着症（HLA - A3，相对风险 8）；21 - 羟基酶缺乏（HLA - B47，相对风险 15），可能是 HLA 与非免疫性基因关联所致。

第二类为与自身免疫有关的疾病，占相关疾病的大多数，典型病例为强直性脊椎炎和多发性硬化。这类疾病发病机制复杂，可能的原因有：被损害器官或自身抗原与 HLA 抗原有交叉反应，HLA 抗原是微生物的受体，HLA 抗原包裹病毒蛋白的一部分，HLA 影响免疫应答。

第三类疾病病因不明，如发作性睡眠病（HLA - DR2，100％相关）。

必须指出的是，HLA 与疾病关联多采用 PCR 技术作易感基因 DNA 定位，研究最深入的是 HLA 与依赖胰岛素性糖尿病的关联。白种人 DR4、DQ8 与依赖胰岛素性糖尿病的高危相关，而 DR4、DQ7 却与低危相关。比较 DQ7 和 DQ8 的 β 链 DNA 序列，二者在第一结构域的第 57 位氨基酸残基不同，前者为天门冬氨酸（ASP57 -），后者为丙氨酸（ASP57 -），故推测 DQ 链的 Asp57 -与易感性正相关，于是把依赖胰岛素性糖尿病的病因定位到分子水平。随着研究的深入，又发现 DQα 链也可能参与易感性，而且不同种族还有区别。日本人 DQ8 与患者无关，而 DQα 链的 52 位精氨酸（Arg52－）却与易感性关联。另外，人们还发现易感性与 DQA1 和 DQB1 等位基因按顺式（cis）或反式（trans）组合有关，反式组合的相对危险性最大。

一些与 HLA 关联的主要疾病为：强直性脊椎炎与 B27（相对风险 87.8），慢性活动性肝炎与 B8（相对风险 3.0），重症肌无力与 B8（相对风险 4.4），精神分裂症与 A28（相对风险 3.5），霍奇金淋巴瘤与 B18（相对风险 1.9），牛皮癣与 B37（相对风险 6.4），疱疹样皮炎与 B8（相对风险 9.2），依赖胰岛素糖尿病与 Dw3（相对风险 4.5），亚急性甲状腺炎与 B35（相对风险 22.2），急性前眼色素层炎（相对风险 15.4）等等。

四、血小板血型

（一）血小板血型抗原

血小板表面具有复杂的血型抗原，这些抗原是由遗传决定的，通常分两类：一类是与其他细胞表面或组织共有的抗原，称血小板相关抗原；另一类为血小板特异性抗原。相关抗原主要与红细胞的 ABO 血型系统以及人类白细胞抗原（HLA）有关；特异性抗原由血小板特有的抗原决定簇组成，表现出血小板独特的遗传多态性，在其他细胞和组织上不能发现。

1. ABO 系统血型抗原

1954 年 Gurevitch 和 Nelken 用凝集法和吸收试验证明血小板表面存在红细胞 ABO 系统的 A 抗原和 B 抗原，但其抗原量比红细胞的少，血小板上 A 抗原和 B 抗原可能是从血浆中吸附上去的。血小板上是否还存在其他红细胞血型抗原，尚在探讨之中。现已证明，ABO 血型不适合的血小板输注,血小板寿命将缩短,并应注意浓缩血小板血浆中如果含有高效价的抗A、抗B,也可引起溶血性输血反应。在我国,通常进行ABO同型血小板输血。

2. HLA 血型抗原

已经证明,血小板膜上存在 HLA - A 和 B 位点的抗原,是否存在 HLA - C 位点的抗原,尚有争议。血小板上未发现有 HLA - DR、DP、DQ 等位点的抗原。人们通常认为,血小板上的 HLA 抗原部分是血小板固有的,而其余部分均是血浆中可溶性的 HLA 抗原吸附到血小板上的,应用氯奎或酸溶液在 0℃ 处理血小板,能够除去血小板表面 HLA 抗原,这为应用输注酸处理后血小板治疗血小板无效性患者提供了重要依据。

3. 血小板特异性抗原

血小板特异性抗原是通过相应抗体的检出而发现的,具有独特的特异性,并构成血小板膜结构中的一部分。血小板特异性同种抗原的国际命名为了避免新旧血小板抗原名称混淆,1990 年国际血液学标准化委员会、国际输血协会(ICSH/ISBT)血小板血清学研讨会讨论了血小板抗原系统国际命名方法,在系统前冠以 HPA,即人类血小板抗原的英文缩写。至今被国际输血协会组织确认的血小板特异性抗原已有 5 个血型系统 10 个抗原,正式命名为 HPA1—HPA5,见表 2 - 22。

表 2 - 22　血小板特异性抗原

抗原系统	糖蛋白(GP)定位	以往命名	抗原	以往抗原名	抗原频率% 白人	抗原频率% 日本人
HPA - 1	GPⅢa	Zw. P1ᵃ	HPA - 1a	Zwᵃ,PLA¹	97.9	99.9
			HPA - 1b	Zwᵇ,PLA²	26.5	3.7
HPA - 2	GPⅠb	Ko,SiB	HPA - 2a	Koᵇ	99.3	n. t.
			HPA - 2b	Koᵃ,Sibᵃ	14.6	25.4
HPA - 3	GPⅡb	Bak,Lek	HPA - 3a	Bakᵃ,Lekᵃ	87.7	25.4
			HPA - 3b	Bakᵇ	64.1	78.9
HPA - 4	GPⅢa	Pen,Yuk	HPA - 4a	Penᵃ,Yukᵇ	99.9	99.9
			HPA - 4b	Penᵇ,Yukᵃ	0.2	1.7
HPA - 5	GPⅠa	Br,Hc Zav	HPA - 5a	Brᵇ,Zavᵇ	99.2	n. t.
			HPA - 5b	Brᵃ,Zavᵃ,Hcᵃ	20.6	n. t.

(1)HPA - 1 血型系统　Van Loghem 等从多次输血的妇女血清中,先后发现了盐水凝集性的抗 HPA - 1a(抗 Zwᵃ)和抗 HPA - 1b(抗 Zwᵇ)血小板抗体。将 Zw 符号改为 PI 的建议是由 Shuylman 等提出,使之联想到血小板特异性抗原。HPA - 1a 和 HPA - 1b 是两个等位基因,在常染色体上是等显性的。现已证明,Zw 与 Pla 血型系统是相同的,并证明 HPA - 1 的抗原决定簇在血小板膜上糖蛋白 GPⅢ 的多肽键上。

(2)HPA - 2 血型系统　由 Van der Weerdt 等在 1962 年发现。HPA - 2b(Koᵃ)和 HPA - 2a(Koᵇ)是一对等位基因系统,前者是低频率等位基因,而后者是高频率等位基因。

(3)HPA - 3 血型系统　1980 年从 1 例新生儿血小板减少症的母亲血清中发现了抗 HPA - 3a(Bakᵃ)抗体。HPA - 3b(Bakᵇ)是 HPA - 3a(Bakᵃ)的等位基因,抗 HPA - 3 是从 1 例输血后紫癜患者血清中发现的,证明 Bak 与 Lek 血型系统是相同的。

(4)HPA - 4(Pen)血型系统　Friedman 在 1985 年报道了从新生儿血小板减少症患者血清中,发现了抗 HPA - 4(Pen 也称 Yuk)血小板抗体,从而提出了新的血小板抗原 Pen。Shibata 等 1986 年介绍了 1 对新的等位血小板同种抗原 Yuk^a 和 Yuk^b，后来证实 Yuk^a 与 Pen^a 是相同的。

(5)HPA-5 血型系统　由 Kiefel 等于 1988 年介绍，这是又一种新的血小板特异性抗原，与新生儿血小板减少症发病有关。

(6)DUZO^a 抗原　Moulinier 在 1957 年从一个血小板减少症婴儿的母亲血清中发现了血小板特异性抗体，应用抗球蛋白消耗试验，这种抗体能与 22% 的法国人的血小板反应，此种血小板特异性抗原被称为 DUZO^a，但至今没有发现这个抗原的同种异型，并尚未被国际正式命名。

(7)PL^E 抗原　这个抗原 1964 年首次报道，是从 1 例多次输血的患者血清中发现，目前尚未被正式命名。

(二)血小板血型的临床意义

1.血小板输注治疗无效和输血后紫癜

(1)血小板输注无效性(PTR)　主要有两个原因引起：

①同种异体免疫因素：由于反复输注血小板，患者血清中可产生血小板的同种抗体，当再输入血小板后，会产生血小板抗原和抗体的免疫反应。患者出现畏寒、发热等症状，输入的血小板会迅速破坏，血小板计数不仅不升高，有时反而会下降，陷入血小板输注治疗无效状态。输血小板后产生抗体的频率主要取决于输注的次数，次数越多，抗体产生的频率越高。

血小板膜上存在 HLA-A、B 抗原，由于 HLA 抗原性较强，多次输血可产生 HLA 抗体。据统计，输血达 10 次以上，抗体阳性率为 30%～85%。若给具有 HLA 抗体的患者输注随机血小板，则抗体可与输入的血小板反应，致使血小板减少，造成输注血小板无效，并产生输血副作用。此时，可以选择与患者血小板和 HLA 配合型的献血者，输用血液成分浓缩血小板能获得较好效果。

②非免疫因素：患者有发热、败血症、脾肿大、弥散性血管内凝血等情况时，也可导致发生血小板输注后计数不增高的无效状态。

(2)输血后紫癜(PTP)　是血小板输注后产生的同种免疫反应的又一种副作用，往往是在输全血或血小板后 1 周左右突然发生。大部分患者有突发性血小板减少和紫癜，主要表现为瘀点、瘀斑和黏膜出血，严重者有内脏和颅内出血等，可持续 2～6 周，个别患者因颅内出血而死亡。绝大多数的患者是女性，有输血或妊娠史。

至今已被证明涉及血小板输注无效和输血后紫癜的血小板特异性抗原有 HPA-1a(PLA^1)、HPA-1b(PLA^2)、HPA-4a(Yuk^b)、HPA-3a(Bak^a)、HPA-3b(Bak^b)、HPA-2b(Sib^a)等。欧美国家血小板输注无效大多数是由于 HPA-1a 抗体引起。我国与日本人相似，HPA-1a 抗原频率＞99.99%，至今尚未发现 HPA-1a 抗原阴性者，因此 HPA-1a 抗原对黄种人临床意义不大。据报道日本人中 HPA-2b 抗原频率约为 26%，是引起血小板输注无效发生的主要原因之一。

为了预防和减少输血小板治疗无效和输血后紫癜的发生，应积极提倡用血小板交叉配血试验，为患者选择合适的血小板供体，才能达到有效的血小板治疗的目的。对于输血小板治疗无效和输血后紫癜，最有效的治疗手段是血浆置换疗法，使血小板抗体下降，同时输注"配合"的浓缩血小板，患者的血小板计数将会回升。也有报道大量静脉注射免疫球蛋白可使患者血小板暂时增加。

2.新生儿同种免疫性血小板减少性紫癜

新生儿同种免疫性血小板减少性紫癜(NAITP)是一种比较常见、死亡率较高的新生儿血小板减少症,是由于胎儿和母亲的血小板血型不合,使母亲产生同种抗体。这种同种抗体能通过胎盘进入胎儿体内,与血小板反应而导致胎儿和新生儿的血小板减少症,其发病机制类似新生儿溶血病。发病的胎儿和新生儿可出现内脏和中枢神经系统出血、脑水肿,婴儿出生时有严重而广泛的瘀点和瘀斑,或出生时正常,于 2~3 天后出现血小板减少症状,实验室检查血小板显著减少,死亡率 13%。

新生儿免疫性血小板减少症大多由于血小板特异性抗原 HPA-1a(PLA^1)引起,这在白种人群中是非常突出的。由于母亲为 PLA^1 阴性,父亲为 PLA^1 阳性,母亲受到 PLA^1 阳性血小板免疫而产生了 PLA^1 抗体,从而破坏胎儿和新生儿的 PLA^1 阳性血小板。其他的血小板抗原,如 HPA-1b、DUZO^a、PL^{E1}、HPA-3a、HPA-4b、HPA-4a 和 HPA-5b 等,也可以引起新生儿免疫性血小板减少性紫癜。由于 HPA-1a 抗原在中国人群中属高频率,尚未发现 HPA-1a 阴性,因此推断新生儿免疫性血小板减少症在中国人群中的发病抗原可能与白种人不同。日本人报道 NAITP 主要由 HPA-4a、HPA-3a 等抗原造成,而不是 HPA-1a 抗原。新生儿免疫性血小板减少性紫癜,主要通过血小板抗原的鉴定和血小板抗体的检查来进行实验室诊断,由于该病的死亡率极高,因此及时诊断和治疗很重要。治疗措施主要是给患者输入与母体中同种抗体无反应性的血小板,也可以对患者进行换血治疗,纠正患儿的血小板减少。预防的方法主要是对母亲作血浆置换治疗,降低母亲血浆中抗体的含量,减少对胎儿和新生儿的影响。

3.血小板的自身免疫作用

血小板的自身免疫作用可产生特发性血小板减少性紫癜(简称 ITP),这是一种自身免疫性疾病。在患者体内存在抗血小板自身抗体,使血小板大量被破坏,表现为出血症状,这是免疫性外周血小板破坏增加而引起的最常见的出血性疾病。这种抗血小板自身抗体可与血小板上的相关抗原结合,成为血小板相关免疫球蛋白(PAIgG),也可游离于血清中,由于自身抗体的存在,使 PAIgG 增高。在多数病例中,患者 PAIgG 升高的水平与血小板减少的程度有联系。

绝大多数的自身抗体是 IgG,极少数为 IgM 或 IgA,在血清中可以结合补体。血小板自身抗体不仅可与自身和同种血小板结合,而且也可与巨核细胞结合。因此,不仅可以引起血小板破坏,也可影响血小板的生成。

基于 ITP 的基本发病机制,临床上对 ITP 患者作血小板输注不仅没有疗效,而且有可能因血小板表面各类血型抗原的同种免疫作用,导致输血后紫癜等输血反应。为此,临床上通常应用皮质激素等免疫抑制剂和脾切除术后作为 ITP 的主要方法,并通过大量血浆置换及大剂量静脉注射免疫球蛋白等治疗,达到降低血小板抗体效价、减缓血小板的破坏,升高血小板计数和纠正出血症状的目的。国内报道应用长春生物碱类药物偶联单采血小板,给难治型 ITP 患者输注,获得较好的疗效。

(三)血小板同种抗体与输血

1. 血小板同种抗体和血小板输注效果

血小板输注效果的判定主要以血小板的回收率为指标。血小板的回收率与以下因素有关,如:发热、感染、DIC、出血、脾肿大等,而最重要的是患者体内是否存在血小板同种抗体。将正常人的血小板用 ^{51}Cr 标记后注射体内,$3\sim10$min 后,约有 35% 的血小板进入脾脏,因此血小板的回收率应以输入的血小板总数的 65% 计算。正常人输注血小板约 $3\sim4$ 天进入半衰期,持有抗血小板同种抗体或自身抗体(ITP)的患者,输注的血小板寿命明显缩短,往往在输注 1h 后血小板回收率为 0 甚至负数。因此血小板抗原抗体的同种免疫是左右血小板输注效果的重要因素。由于血小板表面存在众多复杂抗原,因此反复大量输注血小板的患者约 50% 以上产生血小板同种抗体,相当于红细胞同种抗体产生频率的几十倍。据报道 HLA 抗体占多数,约占 80% 左右。但最近证明血小板特异性抗体导致的同种免疫反应更为常见,使供血者的血小板被相应抗体所破坏,从而导致患者形成血小板输注无效,或输血后紫癜。

2. 血小板同种抗体特异性

由于方法学及血小板谱抗原等问题,血小板特异性抗体的检出率非常罕见。含有单价特异性的抗血小板同种异型抗体是研究血小板血型的珍贵材料。资料证明:反复输注血小板的患者的血清中,血小板特异性抗体单独存在的频率较低($2\%\sim3\%$),一般常与 HLA 抗体共存(18%左右),因此必须首先识别及去除血清中存在的 HLA 抗体,才能分析血小板抗体的特异性。原来人们使用淋巴细胞吸收血清中的 HLA 抗体,及 LCT(淋巴细胞毒试验)鉴别有无 HLA 抗体存在,最近使用磷酸氯喹或冷酸法处理去除血小板表面的 HLA 抗原,能简便地鉴定血清中 HLA 抗体与血小板抗体共存的问题。用已知抗原特异性的配组血小板(血小板谱抗原)及吸收实验等技术可确认患者血清中的血小板同种抗体的特异性。由于血小板同种异型在临床输血上的意义日益重要,因此必须选择 Sib($a-b+$)的血小板,或经血小板交叉配血试验阴性的血小板输注,才能避免血小板同种免疫反应的发生,提高输血疗效。

3. 适合性血小板输血及输血效果评价

在确定了血小板输血的适应证后,必须选择适合的血小板浓缩液。

(1)ABO 血型的选择 在输注血小板前一般不需要做主侧或次侧的交叉配血,最好输注 ABO 血型配合的血小板,如果没有 ABO 血型配合的血小板,也可以输注 ABO 血型不配合的。如果成人输注较大量的浓缩血小板或小儿患者输注 ABO 血型不配合的血小板,偶尔可发生溶血,合理的办法是在输注血小板前从浓缩血小板中移去血浆。因此最好还是输注 ABO 血型配合的血小板。

(2)Rh 血型的选择 因为浓缩血小板中可含有不等量的红细胞,对 Rh 阴性者输注 Rh 阳性供者的浓缩血小板,虽然血小板上没有 Rh 抗原,但受者也可因血小板制品混杂红细胞而对 Rh 抗原免疫。当一组 D 阴性的急性白血病患者血小板明显减少而伴有明显出血时,反复接受血小板 $80\sim110$ 袋后,8%的患者有形成抗 D 的危险性。因此对 D 阴性的患者,最好要避免用 D 阳性献血者的浓缩血小板。对育龄妇女可以注射 Rh 免疫球蛋白,以防止免疫作用。注意:1 袋(450ml 全血制成)浓缩血小板中混杂的红细胞不应超过 0.5ml。

(3)血小板特异性抗原及 HLA 型配合 输血、妊娠或器官移植后有些患者可产生抗 HLA 或血小板抗原的抗体,这些抗体缩短了血小板生存时间,因而,这些难治性病例接受随机献血者的血小板常不能防止出血。对于这些患者应采用血小板抗体筛选及血小板交叉配血试验。选择血小板抗原与 HLA 抗原配合型献血者的血小板输注,能避免同种免疫反应的发生而获显著疗效。

为了防止血小板同种抗体的产生及提高血小板输注疗效,除了提倡作血小板抗体筛选及输血前血小板交叉配合试验外,还应充分建立已知 HLA、血小板分型的血小板供者档案,并制成去除白细胞活性的血液制剂,以达到安全有效的血小板输血目的。

(4)效果评价　为了观察血小板输注后的疗效,对受血者要进行血小板计数,包括:输前立即计数,输后 1h 及 24h 计数,同时要计数输入的血小板总量。输后 1h 计数可了解输入的血小板是否够量,协助了解与检测血小板有无效果。如有无同种免疫:输注 24h 后计数可了解血小板的存活期,让医生决定血小板输注的频率。输注后血小板上升情况与输注的血小板量、受血者的血容量及患者的一般情况有关。目前常用的血小板增加率的计算公式为:

纠正的计数增殖(corrected count increment ,CCI)＝绝对增加数×体表面积(m^2)/输入血小板数(×10^{11})

例如:患者体表面积 1.7 m^2,输注血小板 6 袋,每袋含血小板 5.5×10^{10}(450ml 全血制成),输入 6 袋后血小板增加 4.5×10^{10}/L(45000/mm^2)。

$$CCI=(45000×1.7)/(6×0.55)=23181/ul$$

分别检测输注 1h 及 24h 后的纠正计数增值,可鉴别有无同种免疫引起的血小板破坏加速。纠正血小板计数增值(CCI)低于预期值(1h<10×10^9/L,24h<4.5×10^9/L),即无免疫应答。

(四)血小板血型抗原抗体检测方法

1.血清学检测方法

(1)概况　由于血小板血型抗原和抗体在临床医学和输血实践中的重要意义,因此有不少关于测定血小板抗体、鉴定血小板抗原以及血小板交叉配合试验的方法。其中有血凝、抗球蛋白消耗、补体结合、免疫荧光、放射免疫、5-羟色胺释放、酶联免疫、细胞吞噬、淋巴细胞毒、混合凝集、糖蛋白特异性酶免疫分析和固相血小板免疫血清学试验(SPISA)等方法。这些方法各有特点,但大多数因为不敏感,特异性或重复性不理想,操作困难,需特殊仪器和试剂,且有生物毒性危险,不能做大量试验或不能同时测定血小板表面相关 IgG 和游离于血清中的血小板抗体,因此无法在一般血库或临床试验中应用,也无法推广。所以要寻找具有操作较简单、微量,不需特殊的试剂和仪器,重复性、特异性和敏感性理想,血液样本能长期保存待用,能同时开展大量样本检测等特点的试验技术,从而能广泛开展血小板血型血清学工作。SPISA 技术系统虽然优于其他各类方法,在输血及临床诊断治疗上发挥了很大作用,但由于该试验中的关键性试剂——指示系统试剂,由抗人 IgG 和 IgG 抗 D 致敏细胞组成,其配制过程复杂,要求高,条件的变异会影响结果,需临时配制,不易长期保存,对 SPISA 的推广使用带来困难。为解决这一难题,简易致敏红细胞血小板血清学试验(SEPSA)技术系统是较为理想的方法。目前,该方法已在国内被广泛应用。

(2)简易致敏红细胞血小板血清学试验

① SEPSA 应用范围:该方法操作较简单,微量,重复性、特异性和敏感性均较理想,固相化的血小板及抗 IgG 指示细胞能长久保存备用,可开展大量样本的检测工作。可用于鉴定血

小板抗原,检测血小板同种、自身和药物依赖性抗体及血小板表面相关抗体,还能用于血小板交叉配血试验,为受血者选择配合的血小板供体。同时,适用于广泛开展血小板抗体检查、血小板抗原研究、ITP等自身或同种免疫性血小板减少性紫癜的诊断、治疗、发病机制的研究,以及开展配合性血小板输注。

②SEPSA方法学原理:SEPSA试验在U型孔微量反应板上进行,将血小板抗原固定在U型孔壁上,与被检血清在低离子溶液中反应后洗净,以抗IgG指示细胞指示反应结果。如果血小板上结合了抗血小板抗体,则致敏在指示细胞上的抗IgG与血小板抗体结合,指示细胞向孔底移动被阻止,广泛覆盖在固定的血小板单层上,为阳性结果;血小板上无抗体,则指示细胞向孔底移动不受阻,聚集在孔底中央,呈扣状,为阴性结果。

③方法

直接测定法(血小板表面结合抗血小板抗体的测定):受检者血小板固定于反应孔底,加入25ul抗IgG致敏红细胞,反应板置于湿盒内,室温静置3h以上或次日观察结果。

间接测定法(血清内抗血小板抗体测定):弃去固相化血小板孔内的生理盐水,各孔加入受检血清(可稀释为1:1、1:2、1:4、1:8、1:16)25ul,并加入LISS(低离子溶液)pH 6.7、25ul,置湿盒37℃30min孵育,再用pH 7.2,0.05%吐温-PBS洗涤5次,各孔加入pH 7.2,0.05%吐温-PBS 25ul及抗IgG指示细胞25ul,室温湿盒静置3h以上或次日观察结果。

交叉配血试验(选择配合的血小板供体):将所需筛选的献血员血小板分别在反应板孔中固定后,把受血者血清25ul加入各孔中,并加入LISS(低离子介质)pH6.7,25ul,置湿盒37℃30min孵育,然后用pH7.2,0.05%吐温-PBS洗涤5次,各孔加入25ul抗IgG(IgM)指示细胞,次日观察结果也可。反应1h后,离心2000rpm10min,观察结果。选择反应阴性的血小板为献血者,给受血者输注。

质量控制:每份试验均作阴、阳性对照以进行质量控制,在间接测定法中,以正常人AB血清为阴性对照,已知阳性血清为阳性对照;在直接测定法中,以正常人血小板为阴性对照,已知阳性血小板为阳性对照,被检血小板必须重复测定2个孔。

2.聚合酶链反应技术

(1)原理 PCR是一种根据DNA复制原理而设计的体外DNA扩增方法。其全过程是:①DNA模板的变性(解链);②与附加引物退火;③引物延伸(扩增步骤)。经过30次循环后,可使靶DNA量放大100万倍,用于检测微量的DNA。

1989年Nenman等人首次报道了GPⅢa mRNA核苷酸多态性序列,显示了PLA1和PLA2之间单氨基酸的多态性。1990~1992年,其他科学家相继报道其他血小板同种抗原系统相应基因的序列。这些研究使得用PCR方法测定血小板同种抗原的基因型成为可能。

目前,常用的方法有PCR-电泳法,测定血小板HPA1-A4血型系统抗原;PCR-ELISA法,测定血小板HPA1-A5血型系统抗原;PCR-RFLP(限制性片段长度多态性)等。

(2)PCR-电泳法 是最简单常用的测定血小板抗原基因型的方法。

①DNA分离:取500ul全血,加入红细胞溶解液处理2次,再加入蛋白溶解液55℃处理20min,用500ul异丙醇抽提沉淀,用70%酒精洗涤,干燥去除残留的酒精,加入灭菌水200ul溶解,即为DNA标本。

②引物合成:预先合成用于血小板同种抗原测定的引物序列,其序列可见文献报道。

③扩增:分离得到的DNA标本10ul与Dntp、TaqDNA聚合酶、合成引物及PCR缓冲液

混合,用蒸馏水调节到 40ul,反应循环的时间和温度如下:变性 94℃ 1min,退火 69℃ 1min,引物延伸 72℃ 1min,30 个循环。

④产物鉴定:PCR 产物在 2% 琼脂糖凝胶上电泳,100V 20min,凝胶放在紫外光下观察 DNA 条带,记录结果,见表 2-23。

表 2-23 产物鉴定

抗原名	反应格局	遗传型	抗原名	反应格局	遗传型
HPA-1	1a+1b−	a/a 型	HPA-3	3a+3b+	a/b 型
HPA-2	2a+2b−	a/a 型	HPA-4	4a−4b+	b/b 型

(3)优越性 不需要特异性抗体和血小板,可用尿沉淀物、口腔黏膜细胞和羊水细胞作为基因组 DNA 的来源。因此该技术将在各血型参比室广泛使用。

五、血清型与红细胞酶型

(一)血清型

1.概况

血清由多种蛋白质、有机高分子物质、无机盐和水分等组成,同一种血清蛋白在不同的个体中可有一定的差异,这是由于血清蛋白的合成受遗传基因的控制,不同的基因型可生成不同表现型的血清蛋白,它们的分子组成(主要是氨基酸的排列顺序或数目)有所不同,因而造成蛋白的多态性。1955 年 Smithies 使用淀粉凝胶电泳的方法,发现人类的结合珠蛋白具有遗传多态性,1962 年 Harris 用淀粉凝胶电泳方法,检出拟胆碱酯酶的几种变异体。由这些血清中的蛋白或酶所表现的遗传上的多态性称为血清型。在电场的作用下,带负电荷的蛋白质分子向正极移动,带正电荷的分子向负极移动,由于蛋白质分子在电场中泳动的速度不同,经过一定时间,可以把各种蛋白质分离开。然后经过染色,显示出不同的蛋白质所在的位置,即得到通常所说的电泳图谱。不同血清型的个体,具有各自的图谱,从而达到分型的目的。除了单独使用电泳方法之外,还可以使用抗原-抗体反应的免疫学方法,如免疫扩散、血凝抑制试验以及二者相结合的免疫电泳方法。目前已发现:很多重要的血清蛋白都有遗传差异。如白蛋白和转铁蛋白至少有 20 个变种,α-抗胰蛋白酶约有 17 种。

2.免疫球蛋白的同种异型

免疫球蛋白(Ig)具有抗体活性,可与相应的抗原专一的结合;但同时 Ig 又具有抗原特异性,该特异性是由遗传决定的,并能用血清学方法检出。Ig 血清学特异性可以分为 3 种类型:第一种是同种型特异性,它是指同一物种所有个体都具有的 Ig 抗原特异性,这些不同类、亚类、型、亚型、组、亚组的 Ig 同时存在于同一物种个体之中,被称为同种型。第二种是同种异型特异性,是指同一物种中的不同个体之间 Ig 抗原性的不同,它是人群中 Ig 的遗传标志,每个个体上的这种标志被称之为因子。目前已检出的 Ig 因子有:①IgG 重链上的 Gm 因子;②IgA 重链上的 Am 因子;③κ(Kappa)型轻链上的 κm 因子;④λ(Lambda)型轻链上的 O^2 因子。第三种是独特型特异性(idiotypic specificity),这是指同一物种中每一个体产生自己特有的抗体分子,但这些抗体都有各自的独特型。

Gm 系统和 κm 系统是人类 Ig 的两个主要遗传标志,它们相互独立,Gm 系统已检出大量因子,它们遵循孟德尔遗传定律。

3.结合珠蛋白型

当体内发生急性溶血或血管内溶血时,自破坏的红细胞释放出的血红蛋白(Hb)可和血浆中一个蛋白结合成分子量较大的复合物。这样既可使游离血红蛋白不致从肾小球滤出而阻塞肾小管,又可将血红蛋白送至肝实质细胞或网状内皮细胞进行分解。这种蛋白经鉴定为 α_2 糖蛋白,并称为结合珠蛋白(HP)。当结合珠蛋白被血红蛋白饱和后,过多的血红蛋白才从肾排出,从而出现血红蛋白尿。1955 年 Smithies 使用淀粉凝胶电泳发现有 3 种不同的图谱,被命名为 HP1-1、HP2-1、HP2-2,使用丙烯酰胺凝胶电泳方法也可以检出 HP 型。

HP 的合成受位于第 16 号染色体上的一个遗传位点控制,该位点上最常见的等位基因有 HP^1 和 HP^2。凡 HP1 纯合子个体,血清中只有 1-1 型 HP 分子;HP2 纯合子个体,血清中只有 2-2 型 HP 分子;HP2 和 HP1 杂合子,血清中表现出 HP2-1 型。少数个体血清中缺少HP,即先天性无 HP 血症,一般假设受控于 HP^0 基因,表型为 HP^0。在上海人和广东人中,HP^0 基因频率分别为 0.0778 和 0.006。已发现一些罕见的 HP 型有 20 多种。

4.低密度脂蛋白型

脂蛋白是一组复杂的人类血清蛋白,由 75%～90%的脂质、3%左右的糖及少量蛋白质组成。根据脂蛋白在超速离心中沉降系数的不同,一般分为脂乳微粒、低密度脂蛋白和高密度脂蛋白等 3 种。低密度脂蛋白大致相当于血清电泳分类的 β 脂蛋白。自从 1961 年 Allison 等使用免疫扩散方法检出 LDL 的 Ag 系统抗原以后,使用来源于人或动物的抗血清,通过免疫学方法,又检出 LDL 的 Lp 和 Ld 等抗原系统。

5.拟胆碱酯酶型

胆碱酯酶有乙酰胆碱酯酶(存在于红细胞)和拟胆碱酯酶(存在于血清中,简称 PchE)两种。它们的最适 pH 为 8.0～8.5。乙酰胆碱酯酶的特异性较高,拟胆碱酯酶的特异性较低。它的主要底物是丙酰胆碱、丁酰胆碱,其作用是阻止未被水解的乙酰胆碱酯酶逸出突触外,阻止胆碱酯酶和其他类的物质进入突触。在 60 年代初,使用纤维素柱电泳、免疫电泳、凝胶电泳等方法,发现血清酯酶的杂合性。1962 年,Harris 对正常人血清使用淀粉凝胶电泳,发现拟胆碱酯酶的 4 种带,根据电泳速度不同,分为 C1、C2、C3 和 C4。而后使用双向淀粉凝胶电泳发现第 5 个带 C5。现在已知这些不同的型受控于 E_1^U、E_1^a、E_1^t 和 E_1^s,E_2 位有 E_2^+ 和 E_2 两个等位基因。

6.转铁蛋白型

将抗人转铁蛋白的单价特异性抗体渗入琼脂凝胶,通过放射免疫方法可测定血清中转铁蛋白含量。这种半定量法被用作为 Wilson 病诊断的一个实验室手段,正常人血清中转铁蛋白含量 0.25～0.43g/L。转铁蛋白型(Tf)是一种 β 球蛋白,其主要功能是结合血浆中的铁离子并运输到骨骼、肝等器官。1957 年 Smithies 使用淀粉凝胶电泳检出转铁蛋白型 Tf,主要有 B、C、D3 型,泳动速度 TfD 最慢,TfB 最快,TfC 介于 B 和 D 之间。

检查 Tf 型的最好方法是聚丙烯酰胺凝胶电泳,其他方法有滤纸和醋酸纤维素电泳以及同位素 Fe^{59} 标记的放射自显影。

7.α_2 球蛋白型

1959 年 Hirschfeld 使用免疫电泳方法,在 α_2 球蛋白型区域中发现有沉淀反应,根据电泳中的迁移率,该沉淀线条表现出快、慢和中间型 3 种。如果把移动快的和移动慢的血清混合在一起,则与中间型无区别。对这种电泳迁移速度可变的球蛋白,被称为型特异性组分,分别为Gc1-1、Gc2-2 及 Gc2-1。Gc 蛋白在肝中合成,10～13 周胎儿就有合成 Gc 蛋白的能力。家系调查表明 Gc 受控于第 4 条常染色体显性基因 Gc1 和 Gc2。一般认为 Gc1 的基因频率最高,在中国人、日本人、欧洲人和美国白人中相差不多,在 0.7～0.8 左右;在黑人中 Gc1 频率在 0.90 以上。除了常见的 Gc1 和 Gc2 基因之外,已检出的罕见遗传基因有 x、y 等 7 种。

使用免疫电泳方法检查 Gc 型的第一步是通过电泳分离血清蛋白组分,第二步在凝胶上加抗 Gc 血清,通过免疫反应,产生抗原抗体沉淀物,然后观察。使用聚丙烯酰胺凝胶电泳或淀粉凝胶电泳也可以作 Gc 分型。

8. 其他

如血浆铜蓝蛋白型、碱性磷酸酶型、α_1 抗胰酶型、α_2 巨球蛋白型等。

(二)红细胞酶型

酶是一种具有催化化学反应能力的蛋白质,它广泛存在于人体的组织、器官、细胞和体液中。如果一个酶在不同的个体之间表现有遗传的差异,并且根据这些差异可以把人群分为两个或更多的类型,在遗传学上,这个酶被称为是同工酶。

红细胞酶型的多态性可以归纳为两大类:①使用电泳方法检出的不同型;②表现在酶活力的差异。实际上这两类并不相斥。现只介绍使用电泳方法检出的酶的多态性。其基本原理是根据酶分子的大小和所带静电荷的不同,在电场作用下的泳动速度不同而被分离,然后通过特异性的染色技术,显示出相应的酶。这种把电泳和组织染色法相结合用于检查红细胞酶型的方法,又称为酶谱技术。红细胞酶型已被广泛应用于人类遗传学、法医学(亲子鉴定)。

1. 主要的红细胞酶型

1963 年 Hopkinson 等使用淀粉凝胶电泳的方法,发现酸性磷酸酯酶有 5 种表型,受控于常染色体上的 3 个等位基因,这是第一个被发现的红细胞酶型。至今发现血液细胞中的 20 余种酶表现出遗传多态性,这些酶在红细胞和白细胞中的分布不完全一致。检查红细胞酶型,一般是以红细胞为检材,使用物理或化学的方法破坏细胞膜,然后取溶解物或抽提物进行电泳。

2. 红细胞酶型的应用

红细胞酶的多态性,使它可以作为一种遗传标记,用来研究细胞的来源。比如双生子的卵性诊断、显性开米拉的分类、肿瘤细胞的来源等研究,都用到红细胞酶型。在同种异体骨髓移植中,如果在受检者体内检出供体的红细胞酶型,可以作为植活的证据。在绘制基因图、检出无效型基因或突变基因工作中,红细胞酶型也是一个有用的工具。受控于 X 染色体的红细胞葡萄糖-6-磷酸脱氢酶,对于证实 Lyon 假设,以及解释哺乳动物中的剂量补偿作用曾起重要作用。1949 年 Barr 等在雌猫和雌性哺乳动物的细胞核中发现深色的染色质,被称为巴氏(Barr)小体或性染色质,在雄性动物中无此巴氏小体。1961 年 Lyon 提出 X 染色体随机失活假说:胚胎发育早期,在女性每个细胞的两条 X 染色体中,有一条将随机失活,而且该细胞的每一代都保持同一条 X 染色体失活。因此,在女性杂合子中,与 X 染色体连锁的(突变)基因的表现,实际上是突变型和正常型细胞株的混合物(嵌合体,mosaic)。在男性 G6PD 缺乏的个体中,G6PD 的水平为正常人的 8%～15%;而女性杂合子个体的酶一般在中间以上的水平,显然这是由于一部分 G6PD 缺乏基因随机失活的缘故。1964 年 Beutler 等从一名 G6PD 缺乏的女性杂合子个体中,分离出正常的细胞和 G6PD 缺乏细胞;使用其他方法,也取得了细胞嵌合的直接证据。Lyon 假说得到了进一步的证实。

在法医学中,红细胞酶型除了用于亲子关系鉴定,还被用于个体识别,特别是对于像血痕、血纤维一类检材,有时 ABO 以外的红细胞血型和 HLA 血型已无法检查出来,但还有可能检出红细胞酶型。

【问题探索】

1. 简述 HLA 在医学中的应用。
2. 世界上有无血型完全相同的人? 为什么?

(陈瑶)

项目三
进行交叉配血试验

XIANGMUSAN JINXING JIAOCHA PEIXUE SHIYAN

任务 1

进行交叉配血试验（盐水法）

【任务案例】

交叉配血试验（盐水法）

受血者姓名 ×××　　血型 × 型

献血者姓名 ×××　　血型 × 型

受血者血清加献血员红细胞 无 凝集与溶血

受血者红细胞加献血者血清 无 凝集与溶血

输血 无 禁忌

【任务分析】

交叉配血试验(cross matching)是检测受血者和供血者血液是否相合及避免溶血性输血反应所必不可少的检测项目。分为主侧交叉配血和次侧交叉配血。由于配血试验主要是检查受血者血清中有无破坏献血者红细胞的抗体，所以把患者血清与献血员红细胞相配的一管称为主侧；把献血员血清与受血者红细胞相配的一管，称为次侧，两者合称交叉配血。完全抗体分子链较长，在电解质溶液中，能克服红细胞表面电荷的排斥力，与相应的抗原结合，使红细胞凝集。

【任务要求】

会标本采集、接收和处理；会熟练进行交叉配血试验（盐水法）；会进行方法学选择。

【任务处理】盐水法。

1. **标本与试剂**

(1)患者血清。

(2)2%～5%患者红细胞盐水悬液。

(3)献血员血清。

(4)2%～5%献血员红细胞盐水悬液。

2. **操作：常采用试管法**

(1)核对化验单上患者和献血员的病历号、姓名、血型等，应正确无误。

(2)取 2 支清洁干燥试管，贴好主、次侧标签，按表 3-1 加反应物。

表 3－1　盐水交叉配血法

反应物	主侧	次侧
受血者血清	1滴	—
2%～5%献血者红细胞盐水悬液	1滴	—
献血者血清	—	1滴
2%～5%受血者红细胞盐水悬液	—	1滴

（3）两管混匀后，于室温下以 RCF177g（1000r/min）的条件离心 1min，取出试管后在白色背景下先观察上清液是否溶血，然后轻摇试管，观察有无凝集，必要时用显微镜观察。

（4）结果判断

同型配血，主侧、次侧均应不凝集无溶血，如发生溶血和凝集均不可输血，应追查原因。如非同型血（指 O 型输给其他型，或 A、B 型输给 AB 型）或仅输入红细胞，前者（O 型或 A、B 型献血员）的抗 A、抗 B 效价应较低，若仅输入红细胞的，则可不必作次侧配血。

（5）报告方式：交叉配血试验（XX 法）

受血者姓名 XXX，血型＿＿＿型。

献血者姓名 XXX，血型＿＿＿型。

受血者血清加献血者红细胞：无（有）凝集及溶血。

受血者红细胞加献血者血清：无（有）凝集及溶血。

输血＿＿＿＿＿＿＿禁忌。

（6）注意事项

①核对输血申请单与标本的姓名等资料。

②患者标本应为新鲜血。

③标本不能溶血。

④标记明确。

⑤一份标本用一支滴管。

⑥先加好 PS、DS。

⑦配悬液吸底层红细胞。

⑧同一份血用同一支滴管。

⑨观察结果轻轻侧动试管，低倍镜下鉴别。

⑩试管架上应无其他无关的试管。

⑪红细胞悬液可用滴管上下吸液混匀。

⑫结果溶血视作凝集。

⑬登记结果时仔细核对。

⑭配血相合才能发血。

⑮报告单要仔细核对一遍，作好登记，方可发出。

⑯配血后患者标本与献血员标本保存冰箱 2～6℃7 天，以备复查。

【知识导航】交叉配血试验的目的和方法的选择。

1.目的

(1)发现 ABO 血型鉴定中的错误。

(2)发现 ABO 系统的不规则凝集素,如含抗 A_1 的 A_2 型血清,与 A_1 型的红细胞配血时,可出现凝集,这种不规则凝集素一般为冷凝集素,如效价不高,影响不大。但若为免疫性抗体,37℃时效价较高,就必须选用亚型相同的血液,以免发生溶血反应。

(3)发现其他的血型抗体,虽然 ABO 血型相同,但 Rh 或其他血型不同,同样能引起严重的溶血性输血反应。特别是当前许多检验科都不进行 Rh 和其他稀有血型的鉴定,全靠交叉配血发现血型的不同和免疫性抗体的存在。

2.配血方法的选择

根据受血者性别、有无输血史和妊娠史以及输血反应等情况采用不同的配血方法。

(1)无输血史和妊娠史的患者一般可只作盐水配血,此种方法可发现 M、N、P、Lewis 系统天然存在的不规则抗体和 ABO 系统中亚型的额外抗体,并可发现 ABO 血型的错误判定。

(2)凡有输血史和妊娠史的患者一般选用酶介质配血法。主要检测 Rh 系统不相合的免疫性抗体,有时也可发现其他血型系统的免疫性抗体,以避免 Rh 及其他系统血型不合所致的溶血性输血反应。

(3)凡有多次输血史且有输血反应史和原因不明的流产史或有过新生儿溶血症病史的妇女,则应选用抗人球蛋白介质配血法等,以防有不完全抗体而引起输血反应。另外,在某些疾病导致血浆蛋白紊乱时(如多发性骨髓瘤等),由于血浆异常蛋白的干扰,会给血型鉴定和配血带来困难。抗人球蛋白配血法可克服该特异性蛋白干扰造成的配血不合。若作血型鉴定可用等渗盐水洗涤红细胞后再作试验。

【问题探索】

1.什么是交叉配血试验?如何选择相应方法?

2.用 AB 型作为受血者与其他血型相配。观察结果有何规律?

3.O 型是万能输血者吗?为什么?

4.主侧和次侧所加的成分有何不同?

5.在鉴定血型和进行交叉配血试验时应注意哪些?

(褚静英　吴卫元)

任务 2

进行交叉配血试验（凝聚胺法）

【任务分析】

凡有输血史和妊娠史的患者一般标本内可能含有免疫性抗体（IgG 型），用盐水配血法不能发现，需选用能检测不完全抗体的方法进行配血。凝聚胺是带有高价阳离子的多聚季氨盐，溶解后能产生很多正电荷，可以中和红细胞表面的负电荷，减少细胞间的排斥力，缩小其间的距离，有利于红细胞产生凝集。用此法可以检出能引起溶血性输血反应的几乎所有规则与不规则抗体，此法已在实践中逐渐推广。

【任务要求】

会标本采集、接收和处理；会熟练进行交叉配血试验（凝聚胺法）；会进行方法学选择。

【任务处理】凝聚胺配血法。

1. 标本与试剂

（1）2%～5%供血者红细胞悬液、供血者血清。

（2）患者血清、2%～5%患者红细胞悬液。

（3）LIM 液。

（4）Polybrene 溶液。

（5）Resuspending 液。

2. 具体步骤

（1）逐项核对受者的样管血与申请单是否一致。

（2）查阅受者以前的血型检查记录，如与这次检查结果有所不同，及时分析原因。

（3）对收到的受血者血样作 ABO 反定型，RH 血型和其他血型检查以及血型抗体检测和鉴定。

（4）选择预先进行血型检查的合格供血者血样作交叉配血试验。

（5）取试管二支，标主次侧，主侧管加患者血清（血浆）2 滴，加供血者 2%～5%红细胞悬液（洗涤或不洗涤均可）2 滴，次侧管反之。

（6）各加 LIM0.7ml，混合均匀后，各加 Polybrene 溶液 2 滴，并混合均匀。

（7）用普通离心机，3000 rpm，离心 10s 然后把上清液倒掉，不要沥干，让管底残留约 0.1 ml 液体。

（8）轻轻摇动试管，目测红细胞有无凝集，如无凝集，则必须重做。

（9）最后加入 Resuspending 液 2 滴，轻轻转动试管混合并同时观察结果。如果在 30s 内

92

凝集散开,代表是由 Polybrene 引起的非特异性聚集,配血结果相合;如凝集不散开,则为红细胞抗原抗体结合的特异性反应,配血结果不相合。如反应可疑,可进一步倒在玻片上用显微镜观察。

(10)结果输入电脑,打印报告单,检测者和审核者签全名或盖章,并进行登记。凭领血收费通知单领血发血,反复核对。

【巩固拓展】

一、酶介质配血法

1.原理

原理同 Rh 血型定型(酶介质法)。一般有输血史和妊娠史的患者采用此法,可避免 Rh 及其他系统血型不合所致的溶血性输血反应。

2.操作

(1)取 4 支试管分别按主侧、次侧、阴性和阳性对照,贴好标签,按下表 3-2 加反应物。

(2)混匀,置 37℃水浴 20~30min(所孕育时间因酶不同而异),观察结果。主、次侧均无凝集和溶血,阳性对照出现凝集,阴性对照不出现凝集,表示配血无禁忌。

表 3-2　酶介质配血法

反应物	主侧	次侧	阴性对照	阳性对照
受血者血清	1 滴			
5%献血者红细胞盐水悬液	1 滴			
献血者血清		1 滴		
5%受血者红细胞盐水悬液		1 滴		
AB 型血清			1 滴	
5%D 阳性红细胞悬液			1 滴	1 滴
不完全抗 D 血清				1 滴
木瓜酶	1 滴	1 滴	1 滴	1 滴

(3)该法操作简便,较敏感,能检出不完全抗体;但缺点是能破坏 M、N、P 和 Fy 等抗原。

3.报告方式

同盐水配血法。

二、抗人球蛋白配血法

1.原理

IgG 型抗 D 血清在盐水介质中往往与 D 红细胞不发生凝集,但可使 D 红细胞致敏,即 D 红细胞包被一层 IgG 抗体,并可能同时有补体激活,C_3d 或 C_4 吸附于红细胞表面。此种致敏的红细胞用盐水洗涤数次,以除去未被红细胞吸收的血清 IgG;加入经一定稀释的抗人球蛋白试剂,该抗人球蛋白即与 D 阳性红细胞呈强凝集。但对 D^U 型者则需用几个不同批号的抗 D 血清才能检出。该法是检查 IgG 抗体最敏感的试验。

2.操作

(1)所用红细胞均用等渗盐水洗涤 1 次后配成 5%悬液。

(2)取 4 支试管做好标记,按表 3-3 加反应物。

(3)上述 4 支试管混匀后,置 37℃ 水浴 30min~1h。

(4)取出后用等渗盐水离心法洗涤致敏红细胞 3 次,最后一次吸尽盐水,加入适合稀释度的抗人球蛋白血清 1 滴(市售抗球蛋白血清需稀释为最适稀释度后使用,如有说明书则按说明书稀释),混匀,以 RCF177g(1000r/min)离心 1min,观察结果。

表 3-3　抗人球蛋白配血法

反应物	主侧	次侧	阳性对照	阴性对照
受血者血清	2 滴			
献血者 5% 红细胞盐水悬液	1 滴			
献血者血清		2 滴		
受血者 5% 红细胞盐水悬液		1 滴		
5% D 阳性红细胞悬液			1 滴	1 滴
不完全抗 D 血清			1 滴	
AB 型血清				2 滴

3.结果判断及报告方式

同酶介质配血法。

三、低离子强度盐水(low ion strength solution, LISS)配血法

1.原理

在等渗盐水介质中,由于完全抗体分子大,能在细胞之间架桥,使细胞发生凝集。不完全抗体分子小,只能使具有相应抗原的红细胞致敏,而不出现凝集。如果降低介质的离子强度(最适为 0.03mol/L),则可增加抗原、抗体之间的引力而使红细胞出现凝集。该法可以缩短孵育时间和增强敏感性。

2.操作

(1)将献血者和受血者的红细胞先用等渗盐水洗 3 次后,盐水全部倾出,再用 LISS 液将该红细胞洗 1 次。

(2)将上清液尽量吸去,再用 LISS 液将红细胞配成 2%~5% 的悬液。

(3)取 2 支试管贴好主、次侧标签,按表 3-4 加入反应物。

表 3-4　低离子强度盐水(LISS)配血法

反应物	主侧	次侧
受血者血清	2 滴	—
献血者 LISS 红细胞悬液	1 滴	—
献血者血清	—	2 滴
受血者 LISS 红细胞悬液	—	1 滴

混匀后,立即以 RCF177g 离心 1min,先观察上清液有无溶血,再轻弹底部红细胞,观察有无凝集,记录结果。

(4)如不凝集,置 37℃ 10min,再立即以 RCF177g 离心 1min,再观察有无溶血或凝集,并记录结果。

(5)如有必要,可继续用盐水洗涤上述红细胞3～4次,吸尽盐水,加最适稀释度抗人球蛋白血清2滴,混匀后再离心沉淀,观察结果并记录,也可用LISS代替等渗盐水配红细胞悬液,作胶体介质、酶介质配血,其方法与上述基本相同。

3.结果判断

在交叉配血的各步骤中,无溶血或凝集者表示交叉配血相合。

四、其他配血法

1.大量输血的配血法

患者在48h内输入5L或更多血时,叫做大量输血。大量输血需输用多名献血员的血液,则各献血员之间的血液也应作配血试验。

操作:取清洁白瓷平板,按表3-5,用蜡笔画1.4cm×1.4cm的若干个小方格,按编号分别加每个献血员和受血者血清1滴,再各加5%红细胞悬液1滴。各用1个洁净牙签将抗血清与红细胞悬液混合。操作完毕,手持白瓷板不断转动,室温下2～3min内观察有无凝集并记录,继续再放置30min,再转动瓷板观察结果。

结果判断:主、次侧及献血员之间交叉配血均不凝集时,方可输血。如发现某一方格内有凝集,应追查原因并禁忌输入该献血员的血液。

表3-5　多名献血员与受血者的交叉配血举例

血清 红细胞	受 献1	献1 受	献2 受	献3 受	献4 受
血清 红细胞	受 献2	献1 献2	献2 献1	献3 献1	献4 献1
血清 红细胞	受 献3	献1 献3	献2 献3	献3 献2	献4 献2
血清 红细胞	受 献4	献1 献4	献2 献4	献3 献4	献4 献3

次侧

主侧　　　　　　　　　　献血员之间交叉配血

2.急症的配血法

急症配血是指争取时间,尽快将血液输入患者体内以挽救生命。一般急症配血时由负责医师在配血单上写明用血的紧急情况和对血液种类和数量的要求。可采用试管法配血,有条件的可用低离子强度/抗人球蛋白试验配血,在15min内发血。"特急"指立即发血,可发库存O型浓缩红细胞或O型代浆血或低凝集价O型全血。然后尽快复查血型和配血。如表现有配血禁忌,应立即通知负责医师及时处理。

【问题探索】

简述凝聚胺交叉配血法的原理及结果判断。

(褚静英)

任务 3

进行抗体筛检和鉴定

【任务案例】

红细胞血型抗体筛查：<u>阳性</u>或<u>阴性</u>。

【任务分析】

红细胞血型抗体检查适用于下列情况：①ABO 血型鉴定发现受检者血清中有 ABO 血型以外的抗体时；②供血者血清抗体筛检；③输血前受血者血清抗体检查；④输血后溶血性输血反应疑为由同种抗体引起时；⑤孕妇血清的抗体检查；⑥新生儿溶血病婴儿血液中抗体检查；⑦直接抗人球蛋白试验阳性红细胞上抗体的检查。

【任务要求】

会初步进行抗体筛检和鉴定；会正确保存标本；会审核报告。

【任务处理】红细胞血型抗体筛查。

一、试剂

（1）试剂红细胞。
（2）血清标本。

二、操作

用于红细胞抗体筛查及其特异性鉴定的方法很多，应根据不同情况采用。

1.盐水介质法

有些抗体能凝集盐水混悬的红细胞，这些抗体通常是 IgM 类抗体，其中许多在 22℃下反应最好。在室温下有活性而在 37℃无活性的抗体是没有临床意义的，对患者或供血者的血样不需要用这种方法；在 37℃下也有活性的样本（如抗 Kell，抗 D）是有临床意义的，而这些抗体通常可用抗人球蛋白试验和酶技术来检查。

①取受检者血清 2 滴于标好的试管中。

②取 2% 试剂（筛查）红细胞悬液 1 滴于每个试管中，混合。

③1000 r/min 离心 1 min（离心速度和时间应按质控规定）。

④观察溶血和凝集反应，记录结果。

⑤按需要置室温(22~24℃)温育 15~30min。

⑥离心,观察溶血和凝集,并记录结果。溶血或凝集都是阳性结果。

2.酶法

酶技术能增强多种抗体的反应,并且有少数红细胞血型抗体对酶技术特别敏感,如 Rh 和 Kidd 系统的抗体。但是酶技术并不是抗体检查的唯一方法,因为如 M 、N 、S 、Fya 和 Fyb 这样一些抗原决定簇常被酶破坏,使针对这些抗原的抗体不能检出。

适合于血库中使用的蛋白水解酶有木瓜酶、菠萝酶、胰蛋白酶及无花果蛋白酶等。国内以前两种应用最多。

木瓜酶和菠萝酶通常是直接加到血清和细胞混合物中,即所谓一期法。膜蛋白酶和无花果酶用在两期法,即在加入血清之前,先把红细胞用酶处理。一期法没有两期法那样敏感,但比较方便。一期法酶技术:

①取受检者血清 2 滴置于试管中。

②加 2% 试剂(筛查)红细胞悬液 l 滴。

③加 1% 菠萝酶(或木瓜酶)pH5.5 PBS 溶液 1 滴,混合。

④置 37℃温育 30 min 。

⑤离心,将试管轻轻侧动并观察有无凝集,记录结果。

3.抗人球蛋白试验

①取受检者血清 2 滴,置标记好的小试管中,加 2%~5%试剂红细胞盐水悬液 l 滴,37℃温育 30~60min。

②离心,观察溶血和凝集,并记录结果。

③彻底悬浮细胞,用盐水洗涤 3 次。

④最后一次洗涤后,弃掉全部盐水,将试管边缘的盐水用滤纸吸干。

⑤按试剂说明加最适稀释度抗人球蛋白血清 l 滴,充分混匀。

⑤离心,轻轻悬浮细胞,观察凝集反应,记录结果。

⑥如结果为阴性者,应加 IgG 包被的细胞 l 滴,离心并观察结果,如果也不见凝集,表示试验无效,必须重做。

4.低离子强度盐溶液(LISS)法

抗原、抗体在低离子强度的条件下发生反应,可缩短检出大多数抗体所需的温育时间。

(1)低离子强度盐溶液(LISS)的配制

①称取氯化钠 1.75g 和甘氨酸 18g,置 1000 ml 容量瓶内。

②加磷酸盐缓冲液(0.15 mol/L, KH_2PO_4 11.3 ml 和 0.15 mol/L $NaHPO_4$ 8.7 ml 混合)20 ml。

③加蒸馏水至 1000ml 刻度。

④用 NaOH 调节至 pH 6.7。

⑤加 0.5g 叠氮钠作为防腐剂,最好当天配用。

(2)LISS 法的操作

①将适当容量的试剂红细胞用盐水洗涤 3 次,将盐水全部倾去。

②用 LISS 溶液将红细胞配制成 2% 混悬液。

③加受检者血清 2 滴于标记的试管中。

④加 2% 红细胞 LISS 悬液 2 滴。

⑤混合,置 37℃温育 15 min(延长温育时间可引起某些抗原变质,如 Fyª)。

⑥离心,检查溶血及凝集,并记录结果。

⑦用盐水洗涤 3 次,除净洗液,加抗人球蛋白血清 1 滴。

⑧离心,观察结果。

三、说明

(1)上述各种抗体筛查方法对证实具有特别的血清学特性的抗体是有利的。各实验室根据条件可制订抗体检查的常规方法。

(2)对患者血清的抗体筛查要包括能证明在 37℃下有抗体活性的方法,盐水介质、LISS 可任意选择,但抗人球蛋白试验是必需的。对有妊娠史和输血史的供血者,血清都要做抗体筛查。所用的方法不需要像用于检查血样那样敏感,因为在输入的血液中的弱反应抗体实际是没有临床意义的。

四、抗体筛查试验结果的判读

(1)判读溶血和凝集的终点必须准确和前后一致,如果溶血和凝集都存在,离心后要立即观察上清液的溶血情况,然后轻轻地把细胞摇散以观察凝集,振摇过度可能将大的凝集块打碎或弱结合的凝集块分散。

(2)判读试验结果时,必须记录观察到的每个细胞样本的凝集强度或溶血现象。同一实验室中的技术人员必须使用同样的解释和符号。常用的代号是:

4+:一个结实的凝集块。

3+:几个大的凝集块。

2+:中等大的凝块,背景清晰。

1+:小凝集块,背景混浊。

±:微小凝集块,背景混浊。

0:无凝集或溶血。

PH:表示部分溶血,有一些细胞残留。

H:表示完全溶血,无残留细胞。

五、抗体筛查试验结果的解释

抗体筛查试验是很有价值的,但也有其局限性。一个阴性试验不一定意味着这一血清中没有抗体,而只是在使用这些技术时,缺乏与筛查细胞起反应的抗体。如果临床资料和其他实验室提供了另外的线索,就应扩大常规筛查方法。例如,如果 ABO 正反定型不符,就应在室温下做抗体筛查。如疑为溶血性输血反应、新生儿溶血病或自身免疫性溶血性贫血,有必要做酶试验或以放散液做筛查,以证明引起疾病的抗体。如果常规抗体筛查包括了室温下检查,则常常可以遇到受检者血清同试剂红细胞呈阳性反应,而同供血者红细胞呈阴性反应,或者相反,这常常是由下列抗体所引起。

(1)在 A_1 和 A_1B 型受血者血清中偶尔有抗 H。而 O 型红细胞上有大量的 H 抗原,A_1 和 A_1B 细胞上的 H 抗原非常少。所以,含抗 H 的血清能凝集全部 O 型试剂红细胞,但不凝集

A_1 和 A_1B 供血者的红细胞。同样,因为 A_2 细胞有相当大量的 H 抗原,所以如果 A_1 血清中含有抗 H 时,与 A_2 细胞交叉配血可能是不相合的。

(2)抗 Le^{bH}。这种抗体与 O 型 Le(b+) 红细胞起反应,但不与 A_1 或 A_1B 型 Le(b+)红细胞起凝集。因此,在抗体检查中检出有抗 Le^{bH},而这种抗体与 A_1 或 A_1B 型 Le(b+)红细胞作交叉配血可以是相合的。

(3)在 A_2 受血者血清中有抗 A_1,这种情况受检者血清与 O 型筛检细胞呈阴性,而与 A_1 供血者细胞呈阳性反应。

(4)受检者血清中存在低频率抗原反应的抗体 Wr^u。

(5)受检者血清中存在仅与相应抗原的纯合子细胞起反应的抗体,这种情况可能与筛检细胞或供血者细胞发生凝集。

【知识导航】

抗体测定(antibody detection)与抗体鉴定(antibody identification)是血型血清学中十分重要的工作,而且有时是非常复杂的问题。因此,血库工作者必须充分了解其有关的理论知识,并掌握其实验室操作技术。

一、抗体测定

抗体测定又称抗体筛检(antibody screening),它是一种初步检查血清中有无血型抗体的方法。

1.试剂红细胞

试剂红细胞(reagent red blood cells,RRBC)又称筛检红细胞(screening cells),一般都推荐用 2 个或 3 个不同血型的 O 型红细胞等量混合而成。由于某些抗体(如抗-M 等)与具有双量的纯合子红细胞抗原比只有单量的杂合子红细胞抗原的反应要强得多,而血型血清学实验室不可能得到所需的红细胞抗原都是纯合子,所以这 2 或 3 种 RRBC 的抗原组成必须是互补的。因为这种 RRBC 是等量混合的,所以其中 RRBC 的红细胞应含有临床上认为是重要的全部红细胞抗原,例如 Rh,Kidd,MNSs,Duffy,Diego,Xg,Kell,Lewis,P 及 Lutheran 等系统的血型抗原。我国汉族人 Kell 系统几乎都是 kk,所以 K 抗原一般都不包括在内。现将上海市血液中心血型参比室的不规则抗体筛选细胞反应格局表举例说明,见表 3-6。

表 3-6　上海市血液中心血型参比室的不规则抗体筛选细胞反应格局表

序号	血型系		Rh-hr					Kidd		MNSs				Duffy		Diego	
	献血员	基因型	D	C	E	c	e	JK^a	JK^b	M	N	S	s	Fy^a	Fy^b	Di^a	Di^b
1.	王	R1R1	+	+	0	0	+	+	0	+	0	0	+	+	0	+	+
2.	张	R1R2	+	+	+	+	+	0	+	0	+	+	+	+	0	+	+
	患者细胞																

Xg	Kell							Lewis		P	Lutheran		序号	试验结果		
Xg^a	K	k	KP^a	KP^b	KP^c	Js^a	Js^b	Le^a	Le^b	Pl	Lu^a	Lu^b	号			
0	+	0	+	0	0	0	+	0	+	0	0	+	1.			
0	+	0	+	0	0	0	+	+	+	+	0	+	2.			

2.试剂红细胞的应用

由于 RRBC 是由 2 或 3 种红细胞等量混合组成,所以这种 RRBC 并不是每一个红细胞上都含有相同的抗原决定簇,弱的红细胞血型抗体往往不易检出。因此,一般不用于患者血型抗体的检出。在多数情况下,这种 RRBC 也不作检测低频率抗原的抗体,因为这种红细胞上不存在低频率抗原。临床上 RRBC 常作为抗体鉴定、交叉配血试验不合的原因分析以及新生儿溶血病诊断时的平行试验。

3.抗体测定方法

目前尚没有能够检测所有红细胞抗体的方法。所谓临床上重要的血型抗体,也因人种不同、地区不一而不一致。目前国内各实验室常用的方法有:盐水介质法、酶法及抗球蛋白法。对受血者来说,最好选用两种方法,即盐水介质法以及酶法或抗球蛋白试验,以期能检出 IgM 及 IgG 抗体。

一般可先做盐水介质法,室温放置 15min,离心沉淀,读取结果,如结果为阴性,再放置 37℃加温 30min,离心沉淀,再读取结果。如结果仍为阴性,红细胞用盐水洗涤 3 次,再加抗球蛋白试剂作抗球蛋白试验(AGT),另外一组试管可作一期法酶试验,以补充第一种方法的不足,有些抗体只有用两期酶法加上抗球蛋白试验才呈阳性反应。低离子强度溶液(LIS)可以缩短抗体与抗原结合所需的时间,并可增强亲和力低的抗体的敏感性。

4.常见红细胞血型抗体的 Ig 类型及其反应特性

见表 3-7。

表 3-7 常见红细胞血型抗体的 Ig 类型及其反应特性

抗体	盐水介质	白蛋白介质	抗球蛋白试验	酶试验	体外溶血	最适温度℃ 4	24	37
H,J	M	S	F	S	F	M	S	F
I	M	S	F	S	S	M	S	F
A,B,AB	M	F	F	M	S	M	S	F
常为 MN	M	S	S	F	N	M	M	F
IgM P₁	M	S	S	S	F	M	S	F
PP₁Pk	M	M	M	M	M	S	M	M
Leª,Leᵇ	M	S	S	M	S	M	S	F
Luª	M	S	F	F	N	M	S	M
Luᵇ	S	S	F	F	N	R	S	M
C,D,E c,c	S	S	M	M	N	F	S	M
常为 S,s	S	S	M	S	N	F	S	M
IgG K,k Jsª,Jsᵇ	F	S	M	S	N	F	S	M
Fyª,Fyᵇ	F	F	M	F	N	N	F	M
Jkª,Jkᵇ	F	S	M	M	F	N	S	M

M:大多数(>20%);S:有些(5%~20%);F:少数(1%~5%);R:罕见(<1%);N:未报道过

5.结果分析

(1)IgM 抗体一般在盐水介质中,室温或更低的温度中起反应,而 IgG 抗体在 37℃抗球蛋白试验反应最好。

（2）P 及 Lewis 系统的抗体，用所有方法或任何条件都可以发生反应。

（3）酶试验及抗球蛋白介质特别适用于 Rh 及 Kidd 系统抗体。

（4）如有体外溶血，一般可排除 Luthcran，MNSs，Kell，Duffy 及 Rh 系统的抗体。

【知识链接】试剂。

1.试剂红细胞

血型参比实验室或血液中心提供，或由各血库从供血者或工作人员中进行普查得到。筛查红细胞以 2 个或 3 个人抗原互补的不同的红细胞为 1 套，单独分开分装，因为单一的筛查红细胞较混合红细胞能提供较高的敏感性。

因为许多抗体同双倍抗原（纯合子）的红细胞反应比同单倍量抗原（杂合子）的红细胞反应要强得多，而不可能得到的都是纯合子红细胞，因此，筛查红细胞的抗原组成必须是互补的，以提供尽可能多的必要的抗原。筛查红细胞大多不包括低频率抗原，所以不可能检出低频率抗体。这种抗体只有在抗体鉴定时被测到，或在交叉配血时被发现，或在新生儿出生后出现黄疸时被发现。每一组筛查红细胞中至少有常见的抗原，而且是互补的。如果某种抗体只能与一种特定抗原的纯合子细胞起反应，而筛查红细胞上这种特定抗原是杂合子，则该抗体可能被漏检。

合适的纯合子表现型的供血者是很少的，为了提供有重要抗原的纯合子细胞，需要使用来自 3 个供血者的红细胞。

筛查红细胞可用 ACD 或 CPD 保养液抗凝，一般在 4℃可保存 3 周。如采用 CPD－A－I（加腺嘌呤 CPD）则更佳，能贮存 35 天，改善细胞活力。

2.血清标本

虽然血清和血浆中都存在相同的红细胞抗体，但一般都采用血清进行抗体检查。

因为：①如果血浆中的凝血系统发生部分激活，就可产生纤维蛋白，干扰对凝集的解释；②只有通过激活补体的作用才能证实的抗体，不能在血浆中检出；③常用的抗凝剂是结合 Ca^{2+} 来防止凝固，而 Ca^{2+} 对于补体的激活是必不可少的。

应注意血清标本的采取时间。例如，受血者血样一定要在 48 h 内采集。为了检出由于最近红细胞刺激而产生的抗体，血样必须是新近的。如果抗体筛查结果阴性，有时需要隔数天后重新采样复查，因为此时机体的浓度可逐渐增强。

为了防止血样溶血，有必要把血清从凝块中分离，贮存在另一个单独的试管内，并适当标记、密封或用塞子塞紧。

红细胞放散液也可以作抗体筛查及鉴定。

如果以冰冻血清作抗体检查，融化后的样本要充分混合。因为蛋白先融化，血清中的蛋白和水是分离的。如果不充分混合，分离的部分就可使抗体浓缩。如果一个样本要使用多次，应把它分成数小份后冰冻。反复冻融的标本不能供抗体鉴定用。

每一样本应详细记录病史，包括姓名、性别、年龄、民族、诊断、妊娠史、输血史，使用过的药物（如甲基多巴、青霉素、先锋霉素等）、采样日期、有无抗凝剂、抗凝剂的种类和剂量、血液样本的外观、有无溶血、黄疸以及红细胞比密等。

【巩固拓展】

一、红细胞血型抗体鉴定

红细胞血型抗体鉴定是血型抗体筛查后的进一步检查,目的是了解血型抗体的类别。

(一)配组红细胞

配组红细胞(panel cells)又称谱细胞,其来源都是经详细挑选和广泛检测血型抗原的 O 型供血者的红细胞,一般是由 8～16 个人的已知血型的 O 型红细胞配套组成,具有各种不同的抗原成分,根据谱细胞的反应格局一般可以鉴定常见的抗体。选择不同的谱细胞,可以鉴定不同特异性抗体。为了供血的方便,血液中心的工作人员都应参加检查,以提供所需的红细胞血型抗原。可以定期放血,或一次放血后冰冻甘油保存。

配组红细胞所具有的红细胞表型,应包括:Rh,Kidd,MNSs,Duffy,Giego,Xg,Kell,Lcwis,P 及 Lutheran 等系统。为了提供 Rh 系统中复合抗体(如抗-Ce)与混合抗体(如抗-C＋抗-c)的鉴定依据,谱细胞的 Rh 基因型也应加以标明。对低频率及高频率抗原是阴性还是阳性应加以注明。如有条件对其他特殊抗原也可以另列一栏说明。一般来说,一套配组细胞应尽可能包括最多的抗原决定簇,以及一些缺乏这些抗原决定簇的红细胞。这些红细胞的组合原则,对大多数单一抗体(single antibody)和多种混合抗体(multiple antibody)鉴定方便,如上海市血液中心血型参比室提供的红细胞血型谱细胞反应格局表,见表 3-8。

市上供应的配组细胞用特殊保养液保存,注明有效日期,浓度一般为 3％～6％,不用时应保存在 2～6℃冰箱内,避免污染。

表 3-8 红细胞血型谱细胞反应格局表

患者姓名＿＿＿ 性别＿＿＿ 年龄＿＿＿ 民族＿＿＿ 标本测定日期＿＿＿ 谱细胞配制日期＿＿＿＿＿
医院＿＿＿ 病床号＿＿＿ ABO 血型＿＿ Rh 血型＿＿＿＿＿ 抗体鉴定结果＿＿＿＿＿ 过期日＿＿＿
直接抗球试验:多价抗球蛋白＿＿＿ 抗 lgG＿＿＿ 抗 C3＿＿＿ 备注＿＿＿ 备注＿＿＿＿＿＿

序号	血型系 献血员	基因型	Rh—hr					Kidd		MNSs				Duffy		Diego	
			D	C	E	c	e	JKᵃ	JKᵇ	M	N	S	s	Fyᵃ	Fyᵇ	Diᵃ	Diᵇ
1.	陈	R1R1	+	+	0	0	+	0	+	+	+	+	+	+	0	0	+
2.	董	R2R2	+	0	+	+	0	0	+	0	+	0	+	+	0	0	+
3.	祖	R1r	+	+	0	+	+	+	0	+	+	0	+	+	0	0	+
4.	沈	R2r	+	0	+	+	+	+	0	+	0	0	+	+	0	0	+
5.	袁	Rcr	+	0	0	+	+	+	+	+	+	0	+	+	0	0	+
6.	何	R1Rz	+	+	+	0	+	+	+	+	+	0	+	+	0	0	+
7.	吴	R2Rz	+	+	+	+	0	+	+	+	+	0	+	+	0	0	+
8.	陈	r′r	0	+	0	+	+	+		+	+	+	+	+	0	0	+
9.	倪	r″r	0	0	+	+	+	+		+	+	+	+	+	0	0	+
10.	张	r r	0	0	0	+	+	+		+	+	+	+	+	0	0	+
11.	袁	R1R2	+	+	+	+	+	0	+	0	+	+	+	+	0	+	+
	患者细胞																
	特殊抗体(1)																
	特殊抗原(2)																

Xg		Kell						Lewis		P	Lutheran		序号	试验结果		
Xg^a	K	k	KP^a	KP^b	KP^c	Js^a	Js^b	Le^a	Le^b	Pl	Lu^a	Lu^b				
0	0	+	0	+	0	0	+	0	+	+	0	+	1			
+	0	+	0	+	0	0	+	0	+	0	0	+	2			
	0	+	0	+	0	0	+	+	+	+	0	+	3			
	0	+	0	+	0	0	+	0	+	0	+	+	4			
	0	+	0	+	0	0	+	0	+	0	0	+	5			
0	0	+	0	+	0	0	+	+	0	0	0	+	6			
+	0	+	0	+	0	0	+	0	+	0	0	+	7			
+	0	+	0	+	0	0	+	0	+	0	0	+	8			
+	0	+	0	+	0	0	+	0	+	0	0	+	9			
	0	+	0	+	0	0	+	0	+	0	0	+	10			
	0	+	0	+	0	0	+	+	+	+	0	+	11			

(二)抗体鉴定方法

抗体鉴定的方法无统一的规定,一般应包括盐水介质法(4℃、室温及 37℃)、酶法及抗球蛋白试验。必要时再作吸收、放散试验及 2 - Me 或 DTT 处理的血清作 IgM 和 lgG 抗体类型的鉴定,如遇低频率抗原的抗体鉴定,还需加用补充的配组细胞进行鉴定,以增加其阳性概率。

(三)抗体鉴定应有的参考资料

(1)被检者的血型,包括 ABO、Rh 以及其他必需的血型。

(2)以往输血史及妊娠史。

(3)临床诊断,尤其是自身免疫性溶血性贫血(AIHA)。

(4)药物治疗(包括 RhIg)。

(5)如果以往曾作过血型鉴定,应进一步了解试验方法及试验温度;红细胞受酶处理的影响。

(6)与随机供血者红细胞阴性反应的频率和强度。

(7)试验时有无溶血现象及剂量效应等。

(四)抗体检出率的计算方法

从统计学角度来看,血型抗体鉴定的概率应达 95%,即碰巧由其他抗原抗体反应的概率应不超过 5%,如果为罕见的血型抗体,或认为是一种新的血型抗体,则其概率应小于1%,计算方法以 Fisher's 2 × 2 精确计算表计算。

二、抗体鉴定

见表 3 - 9、表 3 - 10。

表 3-9 抗体鉴定用红细胞编组表

红细胞编号	Rh血型	C	CW	c	D	E	e	K	Fya	Fyb	JKa	JKb	P1	Lea	Leb	M	N	S	s
		Rh						K	Duffy		Kidd		P	Lemis		M N			
1	r r	O	O	+	O	O	+	O	+	O	+	+	+	O	+	+	+	O	+
2	R₁ᵂR₁	+	+	O	+	O	+	+	+	+	O	+	+	+	O	+	+	+	+
3	R₁R₁	+	O	O	+	O	+	O	+	+	O	+	+	O	O	+	O	+	O
4	R₂R₂	O	O	+	+	+	O	O	O	O	+	O	+	O	O	O	+	O	+
5	r″r	O	O	+	O	+	+	O	+	O	+	+	O	O	O	+	+	+	O
6	r r	O	O	+	O	O	+	O	O	+	+	O	+	O	O	+	+	O	+
7	r r	O	O	+	O	O	+	O	O	O	+	+	+	+	O	+	O	+	+
8	r r	O	O	+	O	O	+	O	O	+	O	O	+	+	O	O	+	O	+
9	r r	O	O	+	O	O	+	O	O	O	+	O	O	O	O	+	O	+	O
10	Ror	O	O	+	+	O	+	O	O	O	O	+	+	O	O	+	+	+	+

表 3-10 两个以上抗体反应举例

红细胞号	抗原																			生理盐水			酶	
	C	CW	c	D	E	e	K	Fya	Fyb	JKa	JKb	P1	Lea	Leb	M	N	S	s	RT	37	IAT	37	IAT
1	+	O	+	O	O	+	O	+	O	+	O	+	+	+	O	+	+	O	+	1+	O	3+	O	4+
2	+	+	O	+	O	+	+	+	+	O	+	+	+	O	+	+	+	O	1+	O	2+	O	O
3	+	O	+	+	O	+	+	O	O	O	O	+	+	O	O	+	O	+	3+	2+	3+	O	4+
4	O	O	+	+	+	+	O	O	O	+	O	+	+	O	O	O	O	+	O	O	O	O	O
5	O	O	+	O	+	O	+	+	O	+	O	+	O	O	+	+	+	+	1+	O	2+	O	O
6	O	O	+	O	O	+	O	O	O	+	O	O	O	O	+	+	O	+	1+	O	3+	1+	4+
7	O	O	+	O	O	+	O	O	+	O	O	+	+	+	+	+	+	+	3+	2+	3+	1+	4+
8	O	O	+	O	O	+	O	+	O	O	O	+	+	+	O	+	O	+	O	O	3+	O	O
9	O	O	+	O	O	+	O	O	O	+	O	O	O	O	+	O	+	+	O	O	3+	1+	4+
10	O	O	+	+	O	+	O	O	O	O	+	+	O	O	+	+	+	+	1+	O	2+	O	4+

H:溶血;RT:室温;IAT:抗体球蛋白试验;1~4+:凝结强度;O:无反应;+:一无残留红细胞

三、抗体鉴定中的一些考量

抗体鉴定用红细胞有商业成品供应,浓度为5%的红细胞盐水悬浮液,一组10小瓶,已知抗原组成的O型红细胞,经过精细而有计划的编组,可有效地区分临床常见的抗体。与血清反应的正负结果,即显示出特定的反应模式。设抗体为单一抗体时,常无法指出抗体名称,需要用进一步应采取的方法,及解决每一试验阶段中所遭遇的困难。

患者血清与自己的红细胞反应结果常可提供有用的讯息。设近期没有输血,但红细胞 DAT 为正反应,即表示血清中的抗体可能为自身抗体。设患者在近期内曾经输过血,则血清中的抗体可能附着在输入的捐血人的红细胞上,而成为 DAT(+)。当红细胞呈现 DAT(+) 时,应作抗体析出试验,用析出液以协助决定患者血清中的抗体。因输血所引起的延期性输血反应所生成的同种抗体,或长期服用药物及免疫病变所引发的自身抗体,大部分会吸附在捐血患者或患者的红细胞上,在血清中所留下来的抗体常反应微弱,难以决定抗体名称。但析出液中常会显示清晰的抗体反应模式,因为析出液中的抗体浓度常较血清中为高。

设血清仅与抗体鉴定用 O 型红细胞作有选择性的反应,即一些为正反应,另一些为负反应,但不与患者自己的红细胞发生反应,此即表示患者血清中的抗体为同种抗体。

病历常为有价值的参考资料,如输血及怀孕记录、服用药品及最近有无输血、血清与红细胞的反应温度、红细胞对酶或有机硫化物处理的影响、反应强度是否因红细胞的抗原组成(即同相或异相抗原)而显示强弱的差异、有否溶血现象等,这些点点滴滴的资料均可提供有用的线索,作为采取下一步试验的依据。这样原来看似复杂的问题,就会逐步得到解决。

四、抗体鉴定试验结果的分析

(一)方法

现逐步说明试验结果的分析方法。

(1)在 10 个红细胞的编组表中,按血清与任一红细胞的负反应结果而划掉表中编号横线所列的有(+)号的抗原,即相应的抗体不应在血清中存在。例如在表 3-9 中,假设 6 号红细胞与血清无反应,则在 6 号横向横线上所有为(+)号的抗原,即可划去不予考虑。即抗体 s、M,N,P_1,JK^a,Fy^b,e 及 c 均排除在考虑之外。

(2)排除患者自身红细胞上抗原的相应抗体。用试剂测试患者红细胞,当与抗 D、抗 C、抗 Fy^a 及抗 K 为正反应时,即表示患者红细胞有这些抗原。结论为患者血清中绝不会有上述抗原相应的抗体存在。

(3)设红细胞原来与血清为正反应,但经酶处理后变为负反应。则此红细胞上所有抗原的相应抗体(Duffy 及 MNS 抗体除外)均可排除而不予以考虑。

(4)考虑抗体的反应特性,如抗体 P_1、Le^a、Le^b、M、N 等在室温反应较佳。Rh、Duffy、Kidd、K 等血系中的抗体仅在抗球蛋白试验中发生反应。一些 Le^a 抗体 37℃时可发生溶血现象。经酶处理后的红细胞上的有些抗原发生破坏,失去了与抗体 Fy^a、Fy^b、M、N、S 发生反应的能力,且双倍及单一抗原间反应强度有差异。如 M,N 抗体即为极显著的例子。

(5)应试验足够量的红细胞,以满足 P 值≤0.05 的要求,使结论符合统计学标准,亦即有被公认的充分证据。

(6)当抗体初步决定后,应以试剂测试病人自己的红细胞,应无此抗体相应的抗原,若试验结果为正反应时,则血清中的相应抗体,按免疫学原理应自动的被排斥(自身抗体除外)。换言之,预定的结论不正确,试验过程有错误。

(二)单一抗体的鉴定举例

设血清中仅有一个抗体存在时,血清与一组抗体鉴定用红细胞的反应结果,常会显示清晰的反应模式,抗体名称亦会一目了然。

例如,在表 3-9 中,血清仅与第 4,5 号红细胞产生凝结反应,但与其他 8 个红细胞没有反应,则血清中的抗体必为抗体 E。设仅与 2,7 号红细胞反应,必是抗体 K。

(三)两个以上抗体鉴定过程举例

当患者血清与一组抗体鉴定红细胞反应结果不符合任何单一抗反应模式时,或有些红细胞仅在室温反应,但另一些却仅在抗球蛋白试验中反应,即显示血清中存在有两个以上的抗体。现以表 3-10 中的反应结果为例,逐步说明解决方法。(已知本范例血清中存在三种抗体,即 M,Fy^a 及 JK^a)。

(1)4 号红细胞无反应,因此 4 号横线上有(+)号的一切相应抗体均不存在。即抗体 c,D,E,Fy^b,JK^b,P_1,Le^a,N 及 s 均被排斥而不予考虑。

(2)检视红细胞经酶处理前与处理后的反应结果。第 2,5,8 号三个红细胞,在经酶处理后即失去原来在抗球蛋白试验中的反应。这三个红细胞均为 Fy(a+),因此抗体 Fy^a 为可能的抗体。但 2,5 号红细胞上也为 S(+),因此抗体 S 的存在与否无法决定。

(3)在经酶处理后,2,5,8 号红细胞失去原有的反应(即未处理前 IAT2+,处理后 IAT 成为 0,即负反应)。除 Fy^a,Fy^b,M,N,S 抗原外,其他各血系中的抗原,酶处理应使反应较未处理前加强。因此这些红细胞上抗相应的抗体,如 C,CW,D,E,c,e,JK^b,Le^a,Le^b,P_1,K 均可据此不予考虑。

(4)检视反应温度及反应模式,室温反应结果显示有抗体 M。第 4,8,9 号红细胞在室温下无反应,其血型为 M-N+。第 1,2,5,6,10 号红细胞的血型均为 M+N+,在室温下生弱反应。第 3,7 号红细胞,血型为 M+N-,即同相抗原(双倍抗原),生显著的强反应。这种反应模式是 M,N 抗原特有的剂量效应,对 M、N 抗体的认定甚有帮助。

(5)根据以上分析,目前最可靠的抗体为 Fy^a,JK^a,M 及 S。用试剂测试患者自己的红细胞,上述四种抗原均不存在,因此抗体 S 是否存在必须采取进一步行动以排除或证明其存在。此可选取 S+,M-,Fy(a-) 及 JK(a-) 红细胞再与血清试验,其结果为负反应,抗体 S 存在的可能性即被排除。

(6)按免疫学原理,凡红细胞上有抗原,在正常情况下,血清中绝不会有与此抗原相应的抗体存在。这是一个有用的一般原则,可协助问题的解决。

(7)结论为血清中有三个抗体,即抗 M,抗 Fy^a,抗 JK^a。

【问题探索】

1.什么是谱细胞?
2.抗体筛查的意义是什么?

(褚静英　陈瑶)

任务 4

正确储存各种血制品

【任务分析】

各种血制品需要在合适的条件下保存,才能使血制品合理有效使用。

【任务要求】

会识别各种血液成分;会初步正确储存各种血制品;能严格进行三查七对;能正确交接并记录;能按要求判断血制品质量。

【任务处理】

一、全血的保存

全血保存一般指红细胞的保存,其目的是尽可能延长离体血液的有效保存期限。血液保存的关键在于:防止血液凝固;添加红细胞代谢所需要的能量物质;增强红细胞放氧能力;维持适当的 pH;降低贮存温度;使用抗溶血剂以及优良容器的选择。根据以上要求,血液保存研究的主要方向是零上(4℃±2℃)保存和深低温条件下的保存,并已寻找到多种保存红细胞的方法,延长了红细胞的保存期,提高了血液质量。

(一)全血在 4℃±2℃ 时的保存

1.血液抗凝剂

血液抗凝剂是防止血液凝固和红细胞遭到破坏的化学物质,如枸橼酸钠、肝素、EDTA 等。

以上几种抗凝剂目前都已为临床所采用,肝素用于实验室及外科体外循环手术的输注,EDTA-2Na 用于血小板分离和保存以及血液保存液的配制。但是用于全血的抗凝剂,目前主要是枸橼酸钠。

2.葡萄糖和腺嘌呤

(1)葡萄糖:它是红细胞代谢的主要能量来源,正常情况下 90% 是通过糖的无氧酵解,约有 10% 是通过磷酸戊糖途径生成 ATP,提供红细胞能量维持其寿命。但由于红细胞内没有线粒体,与其他细胞相比,2 分子葡萄糖生成的 ATP 数量相对较低,因此作为代谢产物的乳酸就会积累较多。葡萄糖的用量随保存时间长短而不同,一般在血液中浓度应为 0.5%~1%,以 0.5% 为宜,不宜过多;过多会引起红细胞膨胀而对红细胞的保存不利。

(2)腺嘌呤:Simon 于 1962 年发现,在 ACD 血液保存液中加入少量腺嘌呤,可以提高血液 ATP 在 4℃贮存期间的水平和活性。红细胞对腺嘌呤的需要是特异的,它可以将腺嘌呤转变成一磷酸腺苷(AMP),并进一步磷酸化生成 ATP,为红细胞新陈代谢活动提供高能化合物的物质来源,从而大大延长血液在 4℃时的保存时间。

3.抗溶血剂

蔗糖、山梨醇和甘露醇等均有缓解红细胞溶血的作用,而不影响代谢,并且有加固细胞膜的作用。目前国际上使用较多的是甘露醇,它的用量很小,一般在 1% 以上。

4.改善红细胞的放氧能力

ACD 和 CPD 血液分别保存到 1 周和两周后,其红细胞放氧能力均降到 50%,对于即刻需要纠正缺氧的患者,输注保存时间长的血液是不适宜的。

红细胞的放氧能力是由血红蛋白的解离度决定的。影响因素有 CO_2 分压、O_2 分压、pH 和 2,3-DPG 含量及其生成有关酶系有关。当 2,3-DPG 含量减少时,氧解离曲线向左移,那么血红蛋白与氧亲和力增加,其结果是组织氧供给不足,解决的方法如下:

(1)保存液中加 $NaHCO_3$,所产生的 CO_2 可由内在的 $Ca(OH)_2$ 来消除,避免了 pH 降低,有利于 2,3-DPG 的生物合成。

(2)加二羟丙酮,可以增加 2,3-DPG 含量。

(3)加维生素 C,增加还原力,进而维持有关酶的活性。

(4)加丙酮酸盐,增加 1,3-二磷酸甘油酸(1,3-DPG),然后变成 2,3-DPG。

5.保存温度

红细胞代谢随温度的降低有明显的抑制,为此,如果低温保存,乳酸生成速度下降,pH 下降速度也变缓慢。红细胞保存的温度尽可能地在不使红细胞冻结的最低温度保存,因为温度升高,红细胞破坏的过程明显加快。此外,为了红细胞代谢正常,血袋要码放整齐,避免重叠。

6.保存容器

现在使用的保存容器是聚氯乙烯(PVC)袋,这种塑料袋氧和二氧化碳可以缓慢地通过。所以在保存过程中由细胞代谢所产生的乳酸和重碳酸盐反应生成的碳酸,进而分解成 CO_2 和水,CO_2 被排出袋外,pH 下降被抑制,红细胞保存环境被改善。这种效果对血小板保存有更大好处。后来生产的聚乙烯烃袋有更好的气体通透性,已应用于血小板的保存。

(二)血液保存液

1916 年出现了第一个血液保存液,它由枸橼酸盐-葡萄糖组成,用此保存液采集兔血保存 2 周,输给动物可以纠正贫血。尽管当时没有意识到葡萄糖对红细胞能量代谢的重要性,但是在第一次世界大战期间使用了该种保存液。

1943 年第二次世界大战期间,把酸化了的枸橼酸盐-葡萄糖溶液用于临床,使血液保存液向前迈出了重要一步。使用酸化溶液主要是防止高压灭菌时葡萄糖的氧化反应,形成了 ACD 保存液,其成分为枸橼酸、枸橼酸三钠和葡萄糖。它有两种配方,即 A 方和 B 方。A 方是 B 方的浓缩液,是以前广泛使用的血液保存液,可在 4℃保存全血 21 天。该保存液中含有足量的葡萄糖,使红细胞通过新陈代谢不断产生 ATP,维持红细胞的功能完整。低温贮存,可以减慢代谢速率,从而使葡萄糖不致迅速被消耗,并使抑制糖酵解的中间代谢产物不致产生过多。

ACD 保存液中的枸橼酸盐的量应该足以结合一单位血中含有的钙离子,而达到完全抗凝的目的,枸橼酸盐也有阻止糖酵解的作用。由于 ACD 保存液 pH 较低(5.03),对红细胞有酸损伤作用,使红细胞在保存期 2,3 - DPG 很快下降,库存 1 周后,红细胞 2,3 - DPG 可下降 50％以上,这是它的不足之处。ACD 沿用至今已有 50 多年。

1957 年,有人在 ACD 保存液中加入磷酸盐,使保存液 pH 有所提高(5.63),成为 CPD 血液保存液(枸橼酸酸-枸橼酸盐-磷酸盐-葡萄糖)。CPD 保存液与 ACD 保存液不同之处是 CPD 保存液中增加了磷酸盐,提高了 pH,使 2,3 - DPG 下降速度减慢,磷酸盐也可被利用于能量代谢,保存 1 周后 2,3 - DPG 不变,2 周后约下降 20％。在 4℃时可保存全血 28 天,红细胞体内存活率在 80％以上。现在各国陆续放弃 ACD 而推广使用 CPD 保存液。

CPD - A(枸橼酸-枸橼酸盐-磷酸盐-葡萄糖—腺嘌呤)保存液与 CPD 保存液不同之处是增加了腺嘌呤,前面已谈到腺嘌呤是高能化合物 ATP 的前体,因此增加腺嘌呤可以促进 ATP 的生物合成,有利于红细胞活性的维持,大大延长了血液保存期,使从原来保存 28 天延长到 35 天。70 年代以后,世界上大多数国家已用 CPD - A 取代 CPD 保存液,目前我国也有少数血站采用。

(三)血液在贮存过程中的变化

血液在贮存过程中可发生一系列的变化,有些变化是可逆的,有些变化则是不可逆的。红细胞在 4℃时保存,以保存液不同而有效期分别为 21 天、28 天和 35 天。随着保存时间的延长,红细胞膜上的脂蛋白和脂质逐渐丧失,红细胞内钾离子降低,钠、钙离子升高,红细胞从正常的双凹形变成球形或桑椹形,脆性增加,易发生溶血。白细胞的寿命只有 5 天,其中粒细胞死亡最快,淋巴细胞次之,单核细胞最后。血小板的寿命更短,24h 内至少有 50％丧失功能,48h 更为显著,72h 后其形态虽然正常,但已失去止血功能。不稳定的凝血因子如Ⅷ因子保存 24h 后活性下降 50％,Ⅴ因子保存 3~5 天也损失 50％,所以输注 4℃保存 5 天后的全血,只留下红细胞、血浆蛋白和稳定的凝血因子。

血液保存以红细胞生存期为准。容许红细胞的最长贮存时间,称为贮存期,它是按红细胞输注人体后 24h,在受血者循环血中预期至少能够保留输注红细胞的 70％而确定的(24h 回收率)。输入的红细胞 24h 后在受血者体内有一个正常的生存曲线。保存期由于保存液种类、保存容器和保存温度等条件的不同而不同。使用 ACD 和 CPD 保存液的聚氯乙烯塑料袋采血,在 4℃条件下贮存,规定贮存期为 21 天和 28 天,而用 CPD - A 保存液允许贮存 35 天。红细胞寿命不是以保存期为限的,过期后其活性会缓慢下降,过期时间越长则下降越快。

(四)血液的冷冻保存

血液的冷冻保存研究开始于 20 世纪 40 年代。1949 年 Polge 和 Smith 等人发现甘油对牛精子的冷冻保存有保护作用,从中得到启示。1950 年,Smith 应用甘油作为保护剂冷冻红细胞获得成功。其后,血液冷冻保存的研究迅速发展,但是由于没能解决去除防冻保护剂的问题,在临床上尚未得到广泛应用。

1956 年,Tullis 应用 Cohn 分离器将防冻剂甘油去除,从而使冷冻红细胞成功地应用于临床。但此方法比较复杂,仍未得到广泛推广。

1963 年,Huggins 发现红细胞在糖溶液中有可逆性的聚集反应,利用此反应原理,可用糖液洗涤法去除防冻保护剂——甘油。此后,冷冻红细胞逐渐在临床上得到广泛应用。在以后的研究中,对去除防冻剂的方法又有进一步的改进,Meryman 等人利用不同浓度梯度的氯化钠洗涤红细胞去除防冻剂,经过不断改进,现在在工艺方法上已日益完善,开创了保存血液的另一条重要途径。当前发达国家已将冷冻血作为一种特殊的血液制剂常规供应临床。冷冻血液保存研究的成功,是血液保存方法上的重大突破,为解决血液长期贮存、保障供血和对稀有血型患者输血以及自身输血创造了条件。

当前在临床上应用的冷冻红细胞制备方法基本上有两种。一种是慢速冷冻法,即使用高浓度甘油处理红细胞,最终使甘油在红细胞中的浓度大约为 $40\%(W/V)$,冷冻条件可以在无需严格控制冷冻速率的情况下进行,冷冻和贮存使用 $-65℃$ 以下的机械冰箱即可,解冻需慢速融化。去除甘油试剂可用糖液聚集法或不同浓度梯度 NaCl 洗涤法。

另一种制备方法是快速冷冻法,即使用低浓度甘油处理红细胞,使红细胞中最终甘油浓度大约为 $18\%(W/V)$,然后将甘油化的红细胞置于液氮中($-196℃$)迅速冷冻,再将冷冻后的红细胞放在液氮蒸汽中($-156℃$)贮存。解冻时需快速融化。去甘油方法可用不同浓度 NaCl,由高渗逐渐过渡到等渗分次洗涤。

二、红细胞的保存

随着成分输血的开展,红细胞的合理利用是一个非常重要的问题。国外以红细胞利用 80% 作为评价一个国家的医疗水平的标准,我国目前红细胞利用率远低于这一水平。国际上解决红细胞利用问题,主要是设法延长红细胞保存时间,可以制成浓缩红细胞、添加剂红细胞和冰冻红细胞等。

三、血小板的保存

近年来临床对血小板的需求量越来越多,只靠临时分离血小板已远不能满足需要,只有进行贮存才是解决问题的途径。血小板性质脆弱,离体几小时就会发生变形、破裂、损伤,输后在体内寿命缩短。上世纪 60 年代起,对如何保存血小板,并延长其体外保存时间进行了大量研究。

(一)血小板零上温度保存

1.保存液

目前认为 ACD、CPD 或 CPDA-1、CPDA-2、CPDA-3 仍然是保存浓缩血小板的较好保存液。它们对血小板的活力和功能均无损害。虽然在 ACD 或 CPD 保存液中血小板易聚集,但是解聚后血小板功能仍完好。EDTA 抗凝的血小板在体内很快被脾脏扣留、破坏,且对血小板功能有损伤,不宜作血小板抗凝剂。

2.温度

保存温度对血小板活性影响很大,以 $20\sim24℃$ 为宜。若将其保存在 $4℃\pm2℃$ 8h 后,血小板发生不可逆转的微管周围带环消逝,导致从盘形到球形的变化,容易产生聚集和破坏,输后体内寿命就会缩短。若保存超过 24h,则血小板损伤明显而不能输用。造成血小板损伤的原因主要是温度较低所致。浓缩血小板保存在 $20\sim24℃$ 时,能保存 $3\sim7$ 天。

3.pH

血小板保存的最适 pH 是 $6.6\sim6.8$,pH 小于 6.0 或大于 7.4 时,血小板不能存活,发生从盘形到球形的变化。

4.贮存容器

血小板性质脆弱,具有亲水性、黏附性,故与湿润或粗糙的玻璃接触便黏附于其表面,并伸展变形,稍久便发生损伤失去功能。用塑料袋代替玻璃瓶进行采血和血小板保存可以使保存效果明显提高。至今用于保存浓缩血小板的塑料袋已经过两代改进。第一代产品是由聚氯乙烯(PVC)加入增塑剂邻苯二甲酸二(2-乙基)己脂(DEHP)制成,FenwalPL-146和CutterCL-3000是该类型塑料袋的代表。用此类袋保存血小板在22℃可保存3天,3天以后pH常下降到6.0以下。

第二代产品是透气性能更好的聚烯烃塑料袋,可贮存浓缩血小板5~7天。

血小板在保存过程中不断地进行新陈代谢,产生乳酸,使pH下降,不利于保存。在第一代PVC塑料袋保存比第二代聚烯烃袋中产生的乳酸要高,这是由于两种塑料袋的气体通透能力不同所致。聚烯烃膜能使氧通透到袋内,使CO_2逸出袋外的能力要比PVC膜高2.3倍。PVC塑料袋由于通透气体能力低,血小板贮存3天以后,乳酸生成量增加,使pH下降,血小板只能保存3天。而聚烯烃塑料袋通气性能好,能贮存5~7天。在贮存过程中,血小板利用进入袋内的氧进行有氧代谢,如果通过袋壁的气体交换不能满足血小板对氧的需求,血小板代谢就从有氧代谢改为无氧代谢。无氧代谢使糖酵解增加而产生过多的乳酸,使pH下降,此外CO_2的生成而不能逸出袋外也会导致pH下降。故以使用通透能力好的塑料袋贮存血小板为佳。

5.离心力

制备浓缩血小板时,离心机的离心力是3000g,20min(离心时间),制备的浓缩血小板在室温贮存3天后与新鲜血小板的比较差别不大,用4000g离心10min对血小板有害。浓缩血小板制成后必须在室温静止1~2h,使其解聚,然后进行贮存。用离心机在室温中用1000g,离心9min可得到全血中89%±1%的血小板。

6.保存方法

浓缩血小板的制备要在无菌密闭的联袋系统中或用血细胞分离机进行。开放或半开放操作制备的浓缩血小板,因其有污染的可能,故不能保存,必须在24h内使用。

血小板的保存对血浆容量也有一定要求。4℃±2℃时保存,血浆容量需30ml±5ml,22℃贮存则需50~70ml。在4℃贮存时静止为好,摇动反而有害,22℃保存则需要振荡,摇动速度以20~30次/分为宜。振荡方式对血小板质量也有影响,滚动式比水平式摇动产生的异常形态的血小板要多,以水平振荡为好。血小板贮存中,PaO_2下降,乳酸和$PaCO_2$水平升高,使pH下降,振荡可减慢这一过程。

血小板于22℃±2℃振荡可保存5~7天,4℃时保存24h。4℃时保存的血小板输到人体内,能即刻发挥止血功能,所以适合于有活动性出血的患者,特别适合于大出血患者的急救。4℃保存现已基本上不采用。22℃保存的血小板输给体内后,其止血功能慢慢恢复,对预防出血尤为有效。

(二)血小板的冷冻保存

血小板的冰冻保存已有20多年历史,至今尚未广泛应用。因为血小板冷冻保存后损失较大,体内存活率较低。一般冷冻血小板融化洗涤后,止血效果只有新鲜血小板的55%左右。目前常用的冷冻保护剂有甘油和DMSO。

四、造血干细胞的保存

造血干细胞在−79℃保存不能超过 2 年，在液氮内（−196℃）可保存 2～4 年。

五、白细胞的保存

白细胞是血液组成的重要成分之一，在体内寿命一般认为只有 12.5 天，它的结构比较复杂，其性质尚未完全了解，因此对白细胞保存的研究进展缓慢。在体外保存时间其说不一，一般认为白细胞在 4℃条件下只能保存 5～8 天，其中粒细胞保存 1 天后即丧失功能，淋巴细胞次之，而单核细胞则最后丧失活力。白细胞的吞噬能力在保存 24h 后略有下降，3～5 天后明显减弱，而 7 天后则全部消失。

白细胞保存原理与其他生物细胞一样，在不损伤其活性的情况下低温保存（4℃～−196℃）以降低代谢速度，并提供生命活动所必需的能量物质。

（一）白细胞在 4℃±2℃ 的保存

大多数研究者认为，白细胞若不加保存液，在 4℃条件下只能保存 3～4 天，而在室温中只能保存 2 天。最近研究表明，粒细胞保存 8h 后输入人体，它的功能和对炎症的趋化作用已下降，因此不主张保存，要求采集后尽快输用。

粒细胞保存的效果除温度和时间影响外，还与制备的方法、保存液的种类有关。

（二）白细胞冷冻保存

1. 淋巴细胞的冷冻保存

淋巴细胞的冷冻保存较容易进行，其回收率多数可达 100%。方法是将收集到的淋巴细胞用 Hanks 液洗涤后，再用 10%AB 型血清和 10%二甲亚砜的 Hanks 液使其悬浮成 $1 \times 10^7/\text{ml}$ 的淋巴细胞悬液，密封于容器内。通常采用两步降温法进行冷冻，首先以 1℃/min 的速度冷却到−30℃～−40℃，再以 7℃/min 的速度冷却到−100℃，置−196℃温度中贮存。使用前在 37℃水浴中融化，先用 Hanks 液稀释去除 DMSO，使其含量在 1% 以下，可得到较多功能完整的淋巴细胞。

2. 粒细胞的冷冻保存

粒细胞的冷冻保存目前困难较多，仍处于实验研究阶段，各家实验室结果也不一致。

六、血浆的保存

（一）新鲜液体血浆的保存

采血后 6h 内全血分出的血浆，含有全部凝血因子，包括第 V 因子和第 Ⅷ 因子。制备后尽快输注或在 4℃冷藏箱保存，保存期不超过 24h。

（二）新鲜冰冻血浆的保存

采血后 6h 内全血分出的血浆，立即快速冻结，在−20℃以下冰箱中保存，有效保存时间为 1 年。保存 1 年后，多数凝血因子保持与新鲜时近似，第 Ⅶ、Ⅸ、Ⅻ 因子相当于新鲜时的 80%，最不稳定的第 Ⅷ 因子约下降 65%，但在输血时此制剂有良好的止血效果。保存期满后可改为普通冰冻血浆，可继续保存 4 年。

（三）普通冰冻血浆的保存

全血采集后,于 4℃保存期中或期末,经沉淀或离心后分出的血浆置－20℃以下冰箱中保存,有效期 5 年。

（四）普通液体血浆的保存

全血采集后,于 4℃冷藏箱的保存期中或期末,经沉淀或离心分出的血浆在 4℃中能保存 3～4 周。此种血浆必须是在密闭系统内制备,确保无菌,不然在 4℃保存中有些细菌可以生长。

七、冷沉淀的保存

冷沉淀的保存对温度要求很严格,温度越低对保持其活性越有利,冰冻保存优于零上温度保存。第Ⅷ因子的稳定性为:冷沉淀中＞血浆中＞全血中;无血小板的血浆中＞富含血小板的血浆中。在新鲜液体血浆中,4℃冷藏保存 3 天后第Ⅷ因子几乎下降一半,可见第Ⅷ因子在冷藏箱中活性丧失很快,所以不主张冷沉淀液体贮存,而是制备后立即输用或冰冻保存。一般认为在－18℃以下冷沉淀能保存 1 年,融化后尽快使用或室温保存 6h 内输注,不可再次冰冻或冷藏。冷沉淀也可冰冻干燥后在冷藏箱保存,保存期为 2 年。

【知识导航】国内外血液保存发展概述。

血液保存是随着输血医学的发展而建立起来的一门学科。血液离开人体,失去神经和体液的调节,发生一系列生理、生化变化,保存极短时间便发生凝固,失去临床使用价值。为了防止血液凝固,减少生理、生化变化,维持其各种成分的性能稳定和功能完整,保障临床用血安全有效,就必须为血液创造适宜的贮存条件,延长保存时间,解决供求需要,以满足临床用血。国内外学者对此进行了大量的研究工作。

为防止血液凝固,曾寻找过许多药物,但均不理想。如水蛭素有抗凝作用,但毒性大。直到 1914 年,Hustin 发现枸橼酸钠可以防止血液凝固。1916 年 Ross 和 Turner 用枸橼酸盐和葡萄糖制成保存液,在 2℃条件下保存血液 2 周,并在 1918 年用于临床输血,从此输血治疗逐渐开展。1943 年,Loutit 及 Mollison 等发现 ACD 保养液,并于 1947 年被正式肯定。ACD 保存液使血液在 4℃条件下保存 21 天。由于能较长期保存血液,就为血库和血站的建立创造了重要条件,于是各国相继建立血库、输血中心或血站。1957 年 Gibson 发现 ACD 保存液酸性过强,对红细胞有破坏作用,而发现了 CPD 保存液保存血液的新方法,此种保存液比 ACD 保存液红细胞存活率要高,同时使红细胞 2,3-二磷酸甘油酸(2,3-DPG)下降缓慢,有利于氧的释放。1975 年,瑞士伯尔尼输血中心在 ACD 或 CPD 保存液中加入腺嘌呤,把血液 4℃保存时间延长到 35 天。目前多数国家采用 CPDA 保存液保存血液。血液保存工作仍在不断探索,用提高血液 pH、增加葡萄糖含量、添加二羟丙酮、维生素 C、肌苷、丙酮酸盐、磷酸盐、甘露醇等方法提高红细胞 2,3-DPG 和三磷酸腺苷(ATP)水平,改善红细胞释放氧能力,缓解红细胞溶血的发生。并先后研制成 SAGM、MAP 以及 Meryman 液等保存浓缩红细胞,使红细胞在 4℃条件下保存时间延长到 49 天。还有 PIGPA(磷酸盐、肌苷、葡萄糖、丙酮酸盐、腺嘌呤)红细胞复苏液加入到保存末期的红细胞中,37℃保温 1h,可以使红细胞复苏,此血可以继续在 4℃条件下保存或冷冻保存。

我国血液保存工作起步较晚，第一所具有规模的血库是由易见龙教授等人于 1944 年在昆明创建的，这所血库随抗日战争的胜利而结束。新中国成立前，医院有血库者屈指可数。新中国成立后，我国的医院普遍建立了血库，技术操作和理论水平也不断提高。1958 年以后，先后建立了全国性的输血研究机构——中国医学科学院研究所和各省市中心血站，进行科学研究和业务技术指导，制定了血液采集、成分制备和输用的有关规程，开展了多方面的科学研究工作。

60 年代，中国医学科学院输血研究所改良了 HOJINHK–8 号保存液，采用中分子右旋糖酐代替蔗糖研制成红细胞悬液，能保存 8 天，并建立了红细胞体外质量检查方法和体内存活率测定有相关的体外存活率测定的方法。1969 年，上海市血液中心采用小分子右旋糖酐研制成 1 号代血浆全血。1972 年，天津血液中心采用国产羟乙基淀粉研制成浸 1 号代血浆全血，保存期为 14 天。1978 年中国医学科学院输血所利用国产磷酸腺嘌呤和庆大霉素作为血液抑菌剂，研究成新型代浆全血，使血液在 4℃条件下保存期延长到 35 天。

红细胞的冷冻保存研究工作开始于 70 年代，北京市红十字血液中心、上海血液中心和中国医学科学院输血研究所都对此进行研究，先后建立了慢速冷冻红细胞糖液洗涤法和盐液离心洗涤法。输血所和北京市红十字血液中心对浅低温保存红细胞也进行了探讨，北京市红十字血液中心开始于 1974 年，并于 1975 年用于临床，1987 年又研制成羟乙基淀粉洗涤甘油防冻剂，使洗涤时间大为缩短，操作更为方便，红细胞质量较前两种方法有所提高。现已将冷冻红细胞作为一种正式血液制剂常规供应临床应用，最长保存时间长达 8 年之久，经体外质量检测符合质量要求，输后患者无不良反应。冷冻血研制成功对稀有血型者紧急抢救用血以及自身输血创造了条件。

【知识链接】

一、血液的采集

临床输用的血液及其成分应由血液中心或血站供给。采集血液是血站最基本也是最重要的业务之一，血站应向临床提供足够数量和高质量的血液及其成分，以及时治疗和抢救患者。

采血是一项专门技术。随着输血医学及相关科学技术的发展，血液的采集已不仅只能采集全血，而且还能采集多种细胞成分和血浆。1968 年血细胞分离机诞生，经过多年的应用和改进，现已有多种类型。这些分离机有电脑自动控制系统，可根据需要选用程序，单采血液的某一种成分及所需数量。由此，采血技术本身也演变成为制备血液某种成分的技术。如单采血小板术就是制备浓缩血小板，单采血浆术就是制备新鲜液体血浆。

现在采血技术已不仅限于采集健康人的血液及其成分供临床输用，而且还可用于治疗某些疾病，也就是将血液中的某些有害物质去除掉以达到治疗的目的，现称为治疗性单采术。

采血要由正规护校毕业的护士或经过专业培训的技术人员担任，要在清洁房间按无菌操作技术进行。采血要顺畅，一次穿刺成功率应大于 99％，以保证血液质量。采血量不足时，应注明采集量。

(一)血站内外采血的环境要求

1.血站内采血的环境要求

血站内采血系指在血液中心、中心血站、血站、某些有采血任务的医院的输血科以及设在其他建筑物内有固定采血室的采血点进行采血。这种采血方式一般都设有较宽敞舒适的采血室。采血室分为有隔断密闭式和无隔断开放式两种,国外多采用无隔断开放式,国内两种形式都存在。目前我国已广泛使用密闭式塑料血袋采血,随着无偿献血的普及,应提倡采取无隔断开放式采血,这样室内空气清新,氧气充分,也有助于医护人员与献血者之间的感情交流,减少献血不良反应的发生率。

(1)血站内采血的特点

①血站具有较科学、合理、完整的符合采血流程的建筑群。包括献血登记厅、等候厅、体检室、检验室、洗手室、采血室、急救室、休息室和制备成分的分离室等。而医院输血科和设在其他建筑物内的采血点,则由于条件限制,一般多不能设有具备各种功能的房间。

②血站采血室是固定的,采血、通风良好,便于清洗和消毒,适宜血液采集。

③血站采血设施、仪器、药品、器材齐全,如采血床(椅)、计量秤、器械敷料桌等都有固定位置。

④血站便于献血宣传,在献血登记厅、等候厅、体检室、采血室、休息厅等场所搞宣传标语、宣传栏,安装音像设备,播放一些轻音乐或有关献血的科教片和影片。这对献血者健康的保护是有利的。

(2)血站内采血的环境要求　血站的环境对献血者的心理、精神状态有一定影响,优美、雅致、清洁卫生的环境将使人感到舒适,使精神较为紧张的献血者放松。献血者进入血站就可以认为是进入采血环境。采血环境以采血室为界可分为内环境和外环境。

1)对采血外环境的要求(指采血室以外)

①庭院应绿化、美化,种植一些常青树,夏季有阴凉处,空闲地种植草坪,无土裸露,做到三季有花,建成花园式庭院,使人感到清爽、安静、精神放松。

②按采血流程设计相应工作间,有明显的标示牌,一目了然,献血者可根据标示牌有秩序地流动。

③人流、物流分开,避免交叉感染,工作人员的流动与献血者流动方向也应尽量分开。

④外环境应配置一些献血宣传画、献血知识等宣传栏目。

⑤禁止人员喧哗,减少机器的轰鸣声和振动声。

2)对采血内环境的要求(指采血室内)

①采血室内装修和布置要朴素、文雅、色调清淡。

②采血室有良好的采光,尽量采用自然光,光照适度,避免阳光直射。室内通风良好,空气清新,温度适宜,不可过热过冷。

③室内可安装录音机、电视机等音像设备,在献血过程中播放影视节目以转移献血者注意力,消除恐惧感。

④禁止室内喧哗或有其他噪音。

⑤除血袋等一次性使用物品外,凡常规采血使用的物品、器械都要保持清洁干净、定期消毒并安放在固定位置。

⑥室内空气及所用器材要定期消毒并采样抽检,进行细菌培养,不得有霉菌或致病菌。一经发现就要进行完全、彻底的消毒。

2.血站外采血的环境要求

血站外采血系指到工厂、农村、机关、学校等单位设置临时采血室或流动采血车到街头或单位进行采血。在血站外采血因受条件限制,但应尽量选择较适宜的环境。

①选择有院落、绿化较好、有较多房间可利用的单位作为采血地点。

②选择宽敞、明亮、洁净的房间做采血室,远离厕所和污染区。

③采血前将室内清扫干净,用有效消毒溶液于室内喷雾,地面湿润应不产生灰尘。

④院内及各工作间应有标示牌,按流程进行采血。

⑤外出采血应注意季节变化,夏季做好防暑降温。

⑥使用采血车外出采血,则选择献血人群集中的地方或交通较方便的地方,如繁华区等。

(二)采血前的准备

1.采血器材的准备

采血器材必须准备齐全,缺乏任何一种器材都会影响工作的顺利进行。为保证器材准备无误,应列一清单卡片,每次按卡片准备并进行清点和复核,以免遗漏。准备工作应由两人进行。采血所用器材根据采血方式、方法而略有不同。

所需器材主要包括:采血床或采血椅、采血袋(单袋或联袋)、计量秤、止血带或血压计、2%～2.5%碘酒、70%～75%酒精、橡皮球或布袋(献血者松紧握拳用)、胶布、剪刀、棉球或棉棒、纱布敷料、止血钳、热合机、洗手盆或桶、小毛巾、消毒剂、试剂血清、血型纸或血型板、天平、奴佛卡因、2～3ml注射器、局麻针头、各种标签、圆珠笔或钢笔、肥皂(肥皂纸或洗衣粉)等。

以上器材根据需要量准备,有功能的设备如热合机等应事先检查性能是否完好,采血袋是否破损等,外出采血准备工作更为重要,准备不好将影响工作。

2.房间的准备

在血站内采血,因有固定采血室,一般采血器具均有固定放置位置,且房间保持通风、清洁。在使用采血室前将各种采血器材准备充足并进行核查,要用紫外线灯照射消毒30min。

血站外采血则应先将采血房间彻底清扫,擦拭干净,所用采血器材摆放在适当位置,关闭门窗实施消毒,消毒可喷有效消毒剂或用可移动式紫外线灯照射。

3.献血者的准备

献血者的献血前准备十分重要,对于顺利采血、减少不良反应的发生和保证血液质量都是有利的。

献血前一天可请献血者阅读献血宣传单或小册子,使其了解献血的一般知识,解除思想顾虑。晚上饮食不要过饱,睡眠要充足,有条件时可洗澡,清洁全身,减少污染机会。

献血当日清晨不要吃油腻食物,献血前适当饮些糖水或温开水,思想放松,进采血室前清洗手臂特别是肘部,等候献血。

4.采血者的准备

(1)着装 采血者的着装视工作环境和使用的采血器材不同而异,在环境条件较清洁又使用密闭式塑料血袋时,可穿一般洁净工作服。各地因条件差异,为严格要求,仍有穿无菌隔离衣在净化房间采血者。

（2）洗手 采血者应修剪指甲，手指不得戴戒指等物，洗手应使用肥皂或肥皂水毛刷刷手，流动水冲洗，然后用有效消毒水浸泡2～3min。采血者操作的双手是血液污染的重要途径之一，所以不仅进入岗位前要洗手，而且在操作过程中，每采血一人也需用有效消毒液浸泡过的毛巾擦手，质检部门对采血者应定期进行手臂消毒效果的检测。

（3）精神准备 采血者上岗前应做好充分思想准备。一旦进入岗位就要全神贯注，思想集中，满腔热情地投入工作。对献血者说话要和气，态度和蔼，询问和解答问题要耐心、细心，关心、体贴献血者。

（4）采血器材的检查和安放 采血器材在采血者上岗之前已准备就绪，采血者采血前应再次检查是否齐全，有无遗漏，所放位置是否适宜自己操作。有些物品如塑料采血袋和热合机等应集中一处，由专人取送，减少采血者的流动。急救设施应邻近采血室，如发生不良反应则立即送急救室或邻近处，并与其他献血者隔开，以免引起连锁反应。

(三)采血技术

采血技术是否熟练，直接关系到献血者的身心健康和血液质量。采血技术熟练、操作顺利，穿刺成功率高，则献血者很少有或没有痛感，且血流通畅，使所采血液无凝块，质量高，适合分离血液成分，因此采血人员必须熟练地掌握采血技术。

1.献血者的核对

为防止采血过程中出现人为的或技术性差错，对每一步骤都要有严格的检查核对制度。如对献血者个人登记档案的核对，如姓名、编号、血型，特别是所用数字号码如身份证号、条形码号等都要详细核对，所有有文字数字的标签、卡片都要字迹清楚无差错。

2.静脉穿刺部位的选择和准备

为保证采血顺利，血流通畅，首先应慎重选择穿刺的静脉及其部位。

（1）选择穿刺静脉 采血均选择上肢肘窝部静脉，采血者应熟练掌握其解剖学特点。选择时注意以下几点：

①选择清晰可见、粗大、充盈饱满、弹性好、较固定、不易滑动的静脉。

②肘正中静脉和贵要静脉符合上述特点，是常选用的静脉，头静脉也是肘窝部较大的静脉，但易滑动，在前两支静脉不易触及时选用。

③献血者较肥胖或静脉处于较深部位时，则静脉不显露，这时可用手指触摸其准确位置，或用止血带在肘窝上方5cm处系紧，使静脉充盈可触及，选好部位。

（2）穿刺部位的选择及准备 要选择皮肤无损伤和畸形、炎症、皮疹、皮癣、瘢痕的区域为穿刺部位。做好消毒准备，其方法是：用肥皂水清洗双臂和手，重点清洗肘窝部位，然后用清水冲洗干净并拭干，再用有效的消毒剂消毒，多采用2%～2.5%碘酒消毒，待干后用75%酒精脱碘。消毒皮肤时要以穿刺点为中心，自内向外螺旋式旋转涂拭，切忌往返涂拭。消毒面积不小于6cm×8cm。

应该指出：这种消毒方法并不能完全无菌，只能是达到外科的洁净程度，消毒后极短时间暴露于空气中，尽快穿刺静脉，可以最大限度地保证血液无菌。

个别献血者对碘酒和酒精消毒剂过敏，遇到这种情况时则应采用其他有效的消毒剂进行消毒。

(四)采血过程

选择好静脉穿刺部位并做好消毒,即可进行采血,其过程如下:

(1)在静脉穿刺部位消毒区上方约5cm处系止血带或用血压计袖带系紧并加压至5.3~8kPa(40~60mmHg),以能阻断静脉回流而不阻断动脉血流为宜,此时表浅静脉充盈,显露清楚。

(2)采血者用右手拇、食、中指持穿刺针柄,针头斜面向上或稍侧斜,减少皮肤阻力,针与皮肤呈30°~45°角刺入皮肤。当针头刺入皮肤后改变角度呈10°左右,沿静脉走行方向平稳刺入静脉,进入静脉后,阻力明显减少时再推1cm左右可见血液流出,此时保持针头位置稳定,视血流通畅,即可固定针头位置,用消毒棉球敷盖针眼,并用胶布固定。

(3)将血袋摇动后放于血袋摇摆器上,嘱献血者间断地做松拳动作。

(4)采集过程中,密切观察血流情况,并不断摇动血袋使血液与保存液充分均匀混合。遇有血流不畅时,应及时处理校正针头位置,以防中断采血。当不易观察血流时,则注意观察穿刺部位有无异常以及血袋重量是否递增。

(5)在采集过程中,采血者可将血型标签贴在血袋上,事先在规定处签好姓名。采血200ml一般在3min内完成,400ml在6min内完成。

(6)采血到达采集量时,采血者嘱献血者松拳,用止血钳在距针尾部2~3cm处夹住血流导管,松开血压计或止血带,用无菌棉球敷盖穿刺针眼,拔出针头,再嘱献血者用手指压住棉球约3min,采血完毕。

(7)在血袋与止血钳之间用热合机封几段小导管,然后在靠止血钳的封口处剪断,几段小导管内的血液留作复检血型及临床配血用。

(8)注意事项

①采血时应精神集中,按操作规程进行。

②遇有穿刺不顺利或血流不畅时,不可惊慌,分析原因并采取相应措施及时纠正,必要时请其他医技人员协助。若进行第二次穿刺,需更换一套采血器材。

③因献血者个体差异,止血带压力有所不同,压力不足则穿刺静脉充盈不佳,压力过高则可使深部静脉回流受阻。

④穿刺针头的深浅位置要适宜,应使针头斜面全部处于静脉内。若穿刺浅,针头斜面部分未入静脉,则血液漏出血管造成血肿,若穿刺过深,可能穿透静脉。

⑤采血过程中,应仔细观察献血者有无异常情况发生,如精神不安、面色苍白、出冷汗等。若发现异常应立即停止采血,对献血者进行及时处理。

⑥血液采集量的计算,我国规定每次献血量200ml或400ml,使用塑料血袋采血难以用容积计算,故采用称重法计算采血量。全血比重以1.050为计算标准,用下列公式计算采血量。

$$采血量(ml) = \frac{采血后血袋重量(g) - 采血前血袋重(g)}{1.050}$$

⑦采血所用的一次性物品、敷料,用后应投入到专用桶内,最后统一消毒处理。

(五)采血后对献血者的护理

采血后对献血者进行及时、正确的护理,不仅是对献血者精神上的安慰和体贴,也可减少或避免献血者不良反应的发生。采血后的护理应包括医护人员对献血者的护理以及献血者的自我防护。

1.对献血者的护理

(1)用胶布固定好敷盖穿刺针眼的棉球。

(2)检查静脉穿刺孔部位渗出或出血等异常现象,如有则应抬高手臂,并用手指继续压迫渗血或出血部位,并更换被血污染的棉球。

(3)献血后献血者应在原座椅(床)上休息片刻,然后慢慢起来,到休息室继续休息并饮用饮料,无不良反应后再离去。

(4)若发现献血者有不良反应,如头晕、面色苍白、出冷汗等,应立即送入紧邻的急救室平卧、头低位,饮一些糖水,稍加休息,一般即可恢复。若未能恢复则应请医生进行紧急治疗。

2.献血者的自我防护

这是指献血后献血者离开采血机构回到工作单位或家庭,应采取的一些防护措施,这要由医护人员对献血者进行嘱咐或交代清楚。主要有以下几项:

(1)保护好穿刺孔上的棉球至少4h不脱落,以防穿刺孔被擦伤或污染引起感染。

(2)24h内不要做剧烈运动或重体力劳动以及高空作业,以防发生意外。

(3)30min内不要吸烟。

(4)4h内多饮些饮料或水,有助于恢复血容量。

(5)避免暴饮暴食。

(6)部分献血者献血后有疲劳或困倦感,这属正常的生理现象或因情绪波动所致,不必担心。献血者应保持冷静,情绪稳定,要有充分的睡眠。

(7)若发现采血部位局部或全身自觉症状异常,应及时与采血机构取得联系,必要时采血机构访视,根据具体情况做适当处理。

二、血液的检测及标准

(一)血红蛋白测定

采用硫酸铜比重法。此方法是选择与献血体检最低标准相适合的硫酸铜比重液进行测定,可于短时间内大量进行筛选工作。美国、加拿大、日本等许多国家均采用此法。此法由耳垂或手指采血进行检测。我国多在献血前由静脉取血进行血比重测定。其规定标准为:男性≥1.052以上(相当于血红蛋白120g/L以上);女性≥1.050以上(相当于血红蛋白110g/L)。国外也有用血比积测定而不用测血红蛋白的,血比积要求为0.38(相当于血红蛋白125g/L以上)。

硫酸铜溶液的比重随外界温度的变化有所不同,参见表3-11。因此配制硫酸铜比重液应在20℃进行,然后在使用当天根据温度再进行调配,使用时应分装于清洁干燥的小杯或小试剂瓶中,每瓶30ml。将一滴血液距溶液表面1cm处轻轻滴下,形成一层蛋白质铜盐,如果血液比重大于规定要求,则于15s内沉入溶液中,表示达到标准,可以献血。若血液比重小于规定要求,则血滴悬浮或升至溶液上部,表示血红蛋白未达到献血标准,应暂缓献血。这是一种定性试验,只能测定是否符合献血标准,而不是精确测定血红蛋白的含量。

表 3 - 11　温度对硫酸铜溶液比重的影响

温度	比重		温度	比重	
	（女性 1.0500）	（男性 1.0520）		（女性 1.0500）	（男性 1.0520）
4℃	1.0526	1.0550	18℃	1.0505	1.0526
6℃	1.0525	1.0548	20℃	1.0500	1.0520
8℃	1.0523	1.0546	22℃	1.0495	1.0515
10℃	1.0521	1.0543	24℃	1.0489	1.0509
12℃	1.0518	1.0539	26℃	1.0483	1.0504
14℃	1.0514	1.0535	28℃	1.0477	1.0498
16℃	1.0510	1.0531	30℃	1.0471	1.0493

（二）血型鉴定

ABO 血型鉴定包括正定型试验和反定型试验。一般情况下,正定型和反定型试验结果应是一致的,若发现任何不一致情况,都应在血液发出前得到合理解决,应注意血型亚型的存在。

除 ABO 血型系统外,许多国家对献血者还进行 Rh 系统血型鉴定,主要测定 Rh(D)型。我国因汉族人群 Rh(D)血型阴性人所占比例极少,一般不做,献血健康标准中也没有明确规定,只提到有条件的地区以及 Rh 阴性率高的地区应做测定。

国外一些国家还进行不规则抗体的筛查,重点对象是有输血史或妊娠史者。但选择这些对象筛查还不如全部标本均做筛查更为方便,故所有血样都筛查,若发现临床有意义的抗体,则这种红细胞应含有最小量的血浆并做标记;若此种血加工成洗涤红细胞或冰冻去甘油红细胞,则因不再含有抗体而比较安全。

（三）丙氨酸氨基转移酶

丙氨酸氨基转移酶(ALT)的检测,在初筛时采用酮体粉法,检测阴性为合格。若需复试时,则用赖式法或速率法,规定≤25 单位以下为合格。采血后复查应采用赖式法。

（四）乙型肝炎病毒表面抗原(HBsAg)

乙型肝炎主要通过输血传播,对献血者进行乙型肝炎标志物的检测以防止其传播是极为重要的。检测项目有表面抗原(HBsAg)、表面抗体(HBsAb)、核心抗体(抗- HBc)、e 抗原(HBeAg)、e 抗体(抗- HBe)。献血体检中规定只检测表面抗原,其他几项在输血研究工作中有所采用。目前常规使用的方法多为酶联免疫吸附试验(EIA 或 ELISA)。试剂采用市售试剂盒,HBsAg 最低检出量应≤1ng/ml,检测结果阴性者合格。

（五）丙型肝炎病毒抗体

丙型肝炎是输血传播的另一种肝炎,预后较乙型肝炎更严重。丙型肝炎病毒抗体检测用酶联免疫吸附试验,试剂采用市售试剂盒,检测结果阴性者为合格。

聚合酶链反应(PCR)技术检测可达到丙型肝炎病毒的基因诊断水平,但由于设备昂贵,技术较复杂,操作中易交叉污染出现假阳性,在常规献血检测中未普遍采用,只在输血研究工作或有特殊要求的病例中应用。

(六)艾滋病病毒抗体

艾滋病病毒(HIV)是一种逆转录病毒,分为 HIV-1 和 HIV-2 两型,采用酶联免疫法检测,试剂由市售可得。目前要求试剂能检测 HIV-1 和 HIV-2 两种病毒抗体,结果阴性者为合格。凡结果阳性者应重复试验或作确证试验。血站试验结果为阳性者必须报当地艾滋病检测中心(如防疫站或卫生行政部门指定的单位),以作最后确证。对确定为阳性的献血者应告之本人或家属,并告之注意事项以及到医疗机构进行治疗。

成人 T 淋巴细胞白血病病毒(HTLV-Ⅰ/Ⅱ)抗体筛查在美国、日本等国家也作为常规检测项目,我国目前尚没有规定。

(七)梅毒试验

梅毒可通过输血传播,但只是在梅毒螺旋体仍存活在血液中才有可能。梅毒螺旋体在 4℃贮血冷藏箱中贮存 3～6 天则失去传染性,故输用冷藏 72h 以上的血液较为安全。目前检测梅毒用 RPR 法或 USR 法,结果阴性者为合格。

以上 7 项检测所涉及的试验方法均为普遍采用的方法,此外还有一些检测方法在国内外应用,如采用血比积方法或专门仪器检测献血者血红蛋白是否符合标准,用放射免疫(RIA)方法或反向被动血凝(RPHA)方法检测 HBsAg 等。但这些方法我国在献血体检中较少应用。

应该指出:实验室检测结果全部合格的血液用于输血也不能保证 100%的安全,主要原因是可能存在一些经输血传染的疾病目前还没有发现,另一个原因是每种传染病均有一个窗口期或抗体还没有达到实验室可测出的水平。

对于成分献血和特殊种类的献血者,除上述检测项目外,还有另外一些检测项目,如血小板献血者应增加血小板计数的检测;又如我国卫生部颁发的《单采血浆站基本标准》,规定应严格区分献全血与献血浆者,不得献全血又献血浆,而对献血浆者要增加检测血清蛋白含量(标准是≥60g/L)、黄疸指数(标准是≤6 单位)和胆红素(10mg/L 以下),尿糖、尿蛋白测定阴性,血清蛋白电泳:白蛋白含量应>50%,图谱正常。特殊献血者多为有针对性的献血,要根据需要进行检测,如 HLA 配型献血者要检测 HLA 血型;稀有血型献血者要通过检测确定属于哪种稀有血型;缺 IgA 抗原献血者要进一步检测缺乏 IgA 抗原;试剂献血要检测所需抗体效价达到试剂要求的标准;骨髓及干细胞献血主要是为了骨髓移植,要进行 HLA 配型等。国外还对献血者增加一些特殊检查项目,如查巨细胞病毒(CMV)抗体,便于对 CMV 阴性患者做骨髓移植、器官移植或体重过低的新生儿输 CMV 阴性血。

为保证血液质量,防止不合格的血液供给临床,卫生部规定血液采集后要进行全项复检,因此采血后要留有血样,标明献血者姓名、编号、血型,送化验室再次检测,遇有血型差错应立即更正,遇有其他检测项目不合格应废弃血液,不得供临床输用。

上述献血者的体检全过程及检查结果的资料均应存档,或输入计算机长期保存,以备查询或追踪使用。血样品要在适宜条件下保留半年。

三、献血量及献血间隔

我国规定,凡体检合格者每次献血量为 200～400ml,初次献血均为 200ml,两次献血间隔时间为 6 个月以上。献血浆者一次可献浆 200～500ml,两次间隔时间为 2 周以上。对于献血小板及其他特殊种类的献血,目前就全国而言还没有统一的规定,已开展单采血小板的单位,则一般规定间隔 1 个月以上。

四、血液成分的制备

(一)成分输血概述

成分输血(blood component therapy)是用物理的或化学的方法把全血分离制备成各种较浓和较纯的制品以供临床输用。血液成分包括血细胞成分和血浆成分等。血细胞成分有红细胞、白细胞、血小板;血浆成分有白蛋白、免疫球蛋白以及其他凝血因子。这里主要叙述用物理方法根据血细胞在血液中比重不同制备的各种血液成分,包括红细胞、白细胞、血小板、血浆和冷沉淀等类制品。随着科学的发展和技术的进步,血液成分制备方法目前可分为两种,一种为手工制备;另一种是用血细胞分离机从单一献血者采集高度浓缩的某种成分,而将其他成分回输给献血者。

回顾成分输血的发展史,1818 年 Blundell 第一次把血液输给严重出血的产妇得到了治疗,随后人们逐渐认识到输血在临床治疗上的重要地位。但一直沿用输注全血,直到第二次世界大战期间,战伤的急救中需大量的全血,而全血当时只能保存 7~10 天,出现全血供应不足,以至不得不把全血分离成血浆和血细胞两部分。这时发现血浆的输注有良好的抗休克作用,于是广为抢救伤员所用。血浆成分的大量应用促进了血细胞成分的分离、保存和应用,战争结束后延续为民用。特别是 70 年代初期,塑料工业的发展和大型冷冻离心机的制造成功,为血液成分分离提供了良好的物质基础,促进了成分输血的发展,这是输血史上的一次重大革命。现在临床医生逐步认识到成分输血的优越性,全血输注则相应减少,成分输注比例逐年增加,到 80 年代末西方发达国家成分输血占总输血量的比率作为某国家或地区输血技术是否先进的标志,同时根据临床输用适宜成分也是衡量临床医师水平的标准之一。目前用物理方法制备各种血液成分的分离技术、质量水平控制已标准化,临床应用剂量与适应证均已成熟,并在此基础上正向纵深发展。1992 年美国又提出成分输血向新一代发展,主要是干细胞的提取、保存、移植和继承性免疫治疗及利用生物工程技术制备各种血液成分,由此说明成分输血又面临进入一个崭新的时代。

成分输血之所以能迅速发展,在于较全血输注有很多的优越性。第一,治疗效果显著。成分输血的原则是确定患者缺什么成分补充什么成分。将全血中的某种成分分离、纯化得到高浓度、便于保存和运输的血液制品,把多个献血者的同一种血液成分混合成为一个有效的治疗剂量,给缺乏这种血液成分的患者输注,可以得到很好的治疗效果。例如:1 个 70 公斤体重的血小板减少患者,血小板数为 $10 \times 10^9/L$,有出血倾向或出血症状,为达到止血的目的,须将血小板数提高至 $50 \times 10^9/L$。按正常献血者全血中含$(100 \sim 300) \times 10^9/L$ 血小板,输注 3150ml全血才能达到患者止血水平。但输注浓缩血小板 12~16 个单位,仅约 400ml 容积即可达到止血效果。第二,成分输血可以降低输血反应。目前已知的各种血细胞及血浆蛋白抗原系统繁多复杂,全血输注同种免疫几率很高,易于形成各种免疫性输血反应。单一成分输血可避免输入不必要的血液成分所引起的输血反应,并且可减少输血传播疾病的几率。特别对老年、儿童及心功能不全患者可以减少输血容量,降低心血管的负荷,避免心衰的发生。第三,成分输血可以一血多用,节省血源。全血经分离后可制备成红细胞、白细胞、血小板、血浆及凝血因子、免疫球蛋白等多种成分。依据各种成分的不同功能,用于不同疾病的患者,这样可以更合理、经济地使用血液资源,既减少患者个人经济负担,也减轻社会压力。

(二)红细胞制剂的种类及制备

红细胞是血液的主要成分之一,具有重要的运输氧气和二氧化碳的生理功能。临床上需要输血的患者大约 80% 以上需补充红细胞。红细胞制品的种类很多,国内外常用的制品包括添加剂红细胞、浓缩红细胞、少白细胞的红细胞、洗涤红细胞、年轻红细胞、冷冻融化的红细胞等。

1. 添加剂红细胞和代浆血

添加剂红细胞是目前国内外临床应用最广泛的一种红细胞制品,用离心的方法分出全血中大部分(90%)血浆后,加入各种晶体盐红细胞保存液。例如:SAG(氯化钠-腺嘌呤-葡萄糖)、SAGM(氯化钠-腺嘌呤-葡萄糖-甘露醇)、SAGS(氯化钠-腺嘌呤-葡萄糖-蔗糖)。目前国内还用代血浆(羟乙基淀粉+葡萄糖)保存液。代血浆加入红细胞中称为代浆血。保存液的加入量依据各种类的配方要求不同而异。

(1)制备方法　采集血液的容器为塑料袋,我国每次采血量为 200ml 或 400ml,按其容量不同分为:采集 200ml 全血的单袋、二联袋、三联袋系统和采集 400ml 的单袋、二联袋、三联袋、四联袋系统。凡三联或四联袋一般主袋内灌注抗凝剂枸橼酸盐-葡萄糖(ACD)或枸橼酸盐-磷酸盐-葡萄糖(CPD),末袋内灌注红细胞保存液。

①多联袋制备方法:多联袋制备血液成分为国内外推荐的使用方法。全血一般采集于多联袋的主袋内,与抗凝剂充分混合后,在 6h 内制备。多联袋可制备成多种成分,添加剂红细胞仅为其中一种。

采血后的多联袋在大容量冷冻离心机内离心,离心力一般为 5000g,温度控制在 4℃±2℃,离心 7min。轻轻取出离心后的血袋悬挂于分离支架上或放于分浆架上,将上层不含血细胞的血浆分入空的转移袋内。注意不可把血细胞分入血浆中。把多联袋末袋中的保存液加入主袋浓缩红细胞内,使红细胞与保存液充分混匀。用高频热合机切断塑料袋间的连接管,封闭红细胞悬液袋上的所有管道,制成添加剂红细胞。

以上操作一般在环境清洁的房间内即可进行,因多联袋为密闭无菌的无热源系统。

②单袋制备方法:单袋制备方法在国内应用较少。用单个塑料袋采集血液,离心后在无菌条件下与空塑料袋相连接,把上层血浆分离移入空袋,将等量的代血浆加入浓缩红细胞内充分混匀。

单袋制备方法要求严格的制备环境,整体环境达万级净化,局部操作空间达百级净化。定期进行空气的细菌培养及尘埃计数。制备操作过程中所有器材都要求无菌处理,各单位制品间器材不能通用,以防止交叉感染。制备成分的工作人员应按严格无菌操作要求穿戴无菌工作服、口罩、帽子和手套,按无菌操作规程要求操作,预防细菌在制备过程中的污染。

(2)添加剂红细胞和代浆血的特点　这种类型红细胞是含有全血中全部的红细胞、一定量白细胞、血小板、少量血浆和添加剂或代血浆的混悬液,具有补充红细胞的作用。另外代浆血还具有扩充血容量的作用。一般保存于 4℃±2℃,在含有腺嘌呤的添加剂保存液中保存的红细胞保存期为 35 天。凡用单袋制备的代血浆必须在 24h 内输注。临床输用时不得加入任何药物(生理盐水除外),以免红细胞发生变性、凝血或溶血。另外因该制品含有一定量白细胞,长期输用的患者有可能发生非溶血性发热反应。

2. 浓缩红细胞

浓缩红细胞可以在全血有效保存期内任何时间分离出部分血浆制备而成。一般推荐用二联袋采集的全血制备浓缩红细胞。

(1)制备方法

①用二联袋采集 200ml 或 400ml 全血于主袋内。

②将全血在 4℃±2℃离心,离心力 5000g,离心 7min,沉淀红细胞。

③取出离心后全血,将部分血浆分入空的转移袋内。

④用热合机切断塑料袋间的连接管,制备成浓缩红细胞。

(2)浓缩红细胞含有全血中全部红细胞、白细胞、大部分血小板和部分血浆,其红细胞比积为 70%±5%。浓缩红细胞于 4℃±2℃保存,保存期与全血相同,其他特点与添加剂红细胞和代浆血相同。

3. 少白细胞的红细胞

有反复输血史或妊娠史的患者,再次输血时,有的会出现严重的非溶血性发热反应。经研究证实,大多数患者因受血或受孕,体内产生白细胞抗体,这些抗体大部分属人类白细胞抗原(HLA)系统的同种抗体,当再度输入含有白细胞的全血或其他血液成分时,有可能产生免疫性发热输血反应。减除全血或血制品中的白细胞是安全输血的一种措施,由此产生了多种制备少白细胞制品的方法。

(1)少白细胞红细胞的制备方法 从全血或浓缩红细胞内减除白细胞的方法很多,其效果依据方法不同而异。但目前应用的任何一种方法都不可能把白细胞全部去除掉。一般认为全血、添加剂红细胞及浓缩红细胞含白细胞 $1×10^9/L$,减除后的白细胞至 $5×10^8/L$,可避免因白细胞抗体所致的 NHFTR。白细胞降至 $5×10^6/L$,可以预防 HLA 抗体所致的同种免疫和与白细胞携带病毒相关疾病的传播。

①离心法:是一种依据红细胞与白细胞比重不同,简单、经济易于操作的制备少白细胞的方法。血液成分的比重见表 3-12。

表 3-12　血液成分的比重

成分	比重	成分	比重
全血	1.05	网织红细胞	1.078
血浆	1.027	血小板	1.040
红细胞(平均)	1.096	淋巴细胞	1.055
老年红细胞	1.110	中性粒细胞	1.090

a. 全血采集于三联袋内。

b. 于 22℃以相对离心力 1160g,离心 8min。

c. 分离出上层血浆至末袋内。

d. 挤白膜层和白膜层下 1~1.5cm 的红细胞至空转移袋内。白膜层及白膜层下含有大部分白细胞、血小板和部分红细胞。

e. 为了提高白细胞减除率,可将末袋内血浆返回入主袋。

f. 充分混匀后重复 b~d 步骤。

g.最后以原血浆制备成70%比积的少白细胞红细胞。

②滤器过滤法:目前市售的滤器为进口产品,常用的为第三代滤器,具有较高的减除白细胞效果,一般可使白细胞降低至$1.0×10^5/L$~$1.0×10^6/L$,红细胞回收率>90%。这种制品可以避免NHFTR及HLA同种免疫的发生,是最为有效的方法。过滤操作时间大约14min。

(2)少白细胞红细胞的特点

①离心法制备的少白细胞红细胞的特点:离心法也叫去白膜法,一般能减除原全血中85%的白细胞,仅能降低临床输血发热反应率,若用三联袋制备该制品保存期与全血相同。

②滤过法制备的少白细胞红细胞的特点:一般在血液中心过滤处理后的血制品必须24h内输用。有些滤器与采血装置密闭相连,经这种装置处理的血液制品的保存期与全血相同。另外,何时为滤过处理的适宜时间尚有争议,有人提出采血后尽早处理效果好,因早滤除白细胞后不仅除掉了白细胞抗原,还可以除去白细胞保存期间产生的代谢产物对血制品的污染,减少微凝块的形成。但是滤器的价格较高,不易实现。因此目前国内外常用的是病床边滤器。

4.洗涤红细胞

一般用生理盐水反复洗涤,不仅降低白细胞和血小板,而且使血浆蛋白的含量下降,是一种减除白细胞与血浆蛋白的良好方法。

一般手工洗涤红细胞可以去除红细胞中80%~90%的白细胞和99%以上的血浆蛋白。使用机器洗涤后的红细胞中,白细胞减至$5×10^8/L$以下,几乎不含任何血浆蛋白。该制品不仅可降低白细胞引起的NHFTR反应,也可以减少或避免血浆蛋白所致的过敏反应,适用于自身免疫性溶血性贫血和阵发性睡眠性血红蛋白尿需输血的患者及对血浆蛋白、白细胞和血小板产生抗体的患者。无论哪种方法洗涤后的红细胞均应在24h内输注,因为在洗涤过程中破坏了原血袋的密闭系统,有操作污染的可能。

5.冰冻红细胞

红细胞低温保存法为英国Smith首先发明。1953年,Mollison使用冻融红细胞首次成功。同期,Tullis用Cohn分离机洗涤冻融后红细胞,人们逐步认识到冰冻红细胞是长期保存红细胞的一种理想的方法。红细胞代谢速度取决于保存温度,若把保存温度降至使红细胞代谢率达到几乎停止时,红细胞代谢耗能最少,从而可避免代谢毒性产物的积累,以达到延长红细胞保存期的目的。但是血液在零度下会结冰,在细胞内外形成冰晶,破坏细胞内结构,使细胞外液渗透压升高,促进细胞脱水,最终引起细胞的解体死亡。所以必须在冰冻过程中加防冻剂,一般常用的防冻剂分为两种,一是细胞内防冻剂,如甘油、二甲基亚砜(DMSO);二是细胞外防冻剂,如羟乙基淀粉(HES)。冰冻红细胞常用防冻剂为甘油。

冰冻红细胞最大优点是可以长期保存,高浓度甘油冰冻的红细胞可以保存3年,低浓度甘油超速冷冻的红细胞可以保存10年以上。因此常用于自身输血和稀有血型红细胞的保存,解决稀有血型患者的抢救性输血,同时自身输血又可避免输血反应与输血相关疾病的传播。一般冰冻红细胞洗涤后在$4℃±2℃$保存,24h内输注。冰冻红细胞操作过程复杂,需要一定设备,制品价格昂贵,所以推广使用受到一定限制。

红细胞回收率应达到80%以上,输后红细胞存活率应大于70%,制品红细胞上清液中血红蛋白不得超过1g/L,甘油残余量低于1%。

6.年轻红细胞

年轻红细胞是80年代国内外研究的新的红细胞制品,是一种具有较多的网织红细胞、酶活性相对增高、平均细胞年龄较小的红细胞成分。国外大多用血细胞分离机制备,国内用离心结合手工分离方向尚处研究应用阶段。

(三)浓缩血小板的制备

血小板是血液有形成分中比重最轻的一种血细胞,比重约为 1.040,利用较大的比重差,用离心法可以从全血中提取较纯的血小板制品。目前血小板制备方法有两种:一种是手工法,从献血者采集 200ml 或 400ml 全血中分离血小板制品;另一种方法是采用血细胞分离机,从单一献血者收集可供 1 个或 2 个患者 1 次输注治疗剂量的血小板。以下主要叙述手工方法制备血小板。一般血小板制品主要有 3 种,浓缩血小板、少白细胞血小板和富血小板血浆。近年来又有添加液(晶体盐)血小板和辐射的血小板制品。

1.浓缩血小板

常用的制备方法有两种:一为新鲜采集的全血(无凝血),于 4～6h 内分离富血小板血浆(PRP),再进一步分离为浓缩血小板(PC),简称 PRP 法;另一种方法是从白膜中提取血小板叫白膜法。

(1)浓缩血小板制备注意事项

①采血时要求一针见血,尽量减少组织损伤。采 400ml 全血在 6min 内完成。采血过程中要不间断地轻摇血袋,使血液与抗凝剂充分混匀,以防血液凝固,影响血小板回收率。

②从采血到制备结束整个过程,均要求在 22℃±2℃ 环境中,严禁把全血放于 4 ℃贮存。

③制备过程中尽量减少对血小板的损伤,应严格掌握离心速度和离心时间。

④用多联袋制备血小板过程中,若发现有任何渗漏,应废弃血小板制品,以避免 PC 在 22℃±2℃ 贮存时微生物繁殖而造成严重的输血反应。

(2)浓缩血小板的特点　手工制备的浓缩血小板的分离率(即回收率:PC 与原全血含血小板之比)应大于 70%,400ml 全血分出的 PC 应等于或大于 4.8×10^{10},混入的红细胞和白细胞应小于 $(2\sim3)\times10^8$。但由于制备方法的不同各有差异,白膜法制备的 PC 血小板分离率较低,但白细胞污染量较少;而 PRP 法制备的 PC 血小板分离率较高,但白细胞污染量较多。多联袋制备的 PC 均可在 22℃±2℃ 振荡条件下保存数天,保存天数因其塑料袋塑料组成不同而异,国外一般常用的可保存血小板 5～7 天,国内有保存 3 天或 5 天的血小板保存袋。经保存的血小板 pH 一定要在6.0～7.4范围内,pH 过高过低都将预示血小板功能及活性受到损伤,影响血小板输后的疗效。

临床常采用多个浓缩血小板给一个患者输注,才能达到治疗目的。往往这种患者需要反复多次输注 PC,大约有 30%～70%患者形成同种免疫,有的患者输注血小板后产生发热或输血小板无效等副作用。经分析原因,其一是患者接受多个供体的血小板,另外每单位浓缩血小板中含有大于 1.0×10^8 的白细胞并证实大部分属淋巴细胞,因此反复输随机献血者血小板的患者,较容易产生 HLA 抗体,而引起输血反应。现多采用输注单一献血者的血小板或少白细胞的血小板。临床已证明输注少白细胞的血小板可减少同种免疫及输注无效的发生。

2.少白细胞的血小板

清除血小板制品中白细胞污染的方法很多,但没有任何一种方法能去除血小板中的所有白细胞。目前以离心法和过滤法较为多用,依据方法的不同减除白细胞的效果各异。

3.**富含血小板血浆（PRP）**

该方法是比较原始的分离血小板的方法,目前已少应用,但一些基层血站还在沿用这种方法制备 PRP 直接给患者输注。

(1)制备方法

①用二联袋采集全血,全血采入首袋内。

②于 22℃±2℃以 1220g 离心 5min。

③把上层 PRP 血浆分于空转移袋内,即为富含血小板血浆。

(2)富血小板血浆特点　该方法血小板回收率大约是全血的 70%,含有较多的白细胞,大多数为淋巴细胞。由于没有浓缩,一次输注容量大于 PC,对心肺功能障碍及老年人要慎重使用。

(四)血浆制品及冷沉淀的制备

1.**血浆制品**

(1)血浆制品的制备　目前国内常用的血浆制品,根据制备方法及血浆来源的不同分为 4 种。

1)新鲜液体血浆

①用三联袋采集全血,于采血后 6h 内经第一次 5000g 的离心力,离心 7min,分出上层血浆。再将血浆第二次以 5000g 的离心力离心 5min,分出清除红细胞成分的血浆即为新鲜液体血浆。

②制备浓缩血小板后所得到的少血小板血浆(PPP)和制备血小板、白膜后剩余的 PPP 可用作新鲜液体血浆。

2)新鲜冰冻血浆:新鲜液体血浆立即放入－50℃的具有风冷装置的速冻箱,在最短时间内迅速冷冻血浆,或是立即放于酒精干冰浴槽内速冻。经完成速冻的血浆再放入冰箱－20℃以下贮存。

3)普通液体血浆

①全血采集后放于 4℃±2℃冷藏箱保存。

②全血在保存期内或过期 5 天内,经自然沉降或离心后分出的上层血浆,即为普通液体血浆。

4)普通冰冻血浆

①普通液体血浆立即放入－20℃以下的冰箱内冷冻贮存。

②新鲜冰冻血浆保存 1 年以后,可改为普通冰冻血浆。

③制备冷沉淀后所得的少冷沉淀的血浆在－20℃以下冰箱冰冻并保存,也可作普通冰冻血浆之用。

(2)各种血浆制品的保存及特点　各种血浆制品均含有正常人血浆蛋白成分,新鲜液体血浆和新鲜冰冻血浆含有全部凝血因子,包括不稳定的第 V 因子和第 Ⅷ 因子。冰冻后血浆中的有效成分可以保存 1 年,使用前于 37℃水浴中迅速融化,防止纤维蛋白析出。融化后的血浆应立即经输血滤网滤过输注,以避免不稳定凝血因子失活。融化后的血浆不应再冰冻保存。新鲜液体血浆适用于无冰冻保存血浆条件的血站,分出血浆后立即使用。普通液体血浆与普通冰冻血浆除含正常人的血浆蛋白成分外,还含有稳定的凝血因子。普通液体血浆因制备处于非常密闭状态,在 4℃±2℃冷藏箱内保存,24h 内必须输用,否则会有嗜冷细菌生长繁殖的可能，导致严重的输血反应。普通冰冻血浆可在－20℃冰箱内保存5年，用前融化、输注方法与新鲜冰冻血浆相同。

输注血浆制品与输全血的某些反应相似。首先，输注血浆有传播某些传染病的可能，有些病毒颗粒片段存在于血浆中，例如乙型肝炎病毒（HBV）、丙型肝炎病毒（HCV）和艾滋病病毒（HIV）等。因此目前提倡用高敏感度的试剂检测乙型肝炎表面抗原（HBsAg）、HIV抗体和丙型肝炎抗体，提高检出率，减少输血传播传染病的几率。但无论任何检测都不能绝对杜绝输血后感染传染病，因此提出病毒灭活问题。经科学家们的多年努力，血浆制品的病毒灭活方法已经被推广应用。常用的方法是应用光敏试剂，结合各种不同波长的光照效应和有机溶剂/去污剂（S/D）法等达到灭活病毒的目的，这是当前最先进的预防输注血浆制品传播传染病的有效措施。另外还存在同种抗原和抗体问题，血浆中除含有少量的白细胞具有抗原性外，还有不少血浆蛋白成分也具有不同的抗原表型。因此在不同个体间的输注有可能产生同种免疫，导致输注血浆制品的免疫性输血反应。有些属于变态反应，例如荨麻疹和发热是输注血浆制品多见的反应。

2. 冷沉淀

冷沉淀是新鲜冰冻血浆在1～5℃条件下不溶解的白色沉淀物，它是由Pool博士在1964－1965年期间发现的，其被加热至37℃时呈溶解的液态，主要含有第Ⅷ因子、纤维蛋白原、血管性血友病因子（Von Willebrand factor，vWF）、第ⅩⅢ因子等成分。

（1）冷沉淀的制备方法

①全血采集于四联袋主袋内，采血量为200～400ml。采血要求顺利，血流通畅、无凝血。

②按血浆制品要求于采血后6h内经两次离心，分离血浆至第3袋内。

③将第3袋内血浆与第4袋（空袋）立即至－50℃速冻箱快速冷冻，制成原料血浆，在－20℃以下保存。

④原料血浆的融化

4℃冷藏箱法：将原料血浆从－20℃冰箱内取出，置于4℃±2℃冷藏箱内缓缓融化，一般需要过夜。

水浴融化法：将原料血浆从冰箱取出，置室温5min，待双联袋间连接的塑料管变软。用金属棒把原料浆袋上端小孔串在一起，10袋（或20袋）为一组，悬吊在水浴槽的摇摆架上（空袋用金属钩，悬挂在水浴槽的上方）。水浴槽用自来水和相应量的温水或冰块调至16℃。当加入原料血浆袋后，启动摇摆装置，使原料浆袋在水浴中摆动约30min后温度调至4℃，若发现温度降至3℃以下，加适量温水，使其维持在4℃。当原料血浆袋内血浆全部融化时（约60～90min），加足够量的冰块，使水浴温度降至0～2℃。

⑤融化后的原料浆袋于2℃±2℃以离心力5000g离心10min，或以离心力2000g离心10min，使冷沉淀下沉于塑料袋底部。

⑥离心后立即将上层血浆（少冷沉淀血浆）分入空袋内，留下约20～30ml血浆于冷沉淀袋内，即为冷沉淀制品。

⑦制备后的冷沉淀立即放入速冻箱快速冷冻，然后保存于－20℃冰箱内。

⑧输注前将冷沉淀制品置于37℃水浴，10min内快速融化，融化后必须在4h内用于患者。

（2）制备过程的注意事项　第Ⅷ因子是一种不稳定的凝血因子，受制备程序的影响很容易

降低或失去活性。为了获得较高活性的第Ⅷ因子,保证临床治疗效果,在制备过程中需注意以下几点:

①采血要求顺利,一针见血,采血过程中全血充分与抗凝剂混匀,无任何凝血迹象。

②冷沉淀原料袋内应尽量减少残留血细胞成分,因其在血浆冷冻时可使细胞破裂,释放促凝血活性物质,有可能激活凝血系统,影响第Ⅷ因子的稳定性。所以原料血浆制备提倡用2次重度离心,以去除血浆中的血细胞。

③原料浆与冷沉淀制品的冷冻,最好使用速冻箱或酒精干冰浴快速冷冻,以减少原血浆第Ⅷ因子活性的损失。尽量不要放入−20℃冰箱内缓缓冷冻。

④制备过程中,应使血浆处在0~4℃的环境,用冰块或冷水浴控制温度。尽量减少血浆或冷沉淀制品在室温的停放时间。

⑤冷沉淀的融化一般在输注前进行,不宜在血站或血液中心融化。因为要求融化后尽快给患者输注,以防止融化后在室温环境下使第Ⅷ因子的活性下降。另外,融化温度不宜超过37℃,以免引起第Ⅷ因子活性丧失。

(3)冷沉淀制品的特性　一般是由400ml全血分离血浆制备的冷沉淀为1袋(国内计为2单位),其容量大约20~30ml,每袋含第Ⅷ因子和第ⅩⅢ因子约80~100IU,纤维蛋白原约250mg及其他共同沉淀物和一定量的vWF,还含有各种免疫球蛋白、抗A、抗B以及变性蛋白等。冷沉淀制品在−20℃冰箱保存,自采血之日起保存期1年。

注意:冷沉淀与其他血液及血液制品相同,有传播传染病的危险,特别是长期反复输注的患者,有可能被传染。

不少科学家正在研究中纯度或高纯度的第Ⅷ因子浓缩剂,因其在制备中有除菌、过滤或其他病毒灭活的步骤,被认为可以控制传染病的传播。目前从根本上解决第Ⅷ因子浓缩剂的纯度、产率和安全性的问题,是最近提出的现代化技术——单克隆抗体免疫亲和层析技术和DNA基因重组技术,这不仅使制品超纯化而且无病毒传播的危险性。基因重组第Ⅷ因子已在国外临床应用,证明有良好的止血作用,在体内的半存活期与中纯度制品相似。

(五)血液成分分离机

在当今的临床治疗中,成分输血已成为不可缺少的主要部分,是输血医学领域的一场革命。在相关学科发展的推动下,又兴起了成分单采技术,即为他人治疗而只采集献血者的某一种血液成分,其他成分及时还输给供体。早在1914年Abel报告,用生理盐水溶液置换双侧肾切除狗的血浆,可延长实验动物的存活时间。第二次世界大战期间,因战伤急需大量血浆抢救伤员,GoTui首先指出,用单独采集人的血浆的方法,可获得大量的血浆,也就是单采血浆法。但是这种方法并未广泛应用于临床,直到60年代中期,血细胞分离机的诞生,使安全地单采各种血液成分变成现实。目前成分采血可分为两大类型,一种就是上述的单采法,从健康献血者一次采集其中有效的血液成分,给适应证的患者输注,达到成分输血的治疗目的,包括单采血浆法、单采血小板法、单采血细胞法等;随着单采术的不断发展,另一种减除或置换患者自身病理血液成分的治疗性血液成分单采术(常称治疗性血液成分置换术)应运而生,在临床治疗中得到广泛的应用。以上两部分共同组成现代输血医学领域的血液成分疗法。

现代化的设备促进了输血医学的发展,血细胞分离机是血液成分疗法发展的基础。目前,血细胞分离机的类型、型号比较繁多,主要有3类:离心式、膜滤式、吸附柱式。

用血细胞分离机可采集血小板、粒细胞、年轻红细胞、外周血单个核细胞等。

五、保存血的肉眼观察和临床应用

库存血根据保存时间、温度以及不同的保存液将发生各种变化。其中有的对血液质量影响不大,有的将使血液严重变质,如在临床输用,将造成严重反应甚至使患者死亡。所以在使用前如何用肉眼观察鉴定血液质量,是血库人员的主要职责。鉴定血液时,应在充分的自然光线或日光灯下进行(必要时可用放大镜检查),如血浆与红细胞尚呈混合状态,可静置10h,待血浆析出再作检查。如血液未澄清(在运输情况下)又急待使用,则需在无菌的条件下从袋内取出少量血液作离心检查。

(一)正常血的肉眼观察

血液流入袋内多呈暗红色,有时呈鲜红色。冷藏静置后,红细胞即下沉,但沉降速度各不相同,一般72h沉降基本完成。通常血浆占3/5,有形成分占2/5。在充分的阳光或灯光下检查,血浆呈草黄色或淡黄色者为多见,贮存的血液前几天血浆不透明,贮存10天内变为半透明,由不透明变为半透明多在15天以内。这种透明度的变化是由于血浆内的白细胞、血小板、冷不溶物等有形物质沉淀的结果。血浆层内不应有肉眼可见的血块、絮状物或漂浮物。有时出现不同程度的均匀乳黄色或乳白色脂肪颗粒样漂浮物,在37℃加温时易溶解呈透明状,如是细菌污染则加热后不透明。在红细胞层的表面上能见到一层薄薄的均匀细致的灰白色沉淀物,这是白膜层,主要是由白细胞和血小板组成,当保存时间延长,由于外力的作用而形成各种形状,如荷叶状、放射波浪状、雪花状、龟裂状等。这些异常改变,使人怀疑是细菌污染所致,但经细菌培养未得到证实。

在正常情况下,红细胞和血浆层的分界极为整齐清楚,红细胞呈暗红色,不含肉眼可见的血凝块或其他异常物质,血浆层呈草黄色或淡黄色,由不透明至半透明。在采血过程中,由于血袋摇动或血液进入血袋的冲击力量,往往可在血液的表面形成大小不等的气泡。在正常情况下,这些气泡漂浮在血浆表面,一周后逐渐消失。在保存中这些气泡只能减少或最后消失,如气泡日渐增多,则有污染产气杆菌的可能。

血液发出前,要仔细检查,观察是否有红细胞微小凝块,即冷凝集现象。冷凝集的血尽量不用,如使用应输前加温,一般37℃ 5~10min,经保温的血液若有溶血发生则应放弃。

(二)异常血的肉眼观察

1.血液颜色

一般库存血红细胞为暗红色,如果颜色变成暗紫色(高锰酸钾颜色),则常常是细菌污染造成红细胞溶血的结果。这种血不能输用,必须进行细菌培养。

2.血浆层与红细胞层分界不清

发生溶血的初期,血浆层底部首先变为红色或白细胞层出现玫瑰色的小环,这些现象是溶血初期的特征。溶血加重后,红色血浆部分则越来越多,并向上部扩展,最后全部血浆变为红色。若血红蛋白超过标准则不能输用。

3.大量血块存在

血凝块的形成往往是采血时没有将保存液与血混匀的结果,轻者可形成肉眼见到的小凝块,严重时可形成整个大块。血凝块往往沉降在血细胞层内,可使整齐的表面变成凹凸不平。

库存血也可能发生大小不等的纤维蛋白絮状凝块,漂浮于血浆层表面或悬浮于血浆层中。多量、大块的血凝块或纤维蛋白块的存在,均表明血液质量不佳,不仅输血困难,也可能发生输血反应。原来血液没有凝块,保存后产生了血凝块,则应怀疑可能是细菌污染所致。

4.血浆层呈乳糜或明胶化

血库中常见到血浆层呈乳糜色,严重时外观类似发黄的淡牛奶。这是因为血浆内含过多脂肪,献血前4h进食大量含脂肪食物容易发生这种现象。严重的乳糜不宜给患者输注,以免产生过敏反应。库存血如发生血浆明胶化现象,可能为细菌污染,不能发出使用。

六、血液及其成分的领发和报废

血液领发是一项业务性、专业性很强的重要工作,为了保证血液质量,避免差错的发生,应对工作人员进行有关的血液专业知识教育,提高质量意识和业务素质。血液的领发工作必须由血站、医院输血科(室)以及病房的医务人员担任。

(一)血液入库

血库工作人员应掌握血液库存情况,及时向主管领导反映库存血液种类、数量、规格、型别,以便合理安排和调整采供血计划。

(1)采集或分离的血液及其成分,应凭入库单据经交接双方当面清点品种、数量、规格、型别是否相符,检查标签填写内容是否完整、清楚、正确,验看血袋有无破损渗漏,热合是否严密,经核对无误后办理入库手续,双方经手人要签字。

(2)按品种、规格、血型及温度要求,单独存放在专用冷藏箱(库)或冰箱(库)中。排列顺序以采血及制备日期为序,依次排列。①血小板贮存温度为20~24℃,振荡保存;②全血或其他成分贮存温度2~6℃;③新鲜冰冻血浆贮存温度为-20℃,保存期1年;④冷沉淀贮存温度为-20℃以下,保存期1年。以上贮血设备高低温报警装置应完好,温度记录或温度指示正常。

(3)合格血、待检血、不合格血应有明显标记,并单独存放。

(4)按采血时间、献血者姓名、血型及血袋编号逐项进行登记或输入计算机保存,便于进行质量追踪。

(5)成品血及其成分必须经过全项检测合格。

(二)库存血的质量检查

血库工作人员应24h值班,每天定时检查冷藏箱(库)及冰箱(库)等设备的运转情况,如发现异常应及时处理,每6h观察并记录温度1次,每月用5%~10%次氯酸钠擦洗箱内外1次。所有库存血要经常整理、检查,并记录检查情况,凡属下列情况之一时,该血液或血液成分不能发放。

1.凝块

由于塑料袋内保存液装量不足、采血不顺利、摇动血袋次数太少或血液与保存液混合不均匀而引起。

2.溶血

由于贮存温度不当或细菌污染等原因引起红细胞破坏,使血红蛋白弥散于血浆中所致。

3.细菌污染

存放一周后的血液发现有大量气泡并伴有絮状物出现,红细胞变为暗紫色,血浆变混,可能是细菌污染,应进行细菌培养。

4.脂肪血

血浆呈不透明的黄色或白色乳糜状,放置后在血浆层上面出现乳白色脂肪颗粒样漂浮物,加热可以溶解。轻度脂肪血可以照常输用,重度脂肪血应不用。

5.渗血

血袋有渗漏,管口处热合不严密,有血液渗出,此种血液应立即报废。

(三)血站血液的领发

(1)医院到血站取血时,需凭专用取血单按所需品种、规格、型别和数量发放。

(2)取血时必须携带专用保温器材,否则拒绝发血。

(3)晚间急诊用血,须事先联系,说明领用单位及原因、血型和数量,领用时双方核对无误后发放。

(4)预约送血一般由用血医院提前一天向血液中心预订,值班人员根据所需品种、血型、数量等进行登记,并向医院复报一遍,以资核实。经手人于次日根据发血制度逐一清点血液品种、血型、数量,按送血医院分组装入贮血箱送往医院。

(5)应详细记录献血者姓名、血型、品种、血袋编号及领用单位等,以便跟踪追查。

(6)发血时,以血液保存时间为序,先存先发,但对确实需要新鲜血者例外。

(7)值班人员取血,应观察冷藏箱温度是否正常,核对血袋标签内容是否符合要求,血袋有无破损、渗漏,血液外观是否正常,如发现异常,应停止发血,立即查明原因另作处理。

(8)结算当天发血情况,交接待办事宜,检查贮血设备运转情况,温度指示正常后方可下班。

(9)原则上对发出的血液及制品不准退回,凡属质量问题由权威部门经过检定后,确属供方所致,应于调换。

(四)医院内的血液领发

1.血液领发

(1)病房与输血科或血库工作人员一定要遵守领发血液的有关制度,防止发生差错,病房医师要逐项填好用血申请单,连同患者全血标本,至少提前1天送到输血科或血库,作血型鉴定和配血试验(急救例外)。大手术或特殊需要(如血量小于50ml或大于1000ml,以及需要新鲜血或血液成分等)应在3天前向输血科或血库预定(急救例外)。

(2)病房做好输血患者的输血准备工作后,由医护人员凭填好的领血单到输血科或血库领血。非本病房医务人员不得代领。如遇特殊情况时,可由一个能够办理领血核对手续的工作人员到输血科或血库领取。

(3)病房与输血科或血库工作人员必须严格遵守血液的领发制度。发血时,双方应认真核对患者姓名、性别、年龄、床号、病历号、血袋编号、品种、血量、采血日期、血型及交叉配血试验结果等,完全无误后方可办理领发手续。

(4)领发血时双方应仔细检查血液保存情况,如血袋有无破损、渗漏,热合处是否严密,标签填写内容是否齐全,字迹是否清楚,有无褪色或破损,血液外观是否正常等,如有问题,应查明原因后予以适当处理。

(5)凡保存血液有下列情况之一者，一律不得发出使用：标签破损，字迹不清；血袋破损有渗漏现象；有严重溶血；有较大血凝块；血液中有大量气泡出现或血液变成紫红色。严重乳糜血也不应用。

2.发血的先后次序

凡入库的血液及其制品，必须核对无误并进行登记后，分别按采血日期先后及血型类别依次存入冷藏箱中。发血时应按先存先发的原则，但对确实需要较新鲜血者例外。

3.血液的退回与再发出

血液及其成分离开输血科或血库后，原则上不能退回。血液发出后应立即使用，必须而又有条件时可放入冷藏箱暂时保存。对于因故未使用的血液，应在 30min 内退回输血科或血库。

退回的血液，容器包装应严密无损，静止一天后，经详细检定确认血液质量良好，没有变质或污染的迹象，可以再发出使用，但必须记录说明此血液已发出过。如血袋已开封或有破损，有可能造成细菌污染，输血科或血库一律拒收。凡退回的血液应单独存放，并注有特殊标记。

4.血液的调剂

输血科或血库应根据本院年、月用血情况，认真做好计划用血与血液调剂工作，保存的血液尽量做到数量、型别合理，既不长时间积压又不使供应脱节。各地各单位应根据本部门多年实践经验，定出切实可行的用血计划。

医院输血科、血库与血站之间应互通有无，在血液保存期内，保证质量和器材通用的前提下，及时互相调剂用血，满足患者用血需要，以免过期或供不应求，避免血液过期浪费或影响治疗。

（五）血液的报废

(1)血液报废品种包括全血、浓缩红细胞、添加剂红细胞、浓缩血小板、冰冻血浆、冷沉淀等。

(2)血液报废必须由科(室)及班组负责人填写报废申请单，说明报废原因、品种、数量、来源，经班组、科领导签署意见后经上级主管领导批准后方可报废，如出现异常情况应向质管部门报告，分析造成的原因以便采取措施及时改进工作。

(3)已批准报废的血液及其成分，必须加贴明显标志，单独存放，按污物处理办法集中销毁。

(4)报废的血液及其成分必须有专人负责管理，详细记录报废血品种、献血者姓名、血型、血袋编号、销毁日期及销毁人。报废血销毁记录要妥善保管以便进行追踪。

(5)血液报废标准

①经全项血液复检后，其中有一项以上不合格的全血及其成分。

②超过保存期的全血及其成分。

③细菌污染。

④严重溶血、血浆血红蛋白含量超过标准。

⑤有大量凝块或血量不足。

⑥血袋破裂、渗漏或管口密封不严。

⑦标签丢失或破损难辨，模糊不清。

七、血液贮存及运输的基本要求

血液成分组成复杂,要想使其保持各种成分的活性不变,就必须按各种成分的要求,用专用贮血箱(库)分别按温度要求进行贮存,减慢代谢速度,延长寿命,防止变质,以保证临床使用安全有效。各血站和医院输血科或血库应根据工作需要配备合适的贮血设备。

(一)贮血冷藏箱(库)

贮血冷藏箱一般为圆形或长方形,以垂直式较好,箱体内要宽敞明亮,应有适当的照明设备和风扇,内设 3～4 个隔离层,隔离架有固定式或转盘式。每隔层均有一扇内门,以减少冷空气散发,保持温度均匀,节省电能。隔层间要有一定距离,周围要留有一定空间以便空气回流,使箱内各处均匀快速降温。箱体隔热性能、密封性能要好,以保持温度恒定。

1. 贮血冷藏箱

(1)温度要求:贮血冷藏箱非同一般家用冷藏箱,它对温度要求很严,箱内温度上下层之间、前后之间温差不得超过 2℃,即必须控制在 2～6℃ 范围内。因此要求制冷机功率要大,冷风不能直接吹到血袋上,以免局部造成温度过低产生溶血。要有温度记录器,记录器温感探头必须置于带有一定介质的容器中,容器内实际温度与记录器记录温度之差要小于 ±1℃。

(2)高低温断电及报警装置:贮血冷藏箱必须有高低温断电声响报警装置,一旦温度升高或降低超过温度要求,便发生自动报警。报警器电源与冷藏箱不能共用同一电源,防止一旦停电不能报警,必须另设电源(最好用干电池)。对报警器应经常进行检查以保障其功能正常。冷藏箱的报警温度应定于上限 8℃ 和下限 2℃。当使报警器温感探头的温度分别达到 8℃ 和 2℃ 时,报警器应发声报警。

(3)温度记录系统:温度记录曲线记录的温度与标准温度计测试的温度之差要小于 ±1℃,这才表明记录温度曲线是可靠的,否则要进行调整。

(4)冷藏箱应设专人管理,定期维修保养,并建立档案保存,质控部门要定期对温度、高低温报警和温度记录曲线进行监测。

2. 贮血冷库

冷库适用于大量贮存血液及血液制品,其性能要求基本同贮血冷藏箱,此外还有下列要求:

(1)冷库内设有分隔区,在分隔区内存放不同品种、规格、血型的血液制品。合格、待检及不合格制品要有明显标志分开单独存放。

(2)冷库的温度记录仪和报警的温差电偶应安装在上层隔离架上,报警器电源应和冷库电源分开。

(3)冷库最好使用双感系统,一个温差电偶置于液体中,另一个则置于冷库顶部的空气中,但不要紧靠冷库门口上方。

(4)最好有两支独立监控温度计,一支和记录温差电偶一起浸入容器的液体中,另一支置于保存血液的低层架子上类似的容器内。两种温度计的温度均必须在 4℃±2℃ 范围内,监控温度计和记录器的温度要定期校对,误差不能超过 ±1℃。

3. 采血车冷藏箱和冷藏运输车

(1)应参照贮血冷藏箱和冷库进行设计。

（2）采血车冷藏箱和冷藏运输车的制冷系统要有两套电源：一是由汽车运行时马达发动供电；一是外接电源，后者在汽车停放时由外部供电。

（3）采血车和冷藏运血车的车库应安装电源插座，当车辆在库中停放时接通外接电源，以保持冷藏箱（车）内的温度恒定。

（二）血液的运输

血站外出采血，各医院到血站取血，以及平时和战时紧急抢救用血时，全国各地相互支援，都会涉及血液的运输问题。血液运输的关键问题是运输中温度的维持和防止剧烈振荡，以保持血液成分的有效性和抑制细菌生长。

1. 全血运输

（1）用有温度监视的冷藏车运输（2～10℃）。

（2）用运血箱运输（短途）

①血液中心或血站往各医院送血或医院到血液中心取血，可用运血箱。一般运输时间在2～3h内，能使4℃贮存的血液维持在10℃以下。运血箱应有良好的隔热设施，夏季气温太高时，可在血液袋上面放置0～0.5℃的塑料冰袋，−20℃以下冰块不能使用。

②运血箱内最好放置温度计，运到目的地后检查温度，或收到血液后把半导体温度计探头插入到两袋之间，待温度不变时，观察温度，看是否达到要求。

③开箱检查血袋，观察有无破损，封口是否严密，标签有无污损。如有上述情况，不得使用。

2. 冰冻血浆和冷沉淀成分的运输

冰冻血液成分通常一般保存在−20～−30℃。如果运输，温度必须至少维持在−10℃以下，不能更高，否则会影响血液成分质量。运输血液冰冻成分，必须考虑包装和维持低温的办法。

（1）用运血箱运输　必须满足任何一种血液成分在运输中的温度要求，应把冰冻血液成分装在绝热性能好的容器中运输。长距离运输，可在运血箱内放置干冰或−20℃以下冰块（放在血液成分袋上面）。放置量要根据运输时间、运血箱保温性能、运输方法和环境温度变化以及最后运血箱中冰的融化程度而增减。

（2）用冷藏运输车运输

①冷藏车箱内温度首先应预冷到冰冻血液成分所要求的保存温度。

②在运输过程中要保持血液制品所要求的温度。

③要有温度监视器和报警系统。

（3）质量监测　制品运到目的地后，首先检查温度是否符合要求，检查包装有无破损，封口是否严密，标签是否污损，有上述情况不得使用。

3. 血小板和富血小板血浆的运输

（1）为防止血小板聚集，在运输中要防止温度过低，一般要求保持在15～25℃中运输。

（2）为了达到上述温度要求，采用隔热材料好的容器，如运血箱、保温瓶等。使用前应先在室温下敞开30min，然后将22～25℃的血小板或富血小板血浆放进容器中，关闭容器盖，装入厢内运输。

（3）过程中要防止剧烈振荡，避免血小板的损伤。

【巩固拓展】

一、献血

为挽救患者而捐献自身的血液或血液成分称之为献血,也称供血。

血液是一种特殊的宝贵资源,在科学技术尚不能人工合成和大规模体外培养的情况下,献血是为临床医疗机构提供血液或其成分的唯一来源。献血是一种救死扶伤、无私奉献精神的高尚行为,应该受到全社会的尊敬。

就世界范围而言,献血可分为有偿献血和无偿献血两种。无论哪种献血均应保证献血者的健康。

二、献血者的健康检查标准

(一)总则

1.为确保医疗用血的质量,保证献血者的身体健康和检验,献血者每次献血前须进行体格检查和血液检验,献出的血液必须按规定项目检验。

2.献血者献血前的体格检查及血液检验以血站结果为准,有效期为两周。

3.献血者在献血前要填写"献血登记表"、"健康情况征询表"。

4.非固定点献血者只进行体格检查和填写"健康情况征询表"。

5.献血者血液化验初复检不得用同一试剂厂生产的试剂,同一标本的初复检化验不得由同一人进行。

(二)献血者体格检查标准

1.年龄:18～55周岁。【注:指《献血法》提倡参加献血的人士年龄,但不是限制献血的年龄标准】

2.体重:男≥50kg,女≥45kg。

3.血压:12～20/8～12kPa(千帕),或:90～140/60～90mmHg,脉压差:30～40mmHg。

4.脉搏:60～100次/分,高度耐力的运动员 ≥50次/分。

5.体温正常。

6.发育正常,营养中等以上。

7.皮肤无黄染,无创面感染,无大面积皮肤病,浅表淋巴结无明显肿大。

8.五官无严重疾病,巩膜无黄染,甲状腺不肿大(轻度单纯性甲状腺肿大者可合格)。

9.四肢无严重残疾,关节无红肿及功能障碍。

10.胸部:心肺正常(包括心脏生理性杂音和肺结核钙化二年以上),必要时作胸部透视。

11.腹部:正常,无肿块,无压痛,肝脾不肿大。

(三)献血者血液检验标准

1.血型:ABO血型(正反定型法)。Rh(D)血型,在有条件的地区以及Rh阴性率高的地区作测定。

2.血比重筛选:硫酸铜法:男≥1.052、女≥1.050,或者比色法。

3.丙氨酸氨基转移酶(ALT):酮体粉法:阴性,或者赖式法:≤25。

4.乙型肝炎病毒表面抗原(HBsAg):酶标法:阴性(快速诊断法仅限于非固定采血点的初检使用)。

5.丙型肝炎病毒抗体(HCV 抗体):酶标法:阴性。

6.艾滋病病毒抗体(HIV 抗体):酶标法阴性。

7.梅毒试验:RPR 法或 TRUST 法:阴性。

8.复检上述 1、3、4、5、6、7 项。

9.甲型肝炎临床治愈一年后连续三次每间隔一个月化验正常可参加献血(以临床报告为准)。

10.疟疾高发地区检测疟原虫。

(四)免疫接种后献血的规定

1.接受麻疹、腮腺炎、黄热病、脊髓灰质炎活疫苗最后一次免疫接种二周后,或风疹活疫苗、狂犬病疫苗最后一次免疫接种四周后方可献血;被狂犬咬伤后经狂犬病疫苗最后一次免疫接种一年后方可献血。

2.接受动物血清者于最后一次注射四周后方可献血。

3.健康者接受乙型肝炎疫苗、甲型肝炎疫苗免疫接种不需推迟献血。

(五)有下列情况者暂不能供血

1.半月内拔牙或其他小手术者。

2.妇女月经前后三天、妊娠期、流产后未满六个月,分娩及哺乳期未满一年者。

3.感冒、急性胃肠炎病愈未满一周者,急性泌尿道感染病愈未满一月者,肺炎病愈未满三个月者。

4.某些传染病例:如痢疾病愈未满半年者,伤寒病愈未满一年者,布氏杆菌病愈未满二年者,疟疾病愈未满三年者。

5.近五年内输注全血及血液成分者。

6.较大手术后未满半年者,阑尾切除、疝修补术、扁桃体手术未满三个月者。

7.皮肤局限性炎症愈合后未满一周者,广泛性炎症愈合后未满两周者。

(六)有下列情况及病史者不能供血

1.性病、麻风病和艾滋病患者及艾滋病病毒感染者。

2.肝炎病患者,乙型肝炎表面抗原阳性者,丙型肝炎抗体阳性者。

3.过敏性疾病及反复发作过敏的患者,如经常性荨麻疹、支气管哮喘、药物过敏(单纯性荨麻疹不在急性发作期间可献血)。

4.各种结核病患者,如肺结核、肾结核、淋巴结核及骨结核等。

5.心血管疾病患者,如各种心脏病、高血压、低血压、心肌炎以及血栓性静脉炎等。

6.呼吸系统疾病患者,如慢性支气管炎、肺气肿以及支气管扩张肺功能不全。

7.消化系统和泌尿系统疾病患者,如较重的胃及十二指肠溃疡、慢性胃肠炎、急慢性肾炎以及慢性泌尿道感染、肾病综合征、慢性胰腺炎。

8.血液病患者,如贫血、白血病、真性红细胞增多症及各种出、凝血性疾病。

9.内分泌疾病或代谢障碍性疾病患者,如脑垂体及肾上腺病症、甲亢、肢端肥大症、尿崩症及糖尿病。

10. 器质性神经系统疾病或精神病患者,如脑炎、脑外伤后遗症、癫痫、精神分裂症、癔病、严重神经衰弱等。

11. 寄生虫病及地方病患者,如黑热病、血吸虫病、丝虫病、钩虫病、囊虫病及肺吸虫病、克山病和大骨节病等。

12. 各种恶性肿瘤及影响健康的良性肿瘤患者。

13. 做过切除胃、肾、脾等重要内脏器官手术者。

14. 慢性皮肤病患者,特别是传染性、过敏性及炎症性全身皮肤病,如黄癣、广泛性湿疹及全身性牛皮癣等。

15. 眼科疾病患者,如角膜炎、虹膜炎、视神经炎和眼底有变化的高度近视。

16. 自身免疫性疾病及胶原性病,如系统性红斑狼疮、皮肌炎、硬皮病等。

17. 有吸毒史者。

18. 同性恋者、多个性伴侣者。(从 2012 年 7 月份开始,新的《献血者健康检查要求》正式实施,中国卫生部解除了一项 14 年的禁令:不接受女同性恋者捐献血液。)

19. 体检医生认为不能献血的其他疾病患者。

本标准自 1998 年 10 月 1 日起实施,1993 年 2 月 17 日颁布的"关于发布《血站基本标准》的通知"(卫医发[1993]第 2 号)的附件 2《供血者健康检查标准》同时废止。

三、献血者的健康检查项目

献血者健康检查包括:询问病史、体格检查(即一般内科检查)、血液实验室检测。对特殊献血者除按献血者的健康标准检查外,还另加一些检测项目。

1. 询问病史

体检前对献血员询问病史是医学检查的重要内容之一,因为有许多疾病仅靠有限的体格检查和血液检验是难以发现的。因此,询问病史时,献血者提供真实情况十分重要。询问病史应由有一定临床经验的医生来承担,要使用简单明了、献血者易懂的一般性语言提出问题。其内容应包括保护献血者和受血者两方面的安全问题。

(1)献血史 询问是否献过血或血液成分、献血次数、何时最后一次献血、两次献血间隔时间、是否有过献血不良反应、是否曾用其他名字献过血等。

询问献血史可对献血者健康及心理状态有所了解,已献过血者说明过去身体状况曾符合献血健康标准,对献血也有体会和认识,心理状态比较稳定,未献过血者可能会精神紧张,必要时应做解释工作。过去献血有过不良反应者不宜再献血。

(2)妇女经期、妊娠、分娩情况 对于成年妇女献血要询问经期、妊娠和分娩情况。有人在经期及其前后,身体略有不适,而且月经本身也是一次少量失血,因此规定月经期前后 3 天及经期内不宜献血。妊娠期、流产后未满 6 个月,分娩及哺乳期未满半年者均暂不宜献血。

(3)手术史 献血者无论行大、小手术均需要有一定的恢复期,为保证不影响康复,对于一般小手术如拔牙等则半月内暂不献血,一般手术如骨折闭合复位、疝修补术、阑尾切除术等术后 6 个月内暂缓献血。

(4)预防接种史 为保证接受预防接种的献血者接种疫苗的效果及身体健康,对预防接种者根据接受的疫苗种类,规定不宜献血的时限。

(5)过敏史 有反复发作的过敏性疾病病史者,如经常性荨麻疹、支气管哮喘、药物过敏者均不宜献血。单纯性荨麻疹不发作期间可献血。

（6）肝炎史 输血后肝炎是最重要的输血相关疾病之一,我国又是肝炎高发区,乙型肝炎表面抗原携带者约占 6%～15%,丙型肝炎病毒抗体检出率在正常健康人群中约占 2.1%,在有偿献血的人群中检出率则较高。虽然由于医学技术水平的提高,检测试剂和方法对病毒或抗体的检出率有相当的提高,但仍难免由于各种原因漏掉检测病毒或抗体阳性者。故除检测外,询问肝炎病史以防输血致肝炎传播仍十分必要。要询问是否曾患过肝炎或有过黄疸,与肝炎患者是否有过密切接触,转氨酶是否高过或澳抗(HBsAg)是否有过阳性结果,是否输过血液、血液成分或血液制品。接受过药物注射、异体植皮、纹身、穿耳及针灸治疗的人或患者,也可能因消毒不严格,感染肝炎,医生应根据上述不同情况作出相应处理。凡受血者输全血或成分血后感染了肝炎,则应追踪献血者,并取消今后献血资格。

（7）冶游史 获得性免疫缺陷综合征(简称 AIDS,艾滋病)于 1981 年在美国首次发现后,10 多年来全球性蔓延,极大地威胁着人类,这种疾病可通过性接触和血液传播。我国献血者中也发现有此病毒抗体携带者。另一种性病——梅毒,近年来在我国重新出现,并有扩大之势。为防止由于性接触而感染此类疾病的献血者通过血液再传播给受血者,体检时询问冶游史很重要。但获得这部分信息较为困难,故询问时要态度和蔼,讲究方式方法,也可通过书面文字说明使其不献血,并应注意对这种人给予保护和保密。

对于单采血小板的献血者,要特别注意询问 3 天内是否服用过阿司匹林或阿司匹林类药物,因为此类药物影响血小板功能。

献血体检时要询问病史的内容还有很多,如近期是否患过感冒? 以前得过何种疾病? 有无疟疾发病史等。但目前我国大多数采取集中查体、采血的方式,工作量较大,医护人员不可能将有关问题全面询问,以上所列为询问病史的一些重点问题。在询问病史以后,还要通过体格检查和血液检测来筛选献血者。

2.体格检查

体格检查指医生对献血者通过望、触、叩、听等物理手段进行检查。

（1）一般情况

①年龄:献血者的年龄,世界各国规定不完全相同,最低者为 16 岁,高龄可达 65 岁。我国献血法规定最低献血年龄为 18 岁,最高年龄为 55 岁。

②体重:血液占体重的 7%～8%,50kg 体重的人约有总血量 3750ml,当一个人失血达到总量的 15% 时,可能发生急性低血容量反应。献血 400ml 对于 50kg 的人来说相当于失血11%,对于 45kg 的人则失血达 13%。因此体重要有一个最低限,我国规定男性为 50kg,女性为 45kg。

③血压:测量血压是为了防止有高血压或低血压的人献血,以避免因献血可能带来的危险。献血规定:收缩压 12～20kPa(90～140mmHg),舒张压 8～12kPa(60～90mmHg),脉压差 4～5kPa(30～40mmHg)。

血压受多种因素影响而变化,如情绪、饮食、吸烟等。当测量血压时,有的献血者由于精神紧张,造成血压暂时性升高,出现这种情况可请献血者休息 5～10min 后进行测量。

④脉搏:测量脉搏主要是了解有无因心脏或其他疾病引起的脉速或节律的异常。献血规定:每分钟 60～100 次。精神紧张者脉搏也会加快,应待安静后再测。有高度耐力的运动员则脉搏低于每分钟 60 次也属正常,但不能低于 50 次,对这种情况应作记录。测定脉搏至少

30s,发现有不规则情况则应测 1min。

⑤体温:体温常常是反映献血者健康状况的一个重要指标,体温不得超过 37℃,超过此标准为异常,应暂缓献血。

⑥发育正常,营养中等以上。

⑦皮肤无黄染,无创面感染,无大面积皮肤病。浅表淋巴结触诊无明显肿大。

⑧五官无严重疾病,巩膜无黄染,甲状腺无肿大(轻度单纯性甲状腺肿大可合格)。

⑨四肢无严重残疾,关节无红肿及功能障碍。

(2)胸部检查 胸部左右侧应对称,无异常。

①心脏:在左胸第五肋间锁骨中线内 1~2cm 处可触及心尖搏动,叩诊心界不大,听诊心律整、心率不快、无病理性杂音,轻度收缩期生理性杂音者不妨碍献血。

②肺脏:在献血体检中,肺部检查以叩、听诊为重点,呼吸音正常,无呼吸音增强、减弱,无干性啰音、湿性啰音、喘鸣音等病理性杂音。

胸部检查在必要时可作 X 线透视,肺结核钙化 2 年以上的患者可献血。

(3)腹部检查 应正常,无肿块、压痛,重点是肝脏和脾脏。

①肝脏:正常健康人在右肋弓下触不到肝脏边缘,在剑突下常可触及。极少数人如体型瘦弱而腹壁又松弛者,在深吸气时于肋缘下可能触及,触及的肝脏应质地柔软、表面光滑、无压痛和叩痛。凡在肋缘下触及肝脏边缘者,要通过叩诊证实肝上界相应下移,肝脏不大才能献血。若病理原因引起肝下移则不可献血。

②脾脏:正常人的脾脏不能触到,触到脾脏说明已肿大,不能献血。

3.血液检测

血液检测在献血体检中占有极其重要的位置,献血者的一些异常,特别是通过输血传染的疾病,一般询问病史和体格检查难以发现,而献血者本人也无不适感,而通过检测血液则可以筛选出不适宜的献血者。

许多国家是在献血后对所采集的血液进行留样检测,我国多是先采集血样标本进行检测,当检测项目合格后再进行采血。在街头开展无偿献血时,则也多是先采血后做血液检测。

在我国血液检测项目包括:血红蛋白、血型、丙氨酸氨基转移酶、乙型肝炎病毒表面抗原、丙型肝炎病毒抗体、艾滋病病毒抗体、梅毒血清学试验等 7 项。

总之,经过询问病史、体格检查和血液检测,医生将根据献血者健康标准,全面分析、综合判定,最后可得 3 种结果:①可以献血,即各项检查均符合献血标准。②暂缓献血或待复查:因某项检查暂时不合格,待一定时期恢复正常后可接受献血。③不合格:经检查发现,献血可能会影响献血者身体健康,或将血液给受血者可能给后者带来危险和损害,这种人不得献血。在体检中遇到有疑难问题,可请其他医技人员或上级医技人员会诊、复查,以便作出最后判断。

四、献血的不良反应、并发症及其处理

1.献血不良反应的诱发因素

经献血体检标准严格筛选并符合献血条件的健康人,通常都能耐受献血。个别或少数人发生献血不良反应时也不严重,基本上无须治疗即可自行恢复。法国在 1967 年曾统计过 113376 名献血者,发生不良反应者 2559 例,占 2.25%,对其中 2000 例作了详细调查,并进行

了分析、统计,国内也做过一些调查,综合国内外调查结果表明,献血不良反应多由以下因素所引起。

(1)精神因素 这是发生献血不良反应的最重要的因素。初次献血者或多或少都有些恐惧感,主要原因是对献血的生理知识了解很少,有思想顾虑,心理恐惧。尤为明显的表现是仅在采少量血标本时即发生反应。也有当看到他人献血或发生不良反应时,自己十分紧张,尚未采血或刚刚采血即发生晕厥,这称之为连锁反应,是完全由精神因素所引起的。对于多次献血者,则发生反应率相对较少。

(2)献血前过度疲劳、睡眠不足、饥饿。

(3)献血环境不理想,人员拥挤,声音嘈杂,空气污浊,气温较高。献血等候时间过长,使献血者心情烦躁。

(4)医护人员服务态度欠佳,语言生硬,不热情,穿刺技术不够熟练,穿刺疼痛等。

献血反应的时间,法国统计发生在采血前者占 3.1%,在采血床(椅)上占 55%,在献血后起床(椅)时刻占 14.3%,在茶点休息室占 28.9%,迟发性反应占 3.6%。

2.献血不良反应的处理

(1)晕厥 献血不良反应中最为常见,属迷走神经血管性晕厥,主要症状为头昏、虚弱、出汗、恶心、面色苍白,较重者意识丧失、惊厥及大小便失禁。检查可见皮肤发凉,血压下降,脉率减慢至难以触及。遇到这些症状应立即使献血者平卧、抬高双脚、头低位、松开衣领及腰带、保持呼吸通畅。可用手指掐人中穴或合谷穴,必要时也可给吸入芳香氨醋,但要适度。

(2)恶心、呕吐 是一种偶见的反应,通常稍加休息即可恢复。让献血者平卧、头侧位,提供一个适当的容器及一杯漱口水,指导献血者进行慢而深的呼吸。若仍有呕吐,可用些镇静药或针灸治疗。

(3)肌肉痉挛或抽搐 这种情况很少见,多由于献血者精神过度紧张而引起换气过度所致。表现为肢体有短促的、微弱的抽动,也可为手或面部微弱的肌肉抽动或强直性痉挛。出现此症状,嘱献血者安静,戴面罩呼吸,一般可很快恢复正常,必要时对症治疗。

(4)局部不良反应 ①由于穿刺不佳造成血肿,这是最常见的局部不良反应。一旦发生应立即停止采血,拔出针头,用无菌棉球或纱布块紧压穿刺孔,让献血者将手臂抬高至心脏水平以上持续几分钟,以利于减少血肿块。②由于消毒不严格或化学物质等原因引起局部感染、蜂窝组织炎、静脉炎、淋巴管炎等。这种情况并不多见,早期可行热敷或根据各种不同病变采取相应处理。

(5)其他 心功能紊乱、惊厥、既往疾病的复发或加重,这些情况极其罕见。另外,还应注意短时间内反复多次献血可导致失血性贫血。

采血时安排有急救知识的医护人员在场,以便于献血者发生不良反应时作适当而又及时的处理,以防进一步发展。

所有上述不良反应都应记载在献血记录中,以作今后是否适宜再献血的参考。

虽然献血所导致的不良反应或并发症很少发生,即使发生,通常经过短时间休息即可恢复,但为了及时进行处理,仍应准备必要的用具和药品,主要有:白糖、生理盐水、25%~50%葡萄糖液、肾上腺素、针灸针、呕吐盘(盒)、毛(布)巾、一次性注射器及较大容量的已消毒的注射器、氧气袋(瓶)、饮水杯、血压计、听诊器、体温计、无菌纱布、棉球和胶布等。

五、采血后献血者的生理恢复

采血后献血者的生理恢复,在国内外已进行了大量的研究。60 年代以前主要是对献全血后检测血容量和血液中各成分恢复情况。70 年代开展了成分输血,以及出现了血细胞分离机,可只采集血液中某一种主要成分,这时期则重点研究单采血液成分后的生理恢复。进入 80 年代,随着生理学和检测技术的进步,则从血液流变学和血流动力学方面研究采血前后的变化及生理恢复。研究显示,采血后献血者的生理恢复与献血量、献血间隔时间、性别、个体差异、献血者营养状况及所献成分不同而异。结果证明,健康者按规定献全血或血液成分,能较快地恢复到正常生理水平,不会影响身体健康,而且还促进血液新陈代谢,有利于血液的更新。国外曾报告对 66 岁以上献血组与同一地区出生、年龄、性别分布相似的未献血组进行对比,发现献血组比未献血组平均寿命延长 3.5 年。

1. 血容量的恢复

健康人的血液约占体重的 8%,且总量是相对恒定的。一次采血 200ml 约占血液总量的 5%,400ml 约占血总量的 10%。采血后献血者到茶点室喝饮料即开始了补充液体,而且机体自身很快进行调节,首先是组织液渗入到血管内,经 1～2h 即可恢复血容量。而丢失的血浆蛋白质则由肝脏加速合成进行补充。

2. 红细胞、血红蛋白的恢复

采血后红细胞的减少与采血量有关,据国内调查资料显示,一次采血 200ml,男性红细胞平均下降 $0.3 \times 10^{12}/L$,血红蛋白平均下降 7g/L,女性下降分别为 $0.3 \times 10^{12}/L$ 和 7～15g/L。采血后可见献血者血液中网织红细胞增多,一般 4～9 天达最高峰,平均网织红细胞可达 1.2%,说明骨髓造血系统活跃。献 200ml 全血,红细胞及血红蛋白恢复至采血前水平需要 7～10天,而通常男性较女性恢复为快。

3. 白细胞、血小板的恢复

采血后献血者白细胞及血小板的变化则不完全一致,多数白细胞相应有所降低,分类淋巴细胞相对增加,也有白细胞数量在献血后反而增加者。血小板也是如此,有的减少,有的增加。因白细胞和血小板本身在体内生存期较短,更新换代快,采血后两者在几天内即可恢复到原水平。现在的采血技术可以在短期内多次大量的采集白细胞或血小板单一成分而不影响它们的恢复,因此献 200ml 或 400ml 全血对这两种成分的影响是很小的。

4. 血流动力学与血液流变学的变化

国内傅聪远等采用多导生理仪对 30 名献血者观察献血前后的血流动力学变化,结果表明:采血 400ml 对献血者动脉压无明显影响。采血后短时间内,心脏每分钟血液输出量与每搏输出量均下降 25%～28%,同时外周阻力增加 35%～39%,说明血压的维持靠外周阻力增加起主导作用。采血 4 天后,心脏每分钟血液输出量恢复至采血前的 97.71%,总外周阻力也恢复到 98.84%,每搏输出量恢复到原水平的 89.17%,为维持血循环量和组织供氧,心率增加 9.83%。在采血后 4 天,上述指标男性均已恢复或接近采血前水平,而女性尚有差距,说明男性较女性恢复得快,这些血流动力学的变化说明机体在采血后产生一系列的生理应激反应,来调节生理平衡,维持机体的健康状态,而且这些变化与上述各项血液指标的恢复也是相一致的。

采血后献血者血液流变学的变化研究,证明在采血后全血黏度、血浆黏度、血比积等均较采血前有些下降,说明采血后血液流变学有所改善,有利于血液流动和氧气的运输。

六、输血反应

输血反应是指在输注血液或血液制品过程中或输注后,受血者发生了用原来的疾病不能解释的症状和体征。

输血反应按发生的时间分为即发型反应和迟发型反应。即发型反应(也称即时反应)指输血当时和输血后 24h 内发生的反应;迟发反应(也称迟缓性反应),可在输血后几天、十几天或几十天后发生。按发病机制可分为免疫性和非免疫性两大类。引起免疫性输血反应原因很多,其中由于血型抗原－抗体不合性输血是导致免疫性输血反应的重要原因。由一些非血型抗原－抗体反应引起的输血反应属于非免疫性输血反应。

输血反应也可按照主要症状与体征分类,如发热反应、过敏反应、溶血反应、细菌污染反应、输血后紫癜、肺水肿、枸橼酸盐中毒、空气栓塞和含铁血黄素沉着症等。以下主要介绍发热反应、过敏反应、溶血反应、大量输血的反应等。

(一)发热反应

发热反应是输血中最常见的反应。

1.原因

(1)可由致热源污染引起,如保养液或输血用具被致热源污染。

(2)受血者在输血后产生白细胞抗体和血小板抗体所致的免疫反应。

(3)违反操作原则,造成污染。

2.症状

可在输血中或输血后 1～2h 内发生,有畏寒或寒战、发热,体温可达 40℃,伴有皮肤潮红、头痛、恶心、呕吐等,症状持续 1～2h 后缓解。

3.防治

(1)预防:严格管理血库保养液和输血用具,有效预防致热源,严格执行无菌操作。

(2)处理:反应轻者,减慢滴数即可使症状减轻。严重者停止输血,密切观察生命体征,给予对症处理,并通知医生。必要时按医嘱给予解热镇痛药和抗过敏药,如异丙嗪或肾上腺皮质激素等。

(二)过敏反应

1.原因

(1)患者是过敏体质。

(2)献血员在献血前用过可致敏的药物或食物,使输入血液中含致敏物质。

(3)多次输血者体内产生过敏性抗体。

2.症状

大多数患者发生在输血后期或将结束时。表现轻重不一,轻者出现皮肤瘙痒、荨麻疹、中度血管性水肿(表现为眼睑、口唇水肿);重者因喉头水肿出现呼吸困难,两肺闻及哮鸣音,甚至发生过敏性休克。

3.防治

(1)预防:①勿选用有过敏史的献血员;②献血员在采血前4h内不吃高蛋白和高脂肪食物,宜用少量清淡饮食或糖水。

(2)处理:①过敏反应时,轻者减慢输血速度,继续观察,重者立即停止输血;②呼吸困难者给予吸氧,严重喉头水肿者行气管切开,循环衰竭者应给予抗休克治疗;③根据医嘱给予0.1%肾上腺素0.5~1ml皮下注射,或用抗过敏药物和激素如异丙嗪、氢化可的松或地塞米松等。

(三)溶血反应

溶血反应是指输入的红细胞或受血者的红细胞发生异常破坏,而引起的一系列临床症状,为输血中最严重的反应。

1.原因

(1)输入异型血,多由于ABO血型不相容引起,献血者和受血者血型不符而造成。

(2)输入变质血,输血前红细胞已变质溶解,如血液储存过久、血温过高,输血前将血加热或震荡过剧,血液受细菌污染均可造成溶血。

(3)血中加入高渗或低渗溶液或能影响血液pH变化的药物,致使红细胞大量破坏所致。

(4)输入Rh血型不合的血液。

2.症状

典型的症状在输入10~20ml血后发生,随输入血量增加而加重。

开始阶段,由于红细胞凝集成团,阻塞部分小血管,可引起头胀痛、四肢麻木、腰背部剧烈疼痛和胸闷等症状。

第二阶段,由于凝集的红细胞发生溶解,大量血红蛋白散布到血浆中,可出现黄疸和血红蛋白尿。同时伴有寒战、高热、呼吸急促和血压下降症状。

第三阶段,因大量血红蛋白从血浆中进入肾小管,遇酸性物质变成结晶体,致使肾小管阻塞;又因为血红蛋白的分解产物使肾小管内皮细胞缺血、缺氧而坏死脱落,也导致肾小管阻塞。患者出现少尿、无尿等急性肾功能衰竭症状,严重者可导致死亡。

3.防治

(1)预防:认真作好血型鉴定和交叉配血试验,输血前仔细查对,杜绝差错。严格执行血液保存规则,不可使用变质血液。

(2)处理:①停止输血并通知医生,保留余血,采集患者血标本重做血型鉴定和交叉配血试验;②维持静脉输液通道,供给升压药和其他药物;③静脉注射碳酸氢钠碱化尿液,防止血红蛋白结晶阻塞肾小管;④双侧腰部封闭,并用热水袋敷双侧肾区,解除肾血管痉挛,保护肾脏;⑤严密观察生命体征和尿量,并做好记录,对少尿、尿闭者,按急性肾能衰竭处理;⑥出现休克症状,即配合抗休克治疗;⑦Rh系统血型反应中,一般在一周或更长时间出现反应,体征较轻,有轻度发热伴乏力、血胆红素升高。对此种患者应查明原因,确诊后,尽量避免再次输血。

(四)与大量输血有关的反应

大量输血一般指在24h内紧急输血量大于或相当于患者总血容量。常见的反应有循环负荷过重、出血倾向、枸橼酸钠中毒等。

1. 循环负荷过重

其原因、症状及护理同静脉输液反应。

2. 出血倾向

(1)原因：长期反复输血或超过患者原血液总量的大量输血，由于库血中的血小板破坏较多，使凝血因子减少而引起出血。

(2)症状：表现为皮肤、黏膜瘀斑，穿刺部位大块淤血，或手术后伤口渗血。

(3)处理：短时间内输入大量库血时，应密切观察患者意识、血压、脉搏等变化，注意皮肤、黏膜或手术伤口有无出血。可根据医嘱间隔输入新鲜血或血小板悬液，以补充足够的血小板和凝血因子。

3. 枸橼酸钠中毒反应

(1)原因：大量输血随之输入大量枸橼酸钠，如肝功能不全，枸橼酸钠尚未氧化即和血中游离钙结合而使血钙下降，以至凝血功能障碍、毛细血管张力减低、血管收缩不良和心肌收缩无力等。

(2)症状：表现为手足抽搐、出血倾向、血压下降、心率缓慢，心室纤维颤动，甚至心跳停止。

(3)处理：①严密观察患者的反应；②输入库血 1000ml 以上时，须按医嘱静脉注射 10%葡萄糖酸钙或氯化钙 10ml，以补充钙离子。

(五)其他

如空气栓塞，细菌污染反应，远期观察还可有因输血传染的疾病，如病毒性肝炎、疟疾、艾滋病等。

严格把握采血、贮血和输血操作的各个环节，是预防输血反应的关键。

附：免疫性溶血性输血反应的调查

(一)询问症状和病史

1. 急性溶血性反应的症状

急性免疫性溶血性输血反应主要是 ABO 血型和 Rh 血型不配合的输血所致，其他血型系统引起的不多。ABO 血型主侧不配合时，常常在输入几十毫升血后即发生强烈的反应。患者首先感觉注射部位疼痛，输注静脉有灼烧感、寒战、体温上升、胸闷、腰背痛、面部潮红、恶心、血压下降，进而休克，发生血红蛋白血症(hemoglobinemia)、血红蛋白尿症(hemoglobinuria)，继之少尿无尿，反应一般在 2h 后血清胆红素升高，严重的发生弥散性血管内凝血(disseminated intravascular coagulation，DIC)和肾功能衰竭。在全身麻醉状态下，上述症状不一定都表现，常有创面严重渗血和血压下降。Rh 血型不合一般在输完血或输后数小时发生，症状与上述的类似，但较轻，血红蛋白血症和血红蛋白尿症较轻，黄疸较重，同样会发生 DIC 和肾功能衰竭。

2. 迟发性溶血性反应的症状

迟发性溶血性输血反应有两种情况：第一种是输入的红细胞作为初次刺激物，抗体产生时间最早的要在输血后 7～10 天，有的要更长的时间，当抗体的浓度和亲和力增加到一定程度时，与存活的献血者红细胞作用，大多数无明显的临床症状，不治自愈，少数出现无法解释的血红蛋白下降和胆红素上升；第二种是发生在有妊娠史和输血史的患者，曾有过初次刺激，本次输血引起了回忆反应,在3～7天内产生了大量抗体,与输入的红细胞作用,多数病例反应进程慢,个别的与急性反应症状类似,也有死亡的危险。

3.病史

病史包括输血史、妊娠史、有关疾病史和用药史等。输过血特别是多次输血的患者,以及有妊娠史、特别是有过死胎、流产和新生儿溶血病的患者,发生免疫性溶血反应的可能性较大。患阵发性睡眠性血红蛋白尿症(paroxysmal nocturnal hemoglobinuria,PNH)、镰状细胞贫血及葡萄糖-6-磷酸脱氢酶缺乏的患者,可因输血诱发急性溶血。在用药史方面,正在使用青霉素的患者,可因献血者对青霉素过敏发生急性反应,维生素K和伯氨奎宁有类似于输血不良反应的副作用,包括急性溶血。

根据症状和病史,应该有一个是否是免疫性溶血反应的印象。

(二)核对患者身份和献血者血液

核对患者的血样标签和献血者血液标本标签,再询问患者身份和检查血袋上的标签,如果不一致,可能还涉及另外一个患者,应尽快通知有关病室,防止事故的再发生,如果未发现不一致的地方,立即进行下一步的检查。

(三)初步试验

1.比较输血前后患者血浆的颜色

尽快抽取患者的血液加上适当的抗凝剂后离心,将血浆与输血前的血清(浆)比较,如果输血前的正常,输血反应后的血浆呈粉红色或红色,表明输血后有红细胞破坏,血浆里有游离血红蛋白,5ml的红细胞破坏,即产生可见的血红蛋白血症。如果血浆呈黄色或棕色,表明有较高含量的胆红素和血红蛋白的其他分解产物存在,也是红细胞破坏的证据。

2.抗球蛋白试验

取患者反应后的1小滴血液,按要求洗涤后做直接抗球蛋白试验,如为阳性,并呈混合外观,是免疫性溶血性反应的证据。但体内致敏的红细胞容易被破坏,反应后数小时抽取的样本,直接抗球蛋白试验阳性的可能性不大,因此阴性结果不是无免疫性溶血的证据。但对于迟发性溶血性输血反应,尤其是前述的第一种迟发反应必须要有抗球蛋白试验阳性结果,才能确定诊断。

(四)进一步检查

1.复核血型

对患者输血前的血样本和血袋内的剩余血或连在血袋上的分段管内的血必须进行ABO和Rh血型的复核,还要检查输血后患者血样本的ABO和Rh血型。检查时,注意输血可能引起的混合外观。如果血袋内的血的血型与标签不一致,说明血袋的标签有错,也说明交叉配血有错。如果输血前、后患者标本的血型不一致,说明在患者身份的核对、血型检查、血样抽取或配血的某个环节发生了错误,还可能涉及另外一个患者,要尽快联系。

2.重做交叉配血试验

用输血前和输血后患者的两个样本分别与血袋内或连接在血袋上分段管内的血液做交叉配血试验,包括检测IgG抗体的试验。如果输血前、后的样本都不配合,表明输血前交叉配血有错误,可能是献血员的样本弄错,也可能是配血操作或判读上的错误。如果输血前的样本配合,输血后的样本不配合(主侧),应考虑回忆反应产生抗体引起的不配合,这有个时间问题,一般要在输血后几天产生抗体,但个别系统,如 Kidd 系统的血型抗体产生很快,24h 左右可能发生反应。同时要注意次侧的不配合也可能产生溶血性输血反应,但并不多见。

如果交叉配血试验没有发现问题,而临床有理由认为发生了溶血性输血反应,有必要用更敏感的方法,如酶处理细胞的抗球蛋白试验、低离子介质抗球蛋白试验,或加大血清用量,作进一步筛选或交叉配血试验。还要考虑人白细胞抗体介导的溶血性反应。

3.抗体鉴定和相应抗原的检测

如果检出抗体阳性的标本,进一步用试剂谱细胞鉴定抗体的特异性。一旦确定,再检查有关血型系统的表型,表型中应缺乏与抗体特异性相应的抗原。

4.辅助检查

①检查尿中有无血红蛋白,一般在 4h 内检查为好,要求尿样新鲜,并要离心后取样,防止有完整红细胞引起的结果不准确;②如果是在反应后 24h 取的尿样,检查含铁血黄素;③检查血清中的未结合胆红素。因胆红素的升高速度和幅度差异较大,要在反应后不同的间隔时间取样测胆红素的水平,早的反应后 1h 就可有胆红素的升高,高峰在 5～7h,如果肝功能和排泄功能正常,24h 后可消失;④测结合珠蛋白,结合珠蛋白水平是可变的,所以反应后的测定值要和反应前的比较才有意义,如果血浆中有可见的血红蛋白,测结合珠蛋白意义就不大。血胆红素、尿胆红素和尿含铁血黄素的升高以及结合珠蛋白的降低都是溶血反应的辅助证据。

5.追踪试验

患者体内与反应有关的抗体可能都与红细胞的抗原作用而被消除,在检查时直接抗球蛋白试验阴性,血清里也检不出游离抗体,但接着抗体会很快上升,以后每天或每隔几天做直接抗球蛋白试验和抗体筛查,可以发现免疫性溶血反应的证据。

(五)与非免疫性溶血反应的区别

1.血液在体外溶血

检查血袋内剩余的血液,血浆内是否有游离的血红蛋白,可能由于保存、运输或加温等不当造成溶血;浓缩红细胞可因血浆太少而溶血;血袋内加了某种药物可引起溶血;输血器管道输用过低渗溶液可以引起溶血;患者可以有一过性血红蛋白尿,严重的可有肾功能衰竭的危险,没有免疫反应的其他症状。

2.细菌污染

细菌污染的血液也会引起溶血、发热、血压下降、DIC 等严重症状,区别于免疫性溶血反应的是患者的白细胞总数会立即升高,面部红而干燥,血袋内的血液做涂片染色检查和细菌培养会找到细菌,患者的血液培养可有与血袋内血液培养相同的细菌。

3.患者本身有溶血性疾病

患者除血红蛋白血症和血红蛋白尿症外,一般无免疫性溶血反应的其他症状,通过询问病史可以得到明确。

【问题探索】

1. 什么是 ACD、CPD、CPDA 保养液？其成分分别是哪些？分别可以保存全血多少天？
2. 简述成分输血的定义和优点。
3. 简述正常储存血液的外观。
4. 献血者血液检测的项目有哪些？
5. 什么是冷沉淀？
6. 试列举出目前成分输血的主要类别及其主要血制品。
7. 请说出库存血出现哪些情况一律不得发出。

（陆玉霞、褚静英）

项目四
检查新生儿溶血病

任务1　理解新生儿溶血病的检查程序

任务2　说出新生儿溶血病的具体试验

任务 1

理解新生儿溶血病的检查程序

【任务处理】

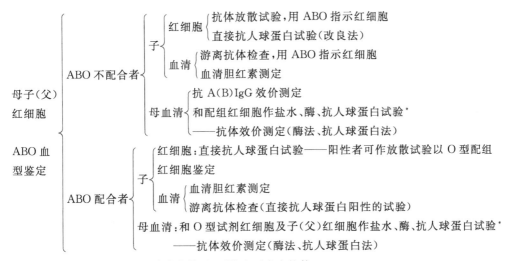

注：* 经硫基乙醇处理，破坏完全抗体后，再检查不完全抗体

图 4-1 新生儿溶血病血清学检查程序表

一、标本

临床怀疑为新生儿溶血病时，送免疫血液学实验室的标本要求较高。要采集新生儿的血液 4～5ml，分为大约相等的两份，一份不抗凝，另一份用 ACD 保存液或 EDTA 抗凝。还要采集母亲的血液 4～5ml，其中分出 0.5ml 加抗凝剂。必要时采集父亲的血液 0.5ml 加抗凝剂保存备用。

新生儿标本难以采集，有时不符合要求，要尽可能用送来的标本做好实验。如采集来的是抗凝标本，注意保留血浆备用；如采集来的是不抗凝标本，用分离血清后的血块做红细胞悬液。方法是在一小玻璃漏斗颈部置一个适当大小的棉球，把血块倒在棉球上，一边用生理盐水冲洗，一边用玻璃棒压挤血块，收集漏斗下的红细胞悬液，按要求洗涤后备用。不宜在试管中用竹签挤压血块，也不宜用滴管反复吹吸。用血块制备的红细胞悬液做直接抗球蛋白试验时用抗 IgG。

脐血标本不宜作为检测标本，尤其对 ABO 新生儿溶血病，容易出现无临床意义的阳性指标。新生儿出生 5 天以后采集的血样，检出的阳性指标的机会很少。

二、母婴标本的 ABO 血型检测

取母婴的洗涤红细胞按常规方法测定 ABO 血型。如母亲是 O 型,新生儿是 A 型或 B 型,则可能是母亲 ABO 血型不合引起的新生儿溶血病。ABO 新生儿溶血病几乎全是发生在 O 型母亲的 A 型或 B 型新生儿,这与 O 型含有抗 A、B 有关。如果母亲不是 O 型,或新生儿是 O 型,这可能是非 ABO 系统引起的新生儿溶血病。分清是 ABO 新生儿溶血病还是非 ABO 新生儿溶血病,对下面的实验有指导意义。

三、新生儿标本的三项试验

ABO 新生儿溶血病和非 ABO 系统的新生儿溶血病的标本都要做三项试验。

(一)直接抗球蛋白试验

用以确定婴儿红细胞是否被 IgG 抗体包被。ABO 新生儿溶血病时直接抗球蛋白试验反应常常较弱或阴性,需要用显微镜观察结果,有两个可能的原因:①抗原和抗体之间的亲和力较弱,在洗涤过程中抗体被洗脱掉;②红细胞上的抗体分子数目较少,不足以和抗球蛋白产生可见的反应,而有足够抗体分子的年轻红细胞大部分已被溶解。因此在 ABO 新生儿溶血病时,直接抗球蛋白试验的结果只起参考作用,而 ABO 系统以外的新生儿溶血病标本的直接抗球蛋白试验结果对临床诊断起决定作用。直接抗球蛋白试验阳性时,会影响红细胞的分型。

(二)游离 IgG 抗体测定

用间接抗球蛋白试验或其他方法检测婴儿血清中是否有游离的 IgG 血型抗体,检测细胞用 3 人份混合的 A 型红细胞、B 型红细胞和 O 型筛选用试剂细胞。O 型母亲的 IgG 抗 A、抗 B 和其他血型抗体能通过胎盘进入血循环。用 A、B 型红细胞检测可发现:A 型新生儿血清中可有少量抗 A 和较多的抗 B;B 型新生儿血清中可有少量的抗 B 和较多的抗 A。O 型试剂细胞是用来检测 ABO 以外的 IgG 抗体,如果出现阳性,则要用谱细胞测定其特异性,测定时如新生儿的血清不够可用母亲的血清代替。A 型婴儿血清中检出抗 A,B 型婴儿检出抗 B,或检出 ABO 以外的抗体,都是新生儿溶血病的重要证据。

(三)放散试验

ABO 血型不合的新生儿溶血病时用热放散法为好,Rh 系统及其他系统的用乙醚放散法为好,放散液用抗人球蛋白法或其他检测 IgG 抗体的方法检测。A 型患儿红细胞上放散出抗 A,B 型患儿红细胞放散出抗 B,或放散出 ABO 以外的抗体都是阳性指征。

三项试验的结果有一定的关系,如有游离抗体的,直接抗球蛋白试验应该阳性,放散试验也应该阳性;直接抗球蛋白试验阳性的,放散试验也应该是阳性,但不一定有游离抗体;直接抗球蛋白试验阴性的,其他两项试验应该是阴性,但 ABO 系统除外。有时实验结果不完全符合上述分析的情况,一般说任何一项出现阳性都可以支持新生儿溶血病的诊断。当然也有实验结果与临床症状不完全符合的情况。

四、母亲标本的检查

(一)IgG 抗 A(B)效价的检测

母亲是 O 型,婴儿是 A 型时,测 IgG 抗 A 的效价,婴儿是 B 型时,测 IgG 抗 B 的效价。方法是 2-疏基乙醇处理血清后再测效价。一般说效价在 1∶256 以上有参考价值,1∶512 以上出现明显临床症状的较多,但也有例外。要注意的是有报告提出,有的母亲在胎儿娩出 24h 以后,IgG 抗 A 或抗 B 的效价可有明显的下降。

(二)ABO 以外抗体的检查

如果在婴儿血清里或细胞上发现 ABO 以外的抗体,在母亲血清里也应该能检出相同特异性的抗体,可用试剂细胞检出和鉴定。必要时用患儿父亲的红细胞来检测,但要 ABO 血型相容。

(三)有关血型抗原的检测

母亲血清里出现了一种特异性抗体,红细胞上应该缺乏相应的抗原。如母亲血清里检出抗 D,她的红细胞应该是 Rh 阴性,没有 D 抗原,这种情况下,新生儿很可能是 Rh 阳性。

【知识导航】

一、新生儿溶血病概念

新生儿溶血病一般特指母婴血型不合而引起胎儿或新生儿的免疫性溶血性疾病(haemolytic disease of the newborn,HDN),原称胎儿有核红细胞增多症。当少量胎儿红细胞进入母体内,刺激母体产生相应的 IgG 抗体,能通过胎盘作用于胎儿红细胞使之产生不同程度的溶血。新生儿溶血病这一术语不很确切,因为此病始于胎儿时期,并能造成胎儿死亡。同时造成新生儿溶血病也可以由其他因素引起,如遗传性红细胞异常(葡萄糖-6-磷酸脱氢酶异常、遗传性球形红细胞症及血红蛋白合成异常等)、感染引起的红细胞获得性缺陷(风疹、巨红细胞病毒、细小病毒等)、早熟及葡萄糖醛酸转移酶不足造成的生理性黄疸。

二、新生儿溶血病(HDN)发病机制

新生儿溶血病起源于胎儿从父亲方面继承了一些母亲没有的红细胞抗原,这些抗原可能遭到母亲免疫抗体的攻击,从而使胎儿红细胞遭到破坏,出现新生儿黄疸、贫血、水肿、肝脾肿大,甚至死胎、新生儿死亡等溶血病的症状和合并症。

(一)ABO 血型不合

新生儿 ABO 溶血病较 Rh 溶血病多见,溶血病情较 Rh 轻。ABO 溶血病大多发生于母亲是 O 型,胎儿是 A 型或 B 型;也可见于母亲是 A 型、胎儿是 B 型、AB 型;或母亲是 B 型、胎儿是 A 型、AB 型。造成 ABO 新生儿溶血病的抗体主要是 IgG 抗 A、IgG 抗 B 和 IgG 抗 AB,这些抗体常常"天然地"存在于一些 O 型人的体内,因此一些 O 型的孕妇,无需经历过明显的免疫刺激,可以在第一胎出现患病的胎儿。

(二)Rh 血型不合

造成 Rh 新生儿溶血病的抗体比较复杂,最常见抗 D、抗 E、抗 c 等,其中以抗 D 最为严重,多为 Rh 阴性的母亲孕育了 Rh 阳性的胎儿引起。Rh 血型不合溶血病一般在第二胎以后发生,分娩时,胎儿带有一定数量的 Rh 阳性红细胞进入母体,刺激母体产生抗 Rh 抗体,该抗体通过胎盘进入胎儿体内,作用于胎儿红细胞引起溶血。第一胎时产生的抗 Rh 抗体较少,故极少发生溶血,当第二次妊娠后,母体再次受到 Rh 阳性红细胞的刺激,产生较多抗体极易引起

严重的 HDN。若孕妇曾输过 Rh 阳性血液或第一胎妊娠前有流产史,则分娩第一胎也可发病。

三、临床表现

新生儿溶血病的症状常见有:①贫血;②黄疸;③肝脾肿大:由于贫血使器官组织缺氧,导致代偿性肝脾肿大;④组织水肿;⑤器官功能障碍等。

(褚静英)

任务 2

新生儿溶血病的具体试验

新生儿溶血病检测可以分为产前免疫血液学检测和新生儿检测两部分,前者用以预测新生儿溶血病发病的可能性以及严重程度,后者直接确认新生儿患病与否,并对制订治疗方案提供依据。

一、产前检查

夫妇双方的 ABO、Rh 定型,妻子一方的抗体筛选试验。如果检测到妻子体内存在有意义的抗体,需要测定抗体效价以及区分是否是 IgG 抗体。如 ABO 血型中,当 IgG 抗 A 和(或)IgG 抗 B 效价≥1∶64 时认为有意义,当效价≥1∶256 或者检测到抗体效价持续升高达 4 倍以上时,可认为胎儿受害的可能性较大。

二、新生儿标本的"三项试验"

1.直接抗球蛋白试验

检测新生儿红细胞上是否存在免疫抗体。一旦发现新生儿红细胞直接抗球蛋白阳性,即成为诊断新生儿溶血病的有力证据。通过直抗试验,可以区分 ABO 新生儿溶血病和其他血型系统引起的新生儿溶血病,ABO 新生儿溶血病的直抗都很弱,一般不会超过"1+",其他血型系统引起的溶血病特别是 Rh 新生儿溶血病,其直抗强度通常都超过"1+"。直抗阳性越强,患儿病情越重。

2.游离 IgG 抗体测定

检测新生儿血清中的血型抗体,如果检出抗体并能够和新生儿红细胞反应,游离试验为阳性。例如在 A 型的新生儿血清中检测到了 IgG 抗 A,则该新生儿游离试验阳性。

3.放散试验

放散试验与直抗相同,也是检测新生儿红细胞上的致敏的血型抗体,只是方法不同。放散试验首先利用特殊的方法将致敏在新生儿红细胞上的抗体放散下来,然后再检测放散液中的抗体,如果放散液中检出抗体,理论上都可以证明新生儿患有溶血病。但是习惯上只有放散液中检出抗体,同时新生儿红细胞上又存在相应抗原时才认为放散试验是阳性。例如放散液中检出抗 A,那么只有当新生儿是 A 型或 AB 型时,才能证明新生儿患有溶血病,否则可能是试验误差所致。放散试验特点是敏感度高,因为放散试验所使用的红细胞比直抗试验多几百倍,因此有可能达到较高的敏感度。放散试验是"三项试验"中敏感度最高的一项试验,也是判定新生儿溶血病最有力的证据。

【问题探索】

    1.什么是新生儿溶血病?

    2.新生儿溶血病时新生儿标本需要检测哪三项?

(陆玉霞、吴卫元)

附录 1

输血管理

一、管理概述

(一)管理的基本概念

管理是一切有组织活动的必不可少的组成部分,管理活动自古有之。但什么是"管理",从不同角度出发,可以有各种不同的理解。从字义上看,可理解为"管辖"、"处理"、"控制";从内涵剖析,可认为管理就是一个过程,即是让别人同自己一起去实现既定目标的活动过程。因此,管理是一切有组织活动的不可缺少的要素,无论国家、军队、企业,还是医院、血站、学校等无一例外。简言之,一切有人群参与的社会或生产活动都需要管理。管理与人类一切有组织的活动都是息息相关的,管理是人类活动中最重要的一项内容,这一点已得到社会的公认。

管理不可以是随心所欲的行为,因为人类社会发展的大量事实证明:任何管理活动都必须遵循一定规律进行,即必须按管理内在的原理、理论、方法和技术去运作,才能收到相应的管理效果。因此,从社会普遍存在的管理活动总结概括出来的这些规律、原理、理论、方法和技术,就构成了一般管理学的学说。之所以称其为一般,是因为不论对任何类别组织的任何活动它都是适用的,而绝不仅局限于某一特定组织。可见管理是领导者遵循管理的客观规律,认识并运用这些规律,将群体的力量和社会、生产活动引向共同目标的学问。换言之,没有管理就无法进行社会活动和生产活动,要达到科学有效管理也无从谈起。

根据管理对象不同,管理可分为许多方面,如社会管理、企业管理、医院管理、输血管理等,它们虽各有不同的特性,但各种管理也具有共性。现从管理的共性出发讨论管理的基本概念。

1.管理的本质

管理的本质是什么? 管理的本质就是放大归类管理的系统的功能。任何管理都是对某一具体系统的管理,因此管理理论必然和系统理论相一致。系统理论认为大系统理论的功能大于各小系统功能的总和。因此,社会集体劳动能力超过个人劳动能力的总和,就起了放大作用。放大的倍率则主要取决于管理功能的发挥。许多事例说明,在其他条件相同时,管理水平不同,生产能力就大不相同。

管理之所以能起系统功效放大作用,在于系统中各元素间存在联系。事物之间的联系,本质上就是物质、能量和信息的流通。系统理论认为系统中的联系和发展是通过信息的流通促使物质和能量的流通。管理是通过信息(各种指令、文件、规定、法规等)促使能量和物质(人、财、物)进行合理的流通。所谓合理的流通,是指适合需要的流通方向、质量、数量的最佳配合。

因此,管理的目的在于设法提高被管理系统的放大倍率,管理的关键就在于流通。任何信息能量、物质的流通被阻塞或流通方向错误,速度缓慢,效率低下,准确性差,都会使管理功能下降。

2.管理的手段

管理的手段和工具是体制、机构、管理人员、管理制度、管理法规和管理信息。体制、机构是使管理对象构成系统的手段,因此体制机构的组成是否合理,很大程度上决定管理效能。管理人员是管理工作中最活跃的因素,要搞好管理首先要发挥各级管理人员的积极性、创造性,以提高其管理水平。管理法规、制度也是通过管理的职能实现的。管理的基本职能是计划、组织和控制。控制包括检查、协调、督办、指导和评价。这样才能使信息和人、财、物、法合理流通。信息是管理的最基本的工具。

3.管理的对象

管理的对象是系统的要素,包括人、财、物、法、时间、信息等。管理人员的思维过程主要感受信息,判断和决策。感受信息是指调查研究,了解情况,获得情报及各种统计资料;判断是分析与经验的总结,理论和实际情况的综合思维过程;决策是根据信息和判断作概率分析,决策是最后一步的判断。

(二)输血管理

输血管理系指对输血行业的管理。所谓输血行业,这里主要指血站和医院输血科(血库),包括各地方采供血站。凡从事输血工作的部门,除必须按照国家及地方政府制订的有关政策、法令和法规运作,还应遵循科学管理和现代管理理论与方法对血站和医院的输血工作进行计划、组织和控制,以期达到保障医院用血需求,保证血站所提供血液质量,保证供血者与献血者健康,提高血站紧急救护和医疗保障的社会功能,此即为输血管理。

随着医学的发展,输血已成为一门涉及临床医学、生物化学、分子生物学、医用高分子学、低温生物学、遗传学、病毒学、免疫学、细胞学、生理学、生物物理学、基因工程学、单克隆技术与电子计算机技术等多学科交叉的完全崭新的知识领域。至今人造血液仍是一种希望,用其他生物的血液来代替人类血液的想法也一直停留在实验室内。也就是说,血液作为一种既不能从它途获得,又不能用它物取代的特殊物质,只能取之于人、用之于人,这样就产生了如下问题:一是血液资源有限,怎样合理用血、节约用血,特别是提倡用成分输血;二是经血传播的传染病包括性病、艾滋病十分危险,对受血者是潜在的巨大威胁;三是为了一方的经济利益,滥建采供血机构,不但缺少严格的检测手段,也搞乱了血液资源,凡此种种,都是输血管理应认真研究和亟待解决的重大问题。

(三)输血管理学的研究对象和内容

输血管理属于输血医学的一个分支,正在发挥着巨大作用。研究输血管理现象和规律的科学叫输血管理学。

输血管理学的研究对象主要是血站系统及其各层次的管理,同时也研究血站系统及其各层次的管理现象和规律,以及血站系统在社会系统中的地位、作用和制约条件。它的主要内容有:献血政策与法规、献血管理、采血与供血管理、用血管理、血源管理、办公室管理;血液中心、中心血站、血站、中心血库及血库的内涵、性质、地位、工作方针、任务和功能,以及工作特点,输血政策及法规,血站体系的建设与管理,辖区血站的规模分布、布局及发展规划;血站系统工作的前期评审,标准化建设、行政、业务、资金、人员、设备、技术监督监测,质量控制管理、科研及统计等等。

凡是一门科学都有其学科体系,学科体系又称作理论体系。理论体系是该学科的有机组成和理论论述方法,这样便能明确学科研究对象和范畴,以及对象之间的有机联系,促进这门学科逐渐发展和成熟。输血管理学也如此。

总之,输血管理学是研究社会科学与自然科学在特定系统中的一般规律,输血管理学的研究对象和内容既有其自然属性的一面,又有社会属性的一面,更有二者的交叉与融合。这应说是输血行业的特殊所在和输血管理的特征所在。

二、输血工作的方针政策

随着医学科学技术的不断进步,我国输血事业发展较快,但是由于地区间不平衡,在血源管理、采供血机构管理和血液质量管理等方面尚存在诸多问题,已经严重威胁到供血者的身体健康和临床用血的安全,迫切需要加强宏观控制和管理。为此,自 1978 年以来,国务院、卫生部相继下达了一系列方针、政策性文件,从而使我国输血工作逐步走上健康发展的轨道。

(一)血液管理的方针政策

1978 年 11 月 24 日,国务院以[1978] 242 号文件批转了卫生部关于加强输血工作的请示报告。强调"实行公民义务献血制度,是改变我国输血工作落后面貌。解决医疗和战备储备用血的一项根本方法。要求各地要把输血工作当作一项重要工作抓起来,加强领导,不断总结经验,切实把输血工作做好"。

这一文件是我国输血事业发展的重大转折点,从这一刻起我国的输血事业即走上了由政府直接管理的正确轨道。

1979 年 12 月 30 日,为进一步加强输血工作管理,中华人民共和国卫生部以[79]卫医字第 1812 号文件发布了"关于颁发《全国血站工作条例(试行草案)的通知》",明确指出:血站的主要任务是:在各级政府的领导下制订献血计划,统一管理血源、统一组织采血、统一供血。进一步明确了血站工作是"在各级政府领导下"进行的,第一次以政府主管部门文件形式提出了输血工作的"三统一"原则。

1990 年 4 月 12 日,卫生部和国家物价局联合发布了《关于加强输血工作管理的若干规定》,重申各级政府对输血工作的领导和输血工作"三统一"原则,再次强调输血工作是社会主义卫生事业重要组成部分,必须坚持以社会效益为准则。决不允许把血液作为商品进行倒买倒卖,从中牟利。要求各级卫生行政部门要切实加强对各类输血机构和输血工作的管理,采取各种必要措施,坚决纠正任何偏离社会主义方向的倾向。"取缔一切地下血站"、"地下血库"和"血把头",坚决制止干扰输血管理的混乱现象。"关于血站(血液中心)布点,应该一个地区(市)只设一个血站(血液中心)",并严格规定"不得跨省采血、也不得跨省兜售全血和血浆"。

1993 年 3 月 20 日,卫生部陈敏章部长又下达了第 29 号中华人民共和国卫生部令,颁布了《采供血机构和血液管理办法》共七章五十一条。该办法首次明确提出了今后要实行《采供血机构执业许可证》制度,《采供血许可证》注册的有效期为二年,每年校验一次;同时规定实行《供血证》管理,即凡参加献血的公民,应当按照规定到当地献血办公室进行登记,其他向采供机构提供血液的公民,必须持本人的《居民身份证》,按规定向当地献血办公室申领《供血者》,并提出"一人一证"定点和不得跨区提供血液的原则,以及各地献血办公室必须在核发《供血证》的同时建立供血者档案,并负责将档案副本报省级献血办公室的档案中心。

第 29 号部长令的出台,对我国输血界是一件大事,是针对我国输血事业极不平衡以及当

时面临的严重问题而颁布的,其主要问题是:

1.医疗用血供需矛盾日趋增加,按当时资料统计显示我国医疗用血量以每年 7%～10% 的速度递增,而公民义务和无偿献血进展缓慢,群众不愿献血;个体供血者短期重复卖血,血液质量低下。

2.当时血源性传染病的矛盾已十分突出,主要是乙肝、丙肝在个别地区个体供血者中阳性率明显增高,是危险的传染源,严重威胁着受血者的健康。

3.血液"买卖竞争"和"商品化"问题严重影响血液质量。采供血机构争血源、争采血、争供血,利用地区差价搞长途血液贩运,从中牟利,使一些地方血源管理和采供血机构管理失控。

4.社会各界对加强血液及血液制品法制化管理呼声日益强烈,改善我国输血工作混乱局面已刻不容缓,而第 29 号部长令正是在这样一个关键时刻出台的。对于改变我国输血工作的被动局面,解决存在的诸多问题,引导输血工作向健康方向发展起到了关键性的决策作用。

1993 年 2 月 27 日卫生部卫医发(1993)第 2 号文件紧接着又出台了《关于发布〈血站基本标准〉的通知》。《标准》是全国血站的基本标准,它标志着我国输血工作将进入标准化、科学化和规范化管理的轨道,是我国输血事业发展的新阶段。

1997 年 12 月 29 日,八届全国人大常委会第 29 次会议审议通过了《中华人民共和国献血法》。这部法律就我国的献血制度、法律适用范围、无偿献血者的权利、义务及采供血机构的设置、管理、血液及临床用血管理等都做了明确规定,这是新中国成立以来第一次献血法律,明确指出我国实行无偿献血制度,这对我国献血事业将产生巨大的推动作用。

(二)献血管理的方针政策

由于血液是一种必须取之于人又用之于人的特殊物质,所以要搞好输血工作,前提是必须搞好献血工作。

1.我国献血工作的现状

我国献血工作大致分为三种情况,一是无偿献血,即不要任何报酬的献血,一般是每人每次献血 200ml 左右,其所献血液比例在开展得最好的城市一般约占 50%,在较差地区甚至连 1% 还不到;二是义务献血,即凡符合卫生部规定年龄和健康检查符合标准的中华人民共和国公民都必须献血,这是公民的义务,在一定程度上带有强制色彩,这一工作在许多地方都已立法,开展得都很好,但所占比例只能达到 30%～50%。由于一些部门采取了不正当的激励措施(即高额物质奖励),已使这一工作举步维艰,即使开展好的地方现也困难重重(主要是高额奖金支付不起),但这一形式目前仍是许多城市血液资源的主要来源;三是个体供血,尽管这是一种极其落后的供血形式,但在我国大部分地区仍是血液的主要来源。这种献血所存在的问题一是血液质量低下(短期反复献血所致);二是在个体血源集聚的地方滋生了一部分血霸,对于这种丑陋的社会现象必须予以打击和取缔,否则个体供血将走入歧途,作为输血管理部门将有不可推卸的直接责任。

2.不同形式献血的有关规定

(1)公民无偿献血 1987 年 6 月 8 日卫生部和中国红十字总会联合发布了《无偿志愿献血奖励办法(试行稿)》,其中规定:

无偿志愿献血者,发给无偿志愿献血卡(内注有献血数量,年、月、日,采血单位并加盖公章、献血者姓名),并授予无偿志愿献血纪念章一枚;无偿志愿献血累计满 1L 者,授予无偿志愿献血铜质奖章一枚;累计满 1.6L 者,授予银质奖章一枚,同时授予中国红十字会荣誉会员光荣称号,发给荣誉会员证书和证章;累计满 2.4L 者,授予金质奖章一枚;满 3.4L 以上者,授予无偿志愿献血奖杯;无偿志愿献血者本人及其不享受公费医疗和劳保医疗待遇的直系亲属(不符合献血条件者),因伤病需要用血时,凭无偿志愿献血卡由供血单位提供与本人无偿志愿献血等量的血液或血液成分,持供血单位发票,到采血单位报销。

(2)公民义务献血 系根据当地公民义务献血的有关条例或法规,按所在地区献血办公室下达的指标要求和指定期限,凡适宜年龄的公民,经体检合格后都必须到所在地血站献血,献血量一般为 200ml。公民要求一次献 400ml,可按履行两次献血义务计算,献血后按国家规定付给营养费、免费供一餐,并休息 1~3 天不等(按各地规定)。公民献血后因病需用血,可按国家或地方有关规定享受相应待遇。

(3)公民自愿供血 按国家规定,每 3 个月体检一次,每次须持《居民身份证》,并经体检合格方可供血并建立供血者档案,实行一证一卡管理,供血后按国家规定给营养费和免费一餐,本人因病用血时,待遇同前。

3. 献血的宏观控制

根据中华人民共和国卫生部第 29 号令和血站基本标准规定:凡参加献血的公民,应当按照规定到当地献血办公室进行登记,其他向采供血机构提供血液的公民,必须持本人的《居民身份证》按规定向当地献血办公室申领《献血证》;献血办公室受理申请后,应当按照有关规定对申请人进行健康检查和核查档案,并根据申请人户籍所在地区和健康情况,按照统筹规划,一人一证,定点和不得跨区提供血液的原则进行审核,审核合格的,发《献血证》;献血办公室必须在核发《献血证》的同时建立供血者档案并负责将档案副本报省级献血办公室的档案中心。

献血者如有某种情况暂不能供血或有某些情况及病情不能供血,应按卫生部的有关具体规定执行。

(三)输血管理机构

我国输血管理机构分为行政管理部门、专业技术监督评审组织及行业管理社团三大类,其职能各不相同,但目标只有一个,这就是从不同角度来加强和完善输血管理,以使我国的输血事业繁荣兴旺,健康发展。

三、输血机构及其系统管理

(一)输血机构的分类

凡从事专业采供血、采供浆或专门从事临床输血服务及专职从事输血研究的部门统称为输血机构。

在我国,输血机构大致可以分为四类:一是以采供血为主的血站系统(分三级);二是以采供浆为主的采浆站;三是以服务临床输血需求为主的医院输血科或血库;四是以科研或特殊的供血为主的研究所和军队系统的供血站。

1. 以采供血为主的输血机构

(1)血液中心 是所在省、自治区、直辖市采供血工作的业务、教学和科研中心,负责直辖市、省会和自治区首府市的采供血工作。一般年承担的采供血量在 10000L 以上,有一定的科研和教学水平,负责对上级主管部门指定区域进行业务技术指导,血液中心为我国血站系统的最高形式。

(2)中心血站　是设区的市级血站,负责所在市的采供血工作。一般年承担的采供血量在8000L以上,设有较完善的行政、业务管理体系和必备的采供血、成分分离和输血研究设施,对辖区内的基层血站及医院血库有业务指导责任。

(3)基层血站　为县级市的采供血机构,一般年采血量在4000L以上,在业务上接受辖区内中心血站的指导。

2.以采供血浆为主的输血机构

采浆站系专门从事采集生产原料血浆的机构。其所采血浆不得直接用于临床;向有关生产生物制品单位供浆时,需有经双方省一级的卫生行政主管部门签字的协议,其供血浆者不得再作为全血的供血者。体检标准、间隔采浆期必须按部颁标准执行,采浆站的业务直接受区域受浆单位的领导。

3.科研及肩负特定任务输血机构

(1)输血研究所　为专门从事输血研究的机构。可以是独立经济核算的法人单位,也可以作为输血机构内部的组成部分,同时也是各种血液制品生产的研制中心。

(2)军队血站　按1996年党中央召开的全国卫生工作会议精神,作为承担特定任务的采供血机构,只保留军队血站,以为战备服务。

4.直接服务临床医疗的输血机构

(1)血库　系专门从事向血站领取血液及其血液制品并在医院内贮存保管,临床使用时负责血型鉴定和交叉配血试验,随时满足临床对血液及其成分需要,保证临床输血和患者输血安全的专业科室。在尚未设立血站的地区,经上级主管部门审查合格的血库,还担负组织献血和采血工作。

(2)输血科　除具备血库的全部功能外,还配备血库医师协同临床严格掌握输血适应证和禁忌证,确定年输用血液品种和数量,分析研究和处理不良反应与并发症,定期向院长和地方血站汇报输血工作情况的专业科室。输血科标志着输血专业已成为一个独立学科,也标志着血库功能的完善和发展。

(二)输血机构的组织管理原则

1.输血机构的组织管理原则

输血机构是卫生部门特种行业,它的一切工作都围绕着满足医院伤病员对血液的需求,保证医疗和急救工作顺利进行,保障献血者与受血者的健康与安全服务。为此,在确定输血机构组织时,必须遵循以下原则:

(1)组织机构系统性与专业特点相结合的原则　血站组织机构的设置,应遵循组织系统管理原则,即以输血为中心,结合专业特点,科学、合理地设置业务科室和职能管理部门,一般设置献血、采血、成分制备、质控、供血等有关科室。有条件的单位,可以逐步建立输血研究或血型室、电子计算机室等等。在建立行政职能管理科室时,应本着减少层次,提高效能,有利于血站工作为原则,配备懂业务、懂管理的工作人员充实到站办公室、业务科、财务科、总务科等部门,使职能科室确能起到站长助手作用。

(2)功能需要与动态发展原则　满足输血机构功能需要是输血机构编制的主要依据。如血站为了完成采供血任务,就要配备医生、护士和检验人员;为了解决疑难用血,就要配备研究人员;为了保证临床急救用血,就要配备司机和负责值班人员。按功能需要和动态发展原则,编设血站组织机构,是有的放矢地施行组织管理。

(3)能级对应及现代管理相结合原则　现代输血技术及管理具有高度的科学性,因此在进行科室设置及人员配备时必须考察能级对应原则。比如,组织献血体检就得有血源科和体检化验部门;解决医院疑难配血或咨询,就需要输血研究室或血型室。当然,在设置相应科室时,也必须考虑所配备的人员资历、能力、职称、职别,除此之外,还要有健全的操作规程和工作制度。使血站人员责任与其职称和实际工作达到最佳结合与最佳发挥状态。

(4)定员定额与合理比例相结合原则　输血机构各部门、各业务科室之间,各级各类人员之间客观上要求有个合理的比例,才能保证各部门、各科室之间工作协调,状态稳定。比如,血源管理、体检采血、成分制备、质量控制,都应根据血站常年工作量定出一个最佳比例,即不使某个部门人浮于事,又不使个别科室严重缺员,血站各部门人员比例究竟以多少为好,这还是一个有待认真调查研究的课题。

2.输血机构的科室设备

血站机构的设置,参照卫生部(86)卫医司字第 45 号文《关于征求对〈血站组织编制原则〉(试行草案)意见》,结合我国血站现状,分血液中心、中心血站、血站三级结构。

(1)血液中心　年采血量在 10000L 以上其机构一般为三级管理,即中心一级,科室一级和班组一级。中心主任抓全面工作,中心副主任分管行政、业务等专项工作。下设管理科室和各业务科室。管理科有办公室、业务科、人事科、总务科、财务科、设备科等。业务科有献血办公(或血源科)、体检采血科、检验科、成分制备科、质量控制科、输血研究室、发血室等。各科之下又设班组。分别隶属于科室,以完成专项工作任务。

(2)中心血站　年采血量在 4000～10000L 之间。机构设置可分三级管理,同血液中心。也可根据单位之大小,设二级管理,即站级和科室级,不再分班组级。科室设置数量少于血液中心。特别是行政管理部门可以合并。但总的职能不可缺少。

(3)血站　年采血量在 4000L 以下。其机构设置可为二级管理或一级管理。二级管理如同中心血站管理(二级)模式,一级管理即由站级领导直接管理,不再设科室或班组。一级管理适合于职工人数不多。年采血量不大的小型血站。

四、国际输血事业

(一)国际输血及献血工作概况

全世界每年要有上亿人次提供血液方可满足各级各类医疗机构临床用血,如此大的用血量,是通过何种渠道得以满足呢? 主要来源有三个途径:

(1)有偿供血　主要是职业卖血者提供,与之相关的部门只具有有限的责任感,血液价格受供需情况支配。

(2)互惠供血　即受血者必须寻求血源,以补充其本人所用的血液,通过该途径来减少本人和家庭所承受的昂贵血费。

(3)无偿供血　即供血者不期待任何报酬,这种血液是所有血液安全的基础,是满足一个国家血液需求的最有效途径。很多意识到这种情况的政府,已经或正在考虑通过适当的法案,以确立无偿献血在本国的地位。因为无论这个国家富有还是贫穷,或多或少都存在对血液的需求。

目前,红十字会在95%的国家或地区有效地参加了输血工作。据统计,在112个国家中,红十字会在组织献血及动员无偿献血方面已有相当的影响;在其中58个国家里,红十字会有自己的血液中心及流动采血车;在16个国家里,它承担了国家输血计划的全部任务。国际红十字会和红新月联合会担负帮助其他成员国发展输血事业的任务,它鼓励其会员国支持政府做出的努力,并在国家输血领域中恪尽职责。联合会通常与世界卫生组织(WHO)及国际输血协会(ISBT)一起向许多国家派遣专家,他自己也向许多国家派遣了输血顾问。据资料表明,由于红十字会是一个在人道主义范围内开展工作的社会团体,商业性采血与其无缘,所以,凡是红十字会承担国家全部输血计划的都是无偿献血,凡是红十字会参与的地方也都是无偿的。

从历史上看,澳大利亚、加拿大、新西兰、荷兰、缅甸等国家从未经历过卖血阶段,自从有了血液事业就是无偿的。而日本、韩国等,又都是从卖血过渡到完全无偿献血的。另外一些国家,如美国、墨西哥还存在一定量的卖血,卖血者主要集中在商业性采浆范围,从总的发展趋势看,无偿献血是国际输血的主导方向,各国政府特别是现在仍有卖血行为的国家政府均在想方设法提高无偿献血的比例,以尽快缩小或消灭尚存的卖血行为。总之,世界输血事业经历了近一个世纪的时间能有今天,是和国际输血组织近五十年来不懈奋斗分不开的,特别是国际输血组织召集的数次具有历史意义的重要会议,对全世界的输血事业都有巨大地推动作用并产生深远影响,这些具有历史意义的重要会议是:

1948年,召开了第十七次红十字国际委员会会议。这次会议极明确地提出医疗用血应该来自无偿献血者,而患者也应该是无偿地使用血液,即供者与受者均应贯彻无偿献血原则,这次会议特别希望各国红十字组织与政府密切配合,做好本国输血工作。

1974年,WHO与红十字会联合召开第二次咨询委员会会议,会议提出了十项世界范围内买卖血浆问题,提出血浆交易的商品化是影响无偿献血体制建立的严重障碍,指出了发达国家低价采集血浆是不人道的,这不仅导致卖血者身体损伤,也成为严重的社会道德问题。

1975年,第二十八届世界卫生年会要求成员国在自愿无偿献血基础上促进各国血液服务的发展,并颁布有效的法律指导规范本国工作,这个决议已经生效,各国政府对商业性血库给予重视,许多声名狼藉的企业被关闭,一些国家颁布法律,禁止各种血液商业活动。

1980年,国际输血协会会议一致通过,1981年被第十四届红十字国际会议采纳的《输血与输血的行业法规》,在导语中提出,该法规目标是确立输血领域的准则和条例,这些法规将成为各国立法和规范的基础。该法规从供者与受者两方面严格规范了输血组织部门的义务。

1991年,在布达佩斯,红十字会联合会第八届大会做出第三十四号决议,重申多年来一直强调自愿无偿献血,通过以下关于自愿无偿献血之定义"出于自愿无偿提供自身的血液,血浆或其他血液成分而不取任何报酬的人被称为自愿无偿献血者。无论是现金或是礼品都可视为金钱的替代,包括休假旅游等,而小型纪念品和茶点,以及支付交通费则是合理的。"

(二)先进国家及地区输血工作概况

在美国血站有政府的、红十字会的,也有个人办的,但无论哪一种形式办的,献血完全是义务的,唯一报酬是几块点心和一杯果汁,献血者希望得到的报酬不是金钱,而是履行了社会义务后而得到的光荣感。因此,在美国的大街上常常会看到一些行人穿的汗衫上印着"挽救生命"、"献血"等大红字句,还有人在汽车后面挂着一块写有"我献过血了"的牌子为自豪。美国的血站因是多家同办,一个城市可以有 2～3 家,因此存在竞争,主要是看血液质量和服务;国家监督部门管理十分严格,检查一个血站往往一待就是 1～2 个月,发现问题立即停业整顿,问题严重的当即宣布关闭。

在德国,献血也是很普遍很平常的事。有位中国记者住在一位退休职工家中,看到这位退休职工珍藏着一个写有献血 47 次的献血证。献血证下方用德、法、英三种文字写着"此献血证只有与个人身份证、护照或驾驶执照联用方能生效。"内页左面记录着个人献血有关数据及血型,右面记录着每次献血的日期(平时他每年献血两次),每个日期上印着德国红十字会地区服务中心的十字章。他的夫人也已献血 40 次了。德国是个社会保险历史悠久的国家,德国公民把献血也看成是一次保险。今天你是献血者,明天你也可能是受血者。献血证和驾驶执照一样随身携带,一旦出了事故,人们会凭献血证上面的数据,为患者提供同型血液。

在印度尼西亚输血组织始于 1950 年,是作为荷兰红十字会输血组织的延续。1972 年国家正式承认了红十字会的血液计划并给予支持。1980 年,第一个输血方面的政府法规颁布,它授予印度尼西亚红十字会以全权,在政府支持和领导下主持全国的输血事业。在此以前的所有红十字会以外的血站均移交给红十字会。经过几十年努力,无偿献血已占绝大多数,患者家属、亲友的替代献血补充了无偿献血的不足。献血 75 次以上者,可被邀到雅加达红十字会总部做客 3 天,并受到总统接见。

在香港,自 1953 年起,香港红十字会正式同意帮助政府从事输血工作。开始采集志愿者的血液,并只供政府医院使用。这时的血液主要源于政府机构的外籍人员或军人。在大规模宣传教育时,也遇到了中级管理人员的阻碍,当在机关团体设立了流动采血点时,常不能得到他们的批准。现在情况有了彻底改变。香港红十字会曾使用了"返回学校去"的口号,从孩子们抓起,从小就知道献血的意义和献血无损健康。

在澳门,60 年代以前医院所用血液均来自广东。60 年代后期,政府和红十字会向市民进行宣传教育,使人们逐渐接受了献血意识和献血知识。发展到了今天,全澳门医疗所用血也完全靠大家自觉无偿捐献。澳门捐献血液之所以可让人们接受除上述所说的献血意识和常识外,还有十分重要的两点:一是献血无偿,用血全部免费;二是捐一次血所作体检要比到医院方便而全面,更重要的是全部免费,澳门人自我保健意识很强,他们觉得捐一次是助人救人,又免费做一次健康检查,利人利己。澳门献血只是给一小盘点心和一支红色油笔作纪念,油笔冒上有一滴鲜红血液图形,澳门 45 万人口,政府每年为输血中心拨款 850 万元(人民币),即输血所有费用均由政府负担。

上述国家和地区无偿献血开展得好,除了有红十字会的努力,政府的支持,宣传教育搞得好和一些激励于献血者的政策,更重要的是许多国家领导人能率先垂范,如 1985 年英国莎拉王妃到伦敦输血中心献血 500ml,当时艾滋病在英国蔓延,献血人数急剧减少,血源一度紧张,献血者动员王储查尔斯献血,查尔斯王子愉快地献了 568ml 血,王妃紧跟其后,电视和报纸广为宣传,并说明献血用具都是经过严格消毒且一次性使用,献血器具绝不会是艾滋病传播的媒介,这才消除了人们的疑虑。

1989 年元旦,孟加拉国发生一次重大火车相撞事故,100 多人死亡,1000 多人受伤,艾尔沙德总统和政府官员响应红十字会的号召到血液中心献血。在他们的带动下,孟加拉国成千上万的学生、工人、市民都前往血液中心献血,使抢救伤员工作得以顺利进行。

身教重于言教,榜样的力量是无穷的,领导人带头献血对推动献血工作的开展起着不可估量的作用。

(王雪明　褚静英)

附录 2

江苏省医疗机构输血科(血库)建设管理规范(暂行)

一、总则

第一条　为了加强医疗机构临床输血管理,规范输血科(血库)建设,保证临床用血安全,根据《中华人民共和国献血法》、卫生部《医疗机构临床用血管理办法(试行)》及《临床输血技术规范》等有关规定,结合我省实际,制订本规范。

第二条　输血科(血库)是医院开展输血相关诊疗活动和提供其他输血服务的科室。本规范是医院输血科(血库)建设管理的基本标准,是对医院输血科(血库)检查评价的基本依据。

第三条　本规范包括医院输血科(血库)科室设置、功能与任务、建筑与设施、人员配置、仪器设备、原辅材料、安全卫生、业务管理、计算机管理和质量管理等。

第四条　医疗机构应当加强临床输血管理,设立由院领导、业务主管部门、相关科室负责人及专家组成的临床输血管理委员会,贯彻落实临床用血相关法律法规,规范、指导和监督临床用血工作;协调处理临床用血工作中的重大问题;开展临床科学、合理、安全用血的教育和培训。

二、科室设置

第五条　医疗机构开展临床输血业务,应设置输血科、血库或指定相关科室负责。

第六条　三级综合医院、年用血量大于 5000 单位的三级专科医院和二级综合医院应设置独立建制的输血科;未设置输血科的二级及以上医院应设立独立血库;二级以下医院应由检验科负责开展临床输血业务,并参照血库标准进行建设管理。

承担辖区内临床用血储存任务的医疗机构应设立输血科或独立血库,履行储血点和输血科(血库)功能。

三、功能与任务

第七条　输血科在医院临床输血管理委员会的领导下,负责医院临床用血管理,指导临床输血技术应用,参与临床输血会诊,配合临床实施输血治疗,开展输血科研与教学。

血库在医院临床输血管理委员会的领导下,负责医院临床用血管理,推广临床输血技术应用,参与临床输血会诊。

第八条　根据临床用血需要,制定用血计划,定期向供血机构申报用血计划,做好血液储存、发放工作。

承担储血点任务的输血科(血库)还应做好辖区内医疗机构临床用血的血液储存、发放工作。

第九条　按照卫生部《临床输血技术规范》的要求,为临床输血提供血型鉴定、交叉配血、血清抗体筛选和输血相关实验室诊断。

第十条　对输血工作实施全面质量管理,加强血液质量控制。

第十一条　负责临床用血制度执行情况的监督检查,开展临床输血疗效的评估,建立临床输血预警系统。

第十二条　及时向供血机构反馈血液质量和服务质量等问题。

第十三条　做好无偿献血、互助献血、临床用血政策的宣传,并配合做好相关事宜。

四、建筑与设施

第十四条　输血科(血库)业务用房的使用面积应满足其功能和任务的需要,输血科不少于 200 m²,血库不少于 80 m²。

第十五条　业务用房应靠近病区和手术室,环境洁静、采光良好、空气流通,符合卫生学要求,应具备双路供电和畅通的通讯设施。

第十六条　输血科至少应设置储血室、配血室、发血室、值班室、办公室、洗涤室及库房;血库至少应设置储血室、配血室、发血室、值班室。各室布局、流程应合理。

第十七条　应有存放易燃、易爆和有腐蚀性等危险品的安全场所。

第十八条　消防、污水处理、医疗废物处理等设施应符合国家相关规定。

五、人员配置

第十九条　输血科(血库)人员的配备应与其功能任务相适应。年用血量大于 10000 单位的,应至少配备 8 人,其中临床医学专业至少 1 人;年用血量在 5000~10000 单位的,应至少配备 6 人,有条件的应配备临床医学专业人员 1 名;用血量在 5000 单位以下的,至少配备 4 人;未设置输血科(血库)的,应由检验科指定专人负责输血工作。

第二十条　输血科(血库)人员应具有医学中等以上学历及初级以上卫生技术职称,并经过临床输血专业知识和操作技能的培训。其中医学检验技术人员比例不低于 70%,卫生技术人员高、中、初级职称比例 1:3:5 为宜。

第二十一条　输血科主任应具有医学大学本科以上学历或高级卫生技术职称,从事临床医疗或医技工作五年以上,有丰富的临床输血相关专业知识及一定的管理能力,并能成为医院输血医学学科带头人。

血库主任应具有医学大学专科以上学历或中级卫生技术职称,从事临床医疗或医技工作三年以上,有临床输血相关专业知识及一定的管理能力。

六、仪器设备

第二十二条　仪器、设备的配置应能满足输血科(血库)业务工作的需要(见附件 1)。

第二十三条　使用的仪器、设备应符合国家相关标准。仪器、设备的生产商和供应商应具有国家法律、法规所规定的相应资质。

第二十四条　建立和实施仪器设备的确认、维护、保养、校准和持续监控等管理制度,明确维护和校准周期,所有设备必须满足预期使用的要求。

第二十五条　计量器具应符合检定要求,有明显的检定合格标识。

第二十六条　关键设备应有惟一性标签标记,维护、校准及使用记录完整,并有专人负责管理。

第二十七条　应有输血科(血库)关键设备发生故障时的应急预案,明确应急措施实施的人员及职责。

七、试剂与材料

第二十八条　建立和实施血型鉴定、交叉配血等试剂与试验材料管理制度。包括试剂与材料生产商和供应商的资质评估,试剂与材料的评估、选购、验收、储存、登记、发放、使用以及库存管理等。

第二十九条　试剂与材料生产商和供应商应具有国家法律、法规所规定的相应资质。选用的试剂与材料应符合国家相关标准,并能保证供给。

第三十条　每批试剂与材料使用前应进行确认并记录,记录应包括确认的人员、方法、质量控制方法和接收标准等。

八、安全与卫生

第三十一条　应遵从《实验室生物安全通用要求》中的相关规定。

第三十二条　应建立和实施输血科(血库)安全与卫生管理制度。

第三十三条　工作场所清洁区、半清洁区和污染区分区明确,标识清楚。应制定与实施清洁和消毒规程,配备消毒灭菌和环境温度、湿度控制设施,并持续监控和记录;有安全防护与急救设施,标识醒目。储血室、治疗室应符合《医院感染管理规范》Ⅱ类环境要求。

第三十四条　应严格执行《医疗废物管理条例》、《医院感染管理规范》、《医务人员艾滋病病毒职业暴露防护工作指导原则(试行)》等有关规定,防止交叉感染。

第三十五条　应建立工作人员健康档案,每年对工作人员进行一次经血传播病原体感染情况的检测(包括 HBsAg、抗-HCV、抗-HIV 和梅毒),患有经血传播疾病的人员不得从事输血科(血库)相关工作。

第三十六条　应限制非授权人员进入输血科(血库)工作区域。

九、业务管理

第三十七条　建立健全输血科(血库)各项工作制度和岗位职责(附件 2)。

第三十八条　按照卫生部《临床输血技术规范》的要求,制定并实施本单位血液接收、核查、保存、发放、收回、报废、输血相容性检测及相关实验诊断的技术操作规程,确保临床用血安全。

第三十九条　临床所用血液必须由卫生行政部门指定的采供血机构提供,不得使用非指定机构提供的血液和原料血浆,不得向其他医疗机构提供血液。严禁违规自采自供血液和再分离制备血液成分。

第四十条　制定本院年、月、周用血计划,定期向供血单位申报;根据临床用血情况,设定本单位各类血液品种的安全库存量,一般不少于 3 天日常急诊用血量;根据供血单位血液库存信息,协调临床医疗择期用血。

第四十一条　推行科学、合理、有效、安全的临床输血,积极开展成分输血和自身输血,为临床提供咨询和服务。

第四十二条　输血科(血库)应指导取血人员做好血液运送过程中冷链的保护,有权拒绝非医护人员或未接受培训人员取血。

第四十三条　应建立输血不良反应报告处理规程,有专人负责对临床输血不良反应进行调查与处理。遇到重大输血事故或血液质量问题应及时向医院临床输血管理委员会、供血机构和当地卫生行政部门报告。

第四十四条　开展的业务工作范围

（一）血型血清学检测（附件3）

（二）输血科可根据临床需要，开展自身输血、病理性血液成分去除、血浆置换及全血置换等输血治疗。

十、质量管理

第四十五条　医院法定代表人为输血质量管理的第一责任人，输血科负责人为输血质量管理的具体责任人，输血科所有员工对其职责范围内的质量负责。

第四十六条　质量管理应符合国家法律、法规标准的要求。

第四十七条　输血科（血库）人员应接受质量管理培训，定期考核评估，并建立业务技术档案。

第四十八条　开展输血新技术必须经过审核确认。

第四十九条　应建立输血科（血库）会议制度，定期对输血质量和技术问题进行分析、评估与持续改进。

第五十条　每月对本院用血情况统计分析，并向医院临床输血管理委员会报告输血管理工作。及时向临床科室反馈临床用血情况并给予指导。

第五十一条　建立与实施输血文案保存管理规程。从血液入库、配血到发放的全过程记录应完整，保证其可追溯性。记录内容真实、项目完整、清晰可辨，更改应留有原记录痕迹并有更改者签名。记录保存应符合国家相关规定，病人用血记录至少保存10年。

十一、计算机管理

第五十二条　应建立和使用临床输血计算机信息管理系统。血液入库、贮存、发放等整个过程应实行计算机管理。

第五十三条　采取有效措施保证数据安全，避免非授权人员对计算机管理系统的入侵与更改，制定严格的用户授权制度，控制不同用户对数据的查询、录入、更改等权限。定期对数据库进行安全备份及保存。

第五十四条　实施全省血液安全网络管理系统，并按要求执行。

十二、附则

第五十五条　本规范解释权归省卫生厅。

第五十六条　本规范自颁布之日起实施。

第五十七条　本规范下列用语的含义：

血液：指全血、血液成分。

输血：指根据病情的实际需要，患者输入血液或血液成分的过程。

冷链：指用于血液贮存和运输的系统，包含两个要素，一是组织和管理血液贮存和运送的人员；一是安全贮存和运送血液的设备。

年用血量：指全年全血与红细胞制剂用量之和。

输血文案：指输血科（血库）与血液工作有关的文字记录。

附件1：

仪器设备

输血科必备设备：贮血专用冰箱（4℃±2℃）、贮血专用低温冰箱（−200℃以下）、标本贮存冰箱、试剂冰箱、快速血浆融化仪、水浴箱、血型血清学专用离心机、普通离心机、微量移液器、普通光学显微镜、热合机、采血秤、血小板恒温振荡保存箱、普通天平、净化台、生物安全柜等。

有条件的输血科可配备:血细胞分离机、酶标仪、血液细胞分析仪、温控离心机、微量振荡器、红细胞洗涤机等。

血库必备设备:贮血专用冰箱(4℃±2℃)、贮血专用低温冰箱（-200℃以下）、标本贮存冰箱、试剂冰箱、水浴箱、血型血清学专用离心机、普通离心机、普通光学显微镜、热合机、采血秤。

附件2:

输血科(血库)岗位职责、技术操作规程和工作制度

一、各级各类人员岗位职责

1.输血科(血库)主任岗位职责

2.输血科(血库)工作人员岗位职责

二、技术操作规程

1.血液接收、入库、核查、保存、发放、收回、报废规程

2.临床标本采集、运送规程

3.标本接收、处理、保存、外送检测、安全处置规程

4.检测(实验)报告发放、收回、更改和重新签发规程

5.交叉配血操作规程

6.(ABO、Rh)血型鉴定操作规程

7.ABO标准细胞配制操作规程

8.抗体效价测定操作规程

9.ABH血型物质测定操作规程

10.不规则抗体筛选和鉴定操作规程

11.吸收、放散试验操作规程

12.新生儿溶血病鉴定操作规程

13.自身输血、输血治疗操作规程

14.输血前传染病因子检测项目操作规程

15.仪器使用操作规程

16.输血不良反应报告、登记、处理规程

17.差错的识别、报告、调查和处理的规程

18.清洁和消毒操作规程

19.突发事件应急管理预案(急救用血、关键仪器设备、供电、信息系统)

20.室内质控、室间质评管理规程

21.输血文案保存管理规程

22.信息管理系统使用、维护管理规程

三、主要工作制度

1.输血科(血库)会议制度

2.人员培训与技术考核制度

3.值班制度

4.差错事故的登记、报告制度

5. 血液质量监控管理制度

6. 仪器设备管理制度

7. 试剂与材料管理制度

8. 库房管理制度

9. 安全与卫生管理制度

10. 医疗废物管理制度

附件 3：

输血相关实验室检查

输血科：

一、红细胞血型检查：ABO 血型正反定型、RhD 定型、唾液中 ABH 血型物质的测定、吸收放散试验、其他血型鉴定。

二、血型抗体的检测：不规则血型抗体筛选、不规则抗体特异性鉴定、血型抗体效价检测。

三、交叉配血试验（盐水介质＋酶、聚凝胺、抗人球蛋白试验其中一项）。

四、有条件的单位应开展与临床输血相关的其他项目，如：新生儿溶血病检查、coomb's 试验、血小板抗体检测、白细胞抗体检测、白细胞 HLA 分型等。

血库：

一、红细胞血型检查：ABO 血型正反定型、RhD 定型。

二、血型抗体的检测：血型抗体效价检测、不规则血型抗体筛选。

三、交叉配血试验（盐水介质＋酶、聚凝胺、抗人球蛋白试验其中一项）。

附录 3

临床输血技术规范

第一章　总则

第一条　为了规范、指导医疗机构科学、合理用血，根据《中华人民共和国献血法》和《医疗机构临床用血管理办法》(试行)制定本规范。

第二条　血液资源必须加以保护、合理应用，避免浪费，杜绝不必要的输血。

第三条　临床医师和输血医技售货员应严格掌握输血适应证，正确应用成熟的临床输血技术和血液保护技术，包括成分输血和自体输血等。

第四条　二级以上医院应设置独立的输血科(血库)，负责临床用血的技术指导和技术实施，确保贮血、配血和其他科学、合理用血措施的执行。

第二章　输血申请

第五条　申请输血应由经治医师逐项填写《临床输血申请单》，由主治医师核准签字，连同受血者血样于预定输血日期前送交输血科(血库)备血。

第六条　决定输血治疗前，经治医师应向患者或其家属说明输同种异体血的不良反应和经血传播疾病的可能性，征得患者或家属的同意，并在《输血治疗同意书》上签字。《输血治疗同意书》入病历。无家属签字的无自主意识患者的紧急输血，应报医院职能部门或主管领导同意、备案，并记入病历。

第七条　术前自身贮血由输血科(血库)负责采血和贮血，经治医师负责输血过程的医疗监护。手术室内的自身输血包括急性等容性血液稀释、术野自身血回输及术中控制性低血压等医疗技术由麻醉科医师负责实施。

第八条　亲友互相献血由经治医师等对患者家属进行动员，在输血科(血库)填写登记表，到血站或卫生行政部门批准的采血点(室)无偿献血，由血站进行血液的初、复检，并负责调配合格血液。

第九条　患者治疗性血液成分去除、血浆置换等，由经治医师申请，输血科(血库)或有关科室参加制定治疗方案并负责实施，由输血科(血库)和经治医师负责患者治疗过程和监护。

第十条　对于 Rh(D)阴性和其他稀有血型患者，应采用自身输血、同型输血或配合型输血。

第十一条　新生儿溶血病如需要换血疗法的，由经治医师申请，经主治医师核准，并经患儿家属或监护人签字同意，由血站和医院输血科(血库)人员共同实施。

第三章　受血者血样采集与送检

第十二条　确定输血后，医护人员持输血申请单和贴好标签的试管，当面核对患者姓名、性别、年龄、病案号、病室/门急诊、床号、血型和诊断，采集血样。

第十三条　由医护人员或专门人员将受血者血样与输血申请单送交输血科(血库),双方进行逐项核对。

第四章　交叉配血

第十四条　受血者配血试验的血标本必须是输血前3天之内的。

第十五条　输血科(血库)要逐项核对输血申请单、受血者和供血者血样,复查受血者和供血者ABO血型(正、反定型),并常规检查患者Rh(D)血型(急诊抢救患者紧急输血时Rh(D)检查可除外),正确无误时可进行交叉配血。

第十六条　凡输注全血、浓缩红细胞、红细胞悬液、洗涤红细胞、冰冻红细胞、浓缩白细胞、手工分离浓缩血小板应ABO血型同型输注。

第十七条　凡遇有下列情况必须按《全国临床检验操作规程》有关规定作抗体筛选试验:交叉配血不合时;对有输血史、妊娠史或短期内需要接收多次输血者。

第十八条　两人值班时,交叉配血试验由两人互相核对;一人值班时,操作完毕后自己复核,并填写配血试验结果。

第五章　血液入库、核对、贮存

第十九条　全血、血液成分入库前要认真核对验收。核对验收内容包括:运输条件、物理外观、血袋封闭及包装是否合格,标签填写是否清楚齐全(供血机构名称及其许可证号、供血者姓名或条型码编号和血型、血液品种、容量、采血日期、血液成分的制备日期及时间,有效期及时间、血袋编号/条形码,储存条件)等。

第二十条　输血科(血库)要认真做好血液出入库、核对、领发的登记,有关资料需保存十年。

第二十一条　按A、B、O、AB血型将全血、血液成分分别贮存于血库专用冰箱不同层内或不同专用冰箱内,并有明显的标识。

第二十二条　保存温度和保存期如下:

品种	保存温度	保存期
1.浓缩红细胞(CRC)	4℃±2℃	ACD:21天　CPD:28天　CPDA:35天
2.少白细胞红细胞(LPRC)	4℃±2℃	与受血者ABO血型相同
3.红细胞悬液(CRC3)	4℃±2℃	(同CRC)
4 洗涤红细胞(WBC)	4℃±2℃	24小时内输注
5.冰冻红细胞(FTRC)	4℃±2℃	解冻后24小时内输注
6.手工分离浓缩血小板(PC-1)	22℃±2℃	24小时(普通袋)或(轻振荡)5天(专用袋制备)
7.机器单采浓缩血小板(同PC-2)	(同PC-1)	(同PC-1)
8.机器单采浓缩白细胞悬液(GRANs)	22℃±2℃	24小时内输注
9.新鲜液体血浆(FLP)	4℃±2℃	24小时内输注
10.新鲜冰冻血浆(FFP)	−20℃以下	一年
11.普通冰冻血浆(FP)	−20℃以下	四年
12.冷沉淀(Cryo)	−20℃以下	一年
13.全血	4℃±2℃	(同CRC)
14.其他制剂按相应规定执行		

当贮血冰箱的温度自动控制记录和报警装置发出报警信号时,要立即检查原因,及时解决并记录。

第二十三条 贮血冰箱内严禁存放其他物品;每周消毒一次;冰箱内空气培养每月一次,无霉菌生长或培养皿(90 mm)细菌生长菌落<8CFU/10 分钟或<200CFU/M3 合格。

第六章 发血

第二十四条 配血合格后,由医护人员到输血科(血库)取血。

第二十五条 取血与发血的双方必须共同查对患者姓名、性别、病案号、门急诊/病室、床号、血型、血液有效期及配血试验结果,以及保存血的外观等,准确无误时,双方共同签字后方可发出。

第二十六条 凡血袋有下列情形之一的,一律不得发出:

1.标签破损、字迹不清;

2.血袋有破损、漏血;

3.血液中有明显凝块;

4.血浆呈乳糜状或暗灰色;

5.血浆中有明显气泡、絮状物或粗大颗粒;

6.未摇动时血浆层与红细胞的界面不清或交界面上出现溶血;

7.红细胞层呈紫红色;

8.过期或其他须查证的情况。

第二十七条 血液发出后,受血者和供血者的血样保存于2~6℃冰箱,至少 7 天,以便对输血不良反应追查原因。

第二十八条 血液发出后不得退回。

第七章 输血

第二十九条 输血前由两名医护人员核对交叉配血报告单及血袋标签各项内容,检查血袋有无破损渗漏,血液颜色是否正常。准确无误方可输血。

第三十条 输血时,由两名医护人员带病历共同到患者床旁核对患者姓名、性别、年龄、病案号、门急诊/病室、床号、血型等,确认与配血报告相符,再次核对血液后,用符合标准的输血器进行输血。

第三十一条 取回的血应尽快输用,不得自行贮血。输用前将血袋内的成分轻轻混匀,避免剧烈震荡。血液内不得加入其他药物,如需稀释只能用静脉注射生理盐水。

第三十二条 输血前后用静脉注射生理盐水冲洗输血管道。连续输用不同供血者的血液时,前一袋血输尽后,用静脉注射生理盐水冲洗输血器,再接下一袋血继续输注。

第三十三条 输血过程中应先慢后快,再根据病情和年龄调整输注速度,并严密察受血者有无输血不良反应,如出现异常情况应及时处理:

1.减慢或停止输血,用静脉注射生理盐水维持静脉通路;

2.立即通知值班医师和输血科(血库)值班人员,及时检查、治疗和抢救,并查找原因,做好记录。

第三十四条 疑为溶血性或细菌污染性输血反应,应立即停止输血,用静脉注射生理盐水维护静脉通路,及时报告上级医师,在积极治疗抢救的同时,做以下核对检查:

1.核对用血申请单、血袋标签、交叉配血试验记入;

2. 核对受血者及供血者 ABO 血型、Rh(D)血型。用保存于冰箱中的受血者与供血者血样、新采集的受血者血样、血袋中血样,重测 ABO 血型、Rh(D)血型、不规则抗体筛选及交叉配血试验(包括盐水相和非盐水相试验);

3. 立即抽取受血者血液加肝素抗凝剂,分离血浆,观察血浆颜色,测定血浆游离血红蛋白含量;

4. 立即抽取受血者血液,检测血清胆红素含量、血浆游血红蛋白含量、血浆结合珠蛋白测定、直接抗人球蛋白试验并检测相关抗体效价,如发现特殊抗体,应作进一步鉴定;

5. 如怀疑细菌污染性输血反应,抽取血袋中血液做细菌学检验;

6. 尽早检测血常规、尿常规及尿血红蛋白;

7. 必要时,溶血反应发生后 5～7 小时测血清胆红素含量。

第三十五条　输血完毕,医护人员对有输血反应的应逐项填写患者输血反应回报单,并返还输血科(血库)保存。输血科(血库)每月统计上报医务处(科)。

第三十六条输血完毕后,医护人员将输血记录单(交叉配血报告单)贴在病历中,并将血袋送回输血科(血库)至少保存一天。

第三十七条　本规范由卫生部负责解释。

第三十八条　本规范自 2000 年 10 月 1 日起实施。

附录4

医疗机构临床用血管理办法

第一章　总　则

第一条　为加强医疗机构临床用血管理,推进临床科学合理用血,保护血液资源,保障临床用血安全和医疗质量,根据《中华人民共和国献血法》,制定本办法。

第二条　卫生部负责全国医疗机构临床用血的监督管理。县级以上地方人民政府卫生行政部门负责本行政区域医疗机构临床用血的监督管理。

第三条　医疗机构应当加强临床用血管理,将其作为医疗质量管理的重要内容,完善组织建设,建立健全岗位责任制,制定并落实相关规章制度和技术操作规程。

第四条　本办法适用于各级各类医疗机构的临床用血管理工作。

第二章　组织与职责

第五条　卫生部成立临床用血专家委员会,其主要职责是:

(一)协助制订国家临床用血相关制度、技术规范和标准;

(二)协助指导全国临床用血管理和质量评价工作,促进提高临床合理用血水平;

(三)协助临床用血重大安全事件的调查分析,提出处理意见;

(四)承担卫生部交办的有关临床用血管理的其他任务。

卫生部建立协调机制,做好临床用血管理工作,提高临床合理用血水平,保证输血治疗质量。

第六条　各省、自治区、直辖市人民政府卫生行政部门成立省级临床用血质量控制中心,负责辖区内医疗机构临床用血管理的指导、评价和培训等工作。

第七条　医疗机构应当加强组织管理,明确岗位职责,健全管理制度。

医疗机构法定代表人为临床用血管理第一责任人。

第八条　二级以上医院和妇幼保健院应当设立临床用血管理委员会,负责本机构临床合理用血管理工作。主任委员由院长或者分管医疗的副院长担任,成员由医务部门、输血科、麻醉科、开展输血治疗的主要临床科室、护理部门、手术室等部门负责人组成。医务、输血部门共同负责临床合理用血日常管理工作。

其他医疗机构应当设立临床用血管理工作组,并指定专(兼)职人员负责日常管理工作。

第九条　临床用血管理委员会或者临床用血管理工作组应当履行以下职责:

(一)认真贯彻临床用血管理相关法律、法规、规章、技术规范和标准,制订本机构临床用血管理的规章制度并监督实施;

(二)评估确定临床用血的重点科室、关键环节和流程;

(三)定期监测、分析和评估临床用血情况,开展临床用血质量评价工作,提高临床合理用

血水平;

（四）分析临床用血不良事件,提出处理和改进措施;

（五）指导并推动开展自体输血等血液保护及输血新技术;

（六）承担医疗机构交办的有关临床用血的其他任务。

第十条　医疗机构应当根据有关规定和临床用血需求设置输血科或者血库,并根据自身功能、任务、规模,配备与输血工作相适应的专业技术人员、设施、设备。

不具备条件设置输血科或者血库的医疗机构,应当安排专（兼）职人员负责临床用血工作。

第十一条　输血科及血库的主要职责是:

（一）建立临床用血质量管理体系,推动临床合理用血;

（二）负责制订临床用血储备计划,根据血站供血的预警信息和医院的血液库存情况协调临床用血;

（三）负责血液预订、入库、储存、发放工作;

（四）负责输血相关免疫血液学检测;

（五）参与推动自体输血等血液保护及输血新技术;

（六）参与特殊输血治疗病例的会诊,为临床合理用血提供咨询;

（七）参与临床用血不良事件的调查;

（八）根据临床治疗需要,参与开展血液治疗相关技术;

（九）承担医疗机构交办的有关临床用血的其他任务。

第三章　临床用血管理

第十二条　医疗机构应当加强临床用血管理,建立并完善管理制度和工作规范,并保证落实。

第十三条　医疗机构应当使用卫生行政部门指定血站提供的血液。

医疗机构科研用血由所在地省级卫生行政部门负责核准。

医疗机构应当配合血站建立血液库存动态预警机制,保障临床用血需求和正常医疗秩序。

第十四条　医疗机构应当科学制订临床用血计划,建立临床合理用血的评价制度,提高临床合理用血水平。

第十五条　医疗机构应当对血液预订、接收、入库、储存、出库及库存预警等进行管理,保证血液储存、运送符合国家有关标准和要求。

第十六条　医疗机构接收血站发送的血液后,应当对血袋标签进行核对。符合国家有关标准和要求的血液入库,做好登记;并按不同品种、血型和采血日期（或有效期）,分别有序存放于专用储藏设施内。

血袋标签核对的主要内容是:

（一）血站的名称;

（二）献血编号或者条形码、血型;

（三）血液品种;

（四）采血日期及时间或者制备日期及时间;

（五）有效期及时间;

（六）储存条件。

禁止将血袋标签不合格的血液入库。

第十七条　医疗机构应当在血液发放和输血时进行核对,并指定医务人员负责血液的收领、发放工作。

第十八条　医疗机构的储血设施应当保证运行有效,全血、红细胞的储藏温度应当控制在2~6℃,血小板的储藏温度应当控制在20~24℃。储血保管人员应当做好血液储藏温度的24小时监测记录。储血环境应当符合卫生标准和要求。

第十九条　医务人员应当认真执行临床输血技术规范,严格掌握临床输血适应证,根据患者病情和实验室检测指标,对输血指证进行综合评估,制订输血治疗方案。

第二十条　医疗机构应当建立临床用血申请管理制度。

同一患者一天申请备血量少于800毫升的,由具有中级以上专业技术职务任职资格的医师提出申请,上级医师核准签发后,方可备血。

同一患者一天申请备血量在800毫升至1600毫升的,由具有中级以上专业技术职务任职资格的医师提出申请,经上级医师审核,科室主任核准签发后,方可备血。

同一患者一天申请备血量达到或超过1600毫升的,由具有中级以上专业技术职务任职资格的医师提出申请,科室主任核准签发后,报医务部门批准,方可备血。

以上第二款、第三款和第四款规定不适用于急救用血。

第二十一条　在输血治疗前,医师应当向患者或者其近亲属说明输血目的、方式和风险,并签署临床输血治疗知情同意书。

因抢救生命垂危的患者需要紧急输血,且不能取得患者或者其近亲属意见的,经医疗机构负责人或者授权的负责人批准后,可以立即实施输血治疗。

第二十二条　医疗机构应当积极推行节约用血的新型医疗技术。

三级医院、有条件的二级医院和妇幼保健院应当开展自体输血技术,建立并完善管理制度和技术规范,提高合理用血水平,保证医疗质量和安全。

医疗机构应当动员符合条件的患者接受自体输血技术,提高输血治疗效果和安全性。

第二十三条　医疗机构应当积极推行成分输血,保证医疗质量和安全。

第二十四条　医疗机构应当加强无偿献血知识的宣传教育工作,规范开展互助献血工作。

血站负责互助献血血液的采集、检测及用血者血液调配等工作。

第二十五条　医疗机构应当根据国家有关法律法规和规范建立临床用血不良事件监测报告制度。临床发现输血不良反应后,应当积极救治患者,及时向有关部门报告,并做好观察和记录。

第二十六条　各省、自治区、直辖市人民政府卫生行政部门应当制订临床用血保障措施和应急预案,保证自然灾害、突发事件等大量伤员和特殊病例、稀缺血型等应急用血的供应和安全。

因应急用血或者避免血液浪费,在保证血液安全的前提下,经省、自治区、直辖市人民政府卫生行政部门核准,医疗机构之间可以调剂血液。具体方案由省级卫生行政部门制订。

第二十七条　省、自治区、直辖市人民政府卫生行政部门应当加强边远地区医疗机构临床用血保障工作,科学规划和建设中心血库与储血点。

医疗机构应当制订应急用血工作预案。为保证应急用血,医疗机构可以临时采集血液,但必须同时符合以下条件:

(一)危及患者生命,急需输血;

（二）所在地血站无法及时提供血液，且无法及时从其他医疗机构调剂血液，而其他医疗措施不能替代输血治疗；

（三）具备开展交叉配血及乙型肝炎病毒表面抗原、丙型肝炎病毒抗体、艾滋病病毒抗体和梅毒螺旋体抗体的检测能力；

（四）遵守采供血相关操作规程和技术标准。

医疗机构应当在临时采集血液后10日内将情况报告县级以上人民政府卫生行政部门。

第二十八条　医疗机构应当建立临床用血医学文书管理制度，确保临床用血信息客观真实、完整、可追溯。医师应当将患者输血适应证的评估、输血过程和输血后疗效评价情况记入病历；临床输血治疗知情同意书、输血记录单等随病历保存。

第二十九条　医疗机构应当建立培训制度，加强对医务人员临床用血和无偿献血知识的培训，将临床用血相关知识培训纳入继续教育内容。新上岗医务人员应当接受岗前临床用血相关知识培训及考核。

第三十条　医疗机构应当建立科室和医师临床用血评价及公示制度。将临床用血情况纳入科室和医务人员工作考核指标体系。

禁止将用血量和经济收入作为输血科或者血库工作的考核指标。

第四章　监督管理

第三十一条　县级以上地方人民政府卫生行政部门应当加强对本行政区域内医疗机构临床用血情况的督导检查。

第三十二条　县级以上地方人民政府卫生行政部门应当建立医疗机构临床用血评价制度，定期对医疗机构临床用血工作进行评价。

第三十三条　县级以上地方人民政府卫生行政部门应当建立临床合理用血情况排名、公布制度。对本行政区域内医疗机构临床用血量和不合理使用等情况进行排名，将排名情况向本行政区域内的医疗机构公布，并报上级卫生行政部门。

第三十四条　县级以上地方人民政府卫生行政部门应当将医疗机构临床用血情况纳入医疗机构考核指标体系；将临床用血情况作为医疗机构评审、评价重要指标。

第五章　法律责任

第三十五条　医疗机构有下列情形之一的，由县级以上人民政府卫生行政部门责令限期改正；逾期不改的，进行通报批评，并予以警告；情节严重或者造成严重后果的，可处3万元以下的罚款，对负有责任的主管人员和其他直接责任人员依法给予处分：

（一）未设立临床用血管理委员会或者工作组的；

（二）未拟定临床用血计划或者一年内未对计划实施情况进行评估和考核的；

（三）未建立血液发放和输血核对制度的；

（四）未建立临床用血申请管理制度的；

（五）未建立医务人员临床用血和无偿献血知识培训制度的；

（六）未建立科室和医师临床用血评价及公示制度的；

（七）将经济收入作为对输血科或者血库工作的考核指标的；

（八）违反本办法的其他行为。

第三十六条　医疗机构使用未经卫生行政部门指定的血站供应的血液的，由县级以上地方人民政府卫生行政部门给予警告，并处3万元以下罚款；情节严重或者造成严重后果的，对负有责任的主管人员和其他直接责任人员依法给予处分。

第三十七条　医疗机构违反本办法关于应急用血采血规定的,由县级以上人民政府卫生行政部门责令限期改正,给予警告;情节严重或者造成严重后果的,处3万元以下罚款,对负有责任的主管人员和其他直接责任人员依法给予处分。

第三十八条　医疗机构及其医务人员违反本法规定,将不符合国家规定标准的血液用于患者的,由县级以上地方人民政府卫生行政部门责令改正;给患者健康造成损害的,应当依据国家有关法律法规进行处理,并对负有责任的主管人员和其他直接责任人员依法给予处分。

第三十九条　县级以上地方卫生行政部门未按照本办法规定履行监管职责,造成严重后果的,对直接负责的主管人员和其他直接责任人员依法给予记大过、降级、撤职、开除等行政处分。

第四十条　医疗机构及其医务人员违反临床用血管理规定,构成犯罪的,依法追究刑事责任。

第六章　附　　则

第四十一条　本办法自 2012 年 8 月 1 日起施行。卫生部于 1999 年 1 月 5 日公布的《医疗机构临床用血管理办法(试行)》同时废止。

附录 5

中华人民共和国献血法

第一条　为保证医疗临床用血需要和安全,保障献血者和用血者身体健康,发扬人道主义精神,促进社会主义物质文明和精神文明建设,制定本法。

第二条　国家实行无偿献血制度。

国家提倡十八周岁至五十五周岁的健康公民自愿献血。

第三条　地方各级人民政府领导本行政区域内的献血工作,统一规划并负责组织、协调有关部门共同做好献血工作。

第四条　县级以上各级人民政府卫生行政部门监督管理献血工作。各级红十字会依法参与、推动献血工作。

第五条　各级人民政府采取措施广泛宣传献血的意义,普及献血的科学知识,开展预防和控制经血液途径传播的疾病的教育。新闻媒介应当开展献血的社会公益性宣传。

第六条　国家机关、军队、社会团体、企业事业组织、居民委员会、村民委员会,应当动员和组织本单位或者本居住区的适龄公民参加献血。

现役军人献血的动员和组织办法,由中国人民解放军卫生主管部门制定。

对献血者,发给国务院卫生行政部门制作的无偿献血证书,有关单位可以给予适当补贴。

第七条　国家鼓励国家工作人员、现役军人和高等学校在校学生率先献血,为树立社会新风尚作表率。

第八条　血站是采集、提供临床用血的机构,是不以营利为目的的公益性组织。设立血站向公民采集血液,必须经国务院卫生行政部门或者省、自治区、直辖市人民政府卫生行政部门批准。血站应当为献血者提供各种安全、卫生、便利的条件。血站的设立条件和管理办法由国务院卫生行政部门制定。

第九条　血站对献血者必须免费进行必要的健康检查;身体状况不符合献血条件的,血站应当向其说明情况,不得采集血液。献血者的身体健康条件由国务院卫生行政部门规定。

血站对献血者每次采集血液量一般为二百毫升,最多不得超过四百毫升,两次采集间隔期不少于六个月。

严格禁止血站违反前款规定对献血者超量、频繁采集血液。

第十条　血站采集血液必须严格遵守有关操作规程和制度,采血必须由具有采血资格的医务人员进行,一次性采血器材用后必须销毁,确保献血者的身体健康。

血站应当根据国务院卫生行政部门制定的标准,保证血液质量。

血站对采集的血液必须进行检测;未经检测或者检测不合格的血液,不得向医疗机构提供。

第十一条　无偿献血的血液必须用于临床,不得买卖。血站、医疗机构不得将无偿献血的血液出售给单采血浆站或者血液制品生产单位。

第十二条　临床用血的包装、储存、运输,必须符合国家规定的卫生标准和要求。

第十三条　医疗机构对临床用血必须进行核查,不得将不符合国家规定标准的血液用于临床。

第十四条　公民临床用血时只交付用于血液的采集、储存、分离、检验等费用;具体收费标准由国务院卫生行政部门会同国务院价格主管部门制定。

无偿献血者临床需要用血时,免交前款规定的费用;无偿献血者的配偶和直系亲属临床需要用血时,可以按照省、自治区、直辖市人民政府的规定免交或者减交前款规定的费用。

第十五条　为保障公民临床急救用血的需要,国家提倡并指导择期手术的患者自身储血,动员家庭、亲友、所在单位以及社会互助献血。

为保证应急用血,医疗机构可以临时采集血液,但应当依照本法规定,确保采血用血安全。

第十六条　医疗机构临床用血应当制定用血计划,遵循合理、科学的原则,不得浪费和滥用血液。

医疗机构应当积极推行按血液成份针对医疗实际需要输血,具体管理办法由国务院卫生行政部门制定。

国家鼓励临床用血新技术的研究和推广。

第十七条　各级人民政府和红十字会对积极参加献血和在献血工作中做出显著成绩的单位和个人,给予奖励。

第十八条　有下列行为之一的,由县级以上地方人民政府卫生行政部门予以取缔,没收违法所得,可以并处十万元以下的罚款;构成犯罪的,依法追究刑事责任:

(一)非法采集血液的;

(二)血站、医疗机构出售无偿献血的血液的;

(三)非法组织他人出卖血液的。

第十九条　血站违反有关操作规程和制度采集血液,由县级以上地方人民政府卫生行政部门责令改正;给献血者健康造成损害的,应当依法赔偿,对直接负责的主管人员和其他直接责任人员,依法给予行政处分;构成犯罪的,依法追究刑事责任。

第二十条　临床用血的包装、储存、运输,不符合国家规定的卫生标准和要求的,由县级以上地方人民政府卫生行政部门责令改正,给予警告,可以并处一万元以下的罚款。

第二十一条　血站违反本法的规定,向医疗机构提供不符合国家规定标准的血液的,由县级以上人民政府卫生行政部门责令改正;情节严重,造成经血液途径传播的疾病传播或者有传播严重危险的,限期整顿,对直接负责的主管人员和其他直接责任人员,依法给予行政处分;构成犯罪的,依法追究刑事责任。

第二十二条　医疗机构的医务人员违反本法规定,将不符合国家规定标准的血液用于患者的,由县级以上地方人民政府卫生行政部门责令改正;给患者健康造成损害的,应当依法赔偿,对直接负责的主管人员和其他直接责任人员,依法给予行政处分;构成犯罪的,依法追究刑事责任。

第二十三条　卫生行政部门及其工作人员在献血、用血的监督管理工作中,玩忽职守,造成严重后果,构成犯罪的,依法追究刑事责任;尚不构成犯罪的,依法给予行政处分。

第二十四条　本法自 1998 年 10 月 1 日起施行。

参考文献

[1]李勇,马学严.实用血液免疫学血型理论和实验技术[M].北京:科学出版社,2006.

[2]李勇.人类红细胞血型学实用理论与实验技术[M].北京:中国科学技术出版社,1999.

[3]高峰.输血与输血技术[M].北京:人民卫生出版社,2003.

[4]叶应妩,王毓三,申子瑜.全国临床检验操作规程[M].3版.南京:东南大学出版,2006.

[5]张钦辉.临床输血学[M].上海:上海科学技术出版社,1999.

[6]许文荣.临床基础检验学[M].北京:高等教育出版社,2006.

[7]熊立凡,刘成玉.临床检验基础[M].北京:人民卫生出版社,2011.

[8]杨成民,李家增,季阳.基础输血学[M].北京:中国科学技术出版社,2001.

[9]罗春丽.临床检验基础[M].北京:人民卫生出版社,2006.

[10]赵桂芝.临床检验[M].北京:人民卫生出版社,2001.

[11]殷彦.临床检验[M].北京:高等教育出版社,2005.

[12]王鸿利.实验诊断学[M].北京:人民卫生出版社,2001.

[13]刘景汉,汪德清,兰炯采.临床输血学[M].北京:人民军医出版社,2011.

[14]席惠君,叶萍.临床输血学[M].北京:科技文献出版社,2010.